新・医用放射線科学講座

X線撮影機器学

編集

齋藤茂芳

林　則夫

石田隆行

執筆者一覧

■編 集

齋藤　茂芳　大阪大学　大学院医学系研究科　保健学専攻　生体物理工学講座

林　則夫　群馬県立県民健康科学大学　診療放射線学部

石田　隆行　大阪大学　大学院医学系研究科　保健学専攻　生体物理工学講座

■執筆者

板垣　孝治　京都大学医学部附属病院　放射線部

上田　淳平　森ノ宮医療大学　医療技術学部　診療放射線学科

上田　康之　大阪大学　大学院医学系研究科　保健学専攻　生体物理工学講座

荻原　良太　大阪大学医学部附属病院　医療技術部放射線部門

財家　俊幸　大阪歯科大学附属病院　中央画像検査室

齋藤　茂芳　大阪大学　大学院医学系研究科　保健学専攻　生体物理工学講座

五月女康作　福島県立医科大学　保健科学部　診療放射線科学科

杉森　博行　北海道大学　大学院保健科学研究院　医用生体理工学分野

田中　利恵　金沢大学　医薬保健研究域　附属AIホスピタル・マクロシグナルダイナミクス研究開発センター

田辺　悦章　岡山大学　学術研究院　保健学領域　放射線技術科学分野

西出　裕子　岐阜医療科学大学　保健科学部　放射線技術学科

原　秀剛　北里大学　医療衛生学部　医療工学科　診療放射線技術科学専攻

番浦　夏生　国立循環器病研究センター　先端医療技術開発部

星野　貴志　森ノ宮医療大学　医療技術学部　診療放射線学科

松原　孝祐　金沢大学　医薬保健研究域　保健学系　医療科学領域　量子医療技術学講座

三阪　知史　近畿大学奈良病院　放射線部

山口　功　森ノ宮医療大学　医療技術学部　診療放射線学科

山崎明日美　大阪大学　大学院医学系研究科　保健学専攻　生体物理工学講座

渡邊　翔太　森ノ宮医療大学　医療技術学部　診療放射線学科

渡部　晴之　群馬県立県民健康科学大学　診療放射線学部

This book is originally published in Japanese
under the title of :
SHIN-IYOUHOUSHASENKAGAKUKOUZA EKKUSUSEN SATSUEI KIKIGAKU
(X-ray Imaging Equipment)

© 2025 1st ed.

ISHIYAKU PUBLISHERS, INC.
7-10, Honkomagome 1 chome, Bunkyo-ku, Tokyo 113-8612, Japan

序

　1951年に診療X線技師法が成立し「診療エックス線技師」が国家資格となり，2年制の教育が開始された．その後，1968年に診療放射線技師法が制定され3年制教育の「診療放射線技師」が誕生した．このことで，教育期間が2年制の診療エックス線技師と並行して3年制の診療放射線技師教育が行われるようになった．1983年の法改正で診療エックス線技師は廃止され，現在の診療放射線技師に一本化されている．1987年に藤田学園保健衛生大学(現在の藤田医科大)が日本で初めて4年制での診療放射線技師養成教育を始め，現在は多くの養成校が4年制での教育を行っている．

　医療の高度化により診療エックス線技師から診療放射線技師へ国家資格が変わり，教育期間が延長され，教育科目も多岐に渡っている．養成校では診療放射線技師国家試験の受験資格を得るために，診療放射線技師法に基づき「診療放射線技師として必要な知識及び技能について」教育が行われ，毎年2月に診療放射線技師の国家試験が実施されている．

　2021年に診療放射線技師学校養成所指定規則が一部改正され，試験科目が従来の14科目から11科目に変更となった．2025年2月に実施される第77回診療放射線技師国家試験から試験科目の一部が変更されている．この試験から「診療画像機器学」が廃止され，X線やCTなどのX線を用いる検査機器を扱う「X線撮影機器学」が新設され，MRI・超音波・眼底などの検査機器は「診療画像検査学」に移行となっている．

　これらの理由から，本書は前版である「新・医用放射線科学講座　診療画像機器学」から大幅に内容および執筆者を変更している．さらに，各章の冒頭に「学習目標」を記載することで各章の内容を明確化し，さらに「章末問題」を掲載し，本書の該当箇所を明記している．全体のデザインも2段組みから1段組みにし，配色も視認性を高めるために全頁に渡り2色刷りにしている．さらにサイドメモ(傍注)を設けており，これらの変更により，学生自身が学ぶことにストレスを感じず，自分の力で学び進めることができる教科書としている．

　「X線撮影機器学」は古くからある学問であるが，今回の改正で，独立した科目として設置されたことから見ても，われわれ編者および著者一同も，診療放射線技師教育における「X線撮影機器学」の重要性を再認識している．

　今後も，皆様から本書に対して継続的にご指導・ご意見をいただくことで，時間をかけながら，新たな「X線撮影機器学」の書籍として広く利用されることを期待している．

　最後に，本書を発刊するにあたり，短期間に原稿をご執筆いただいた共同著者の皆様にお礼を申し上げるとともに，本書の立案から原稿確認まで最後まで粘り強く対応いただいた医歯薬出版の稲尾氏をはじめ関係各位の皆様にこの場を借りて感謝申し上げます．

2025年1月

齋藤茂芳
林　則夫
石田隆行

目　次

序　齋藤茂芳・林　則夫・石田隆行

第1章　総　論（齋藤茂芳）…………………… 1

1　X線の発見 ………………………………………… 1
2　X線撮影装置の開発と放射線技師の誕生 ………… 2
3　放射線防護に関する国際機関の設立と
　　診療放射線技師の養成 ………………………… 2
4　画像診断用X線装置の分類と
　　X線装置の基本構成 …………………………… 3
5　X線撮影機器学の内容 …………………………… 4

第2章　X線源装置（齋藤茂芳）…………… 6

1　X線管装置 ………………………………………… 6
　1）X線装置の構成 ………………………………… 6
　2）X線管の基本構造 ……………………………… 6
　3）X線の発生 ……………………………………… 7
　4）X線管装置 ……………………………………… 11
　5）防護形X線管容器 …………………………… 14
　6）X線管装置の性能と特性 …………………… 16
　7）X線管の特性 ………………………………… 19
　8）X線可動絞りとろ過 ………………………… 21
　9）高電圧ケーブル ……………………………… 24
章末問題 ……………………………………………… 25

第3章　X線高電圧装置 ……………… 29

1　X線高電圧装置（松原孝祐）…………………… 29
　1）X線高電圧装置の概要 ……………………… 29
　2）X線制御装置 ………………………………… 29
　3）高電圧発生装置 ……………………………… 31
　4）変圧器式X線高電圧装置 …………………… 35
　5）コンデンサ式X線装置 ……………………… 40
　6）インバータ式X線装置 ……………………… 42
2　自動露出制御装置（上田淳平）………………… 49

　1）概　要 ………………………………………… 49
　2）各形式における原理 ………………………… 50
　3）自動露出制御におけるセンサ ……………… 52
　4）自動露出制御における各種特性 …………… 55
　5）自動露出制御に関連するJIS規格について … 57
　6）自動露出制御における注意点 ……………… 58
章末問題 ……………………………………………… 58

第4章　X線機械装置（五月女康作）…… 61

1　X線機械装置の分類 …………………………… 61
2　X線透視撮影台 ………………………………… 61
　1）一般透視撮影台 ……………………………… 61
3　X線撮影台 ……………………………………… 62
　1）直接撮影台 …………………………………… 62
　2）間接撮影台 …………………………………… 63
　3）断層撮影台 …………………………………… 63
　4）X線CT撮影台 ……………………………… 64
4　保持装置 ………………………………………… 64
5　規　格 …………………………………………… 65
　1）性　能 ………………………………………… 65
　2）構　造 ………………………………………… 66
　3）安　全 ………………………………………… 67
章末問題 ……………………………………………… 67

第5章　X線映像装置（杉森博行）……… 69

1　X線映像装置の概要 …………………………… 69
2　X線映像装置の種類 …………………………… 70
　1）X線イメージインテンシファイア（I.I.）…… 70
3　X線映像装置の構成要素 ……………………… 73
　1）入力系 ………………………………………… 73
　2）変換系 ………………………………………… 74
　3）出力系 ………………………………………… 74
4　X線受像部の構造と原理 ……………………… 75
　1）I.I.の構造 …………………………………… 75
　2）I.I.の原理 …………………………………… 76
　3）FPDの構造 ………………………………… 77

目 次

4）FPD の原理 ･･････････････････････････ 78

5　X線映像装置の構成と特徴 ････････････ 79
　1）X線テレビ装置と血管撮影装置の構成 ･････ 79
　2）X線テレビ装置と血管撮影装置の特徴 ･････ 80

6　X線デジタル画像システムの構成と特徴 ･･･ 81
　1）X線デジタル画像システムの構成 ････････ 81
　2）X線デジタル画像システムの特徴 ････････ 82

章末問題 ････････････････････････････････ 83

第6章　診断用 X 線画像処理装置　86

1　コンピューテッドラジオグラフィ（CR）
　（板垣孝治） ････････････････････････ 86
　1）画像のデジタル化 ･････････････････････ 86
　2）CR 装置の原理と構成 ･････････････････ 86
　3）CR 装置の画質特性 ･･････････････････ 93

2　フラットパネルディテクタ（FPD）（田中利恵）･･･ 94
　1）FPD の原理と特徴 ･･･････････････････ 95
　2）FPD の仕様 ･････････････････････････ 97
　3）FPD 方式のデジタル一般 X 線撮影装置 ･･･ 99
　4）FPD の物理的画像特性と線量指標 ･･････ 100
　5）画像処理技術 ･････････････････････ 101
　6）画像処理と応用技術 ･････････････････ 103
　7）将来展望 ･････････････････････････ 106

章末問題 ･･････････････････････････････ 106

第7章　関連機器（山崎明日美） ････ 109

1　カセッテ・グリッド・X線写真観察機器 ･･･ 109
　1）カセッテ ･･･････････････････････････ 109
　2）グリッド ･･･････････････････････････ 111
　3）X線写真観察機器 ･･･････････････････ 115

章末問題 ･･････････････････････････････ 119

第8章　診断用 X 線装置システム　121

1　一般撮影装置（原　秀剛） ･･････････ 121

1）汎用型一般撮影装置 ･･･････････････････ 121
2）一般撮影装置の撮影諸条件 ･････････････ 122
3）その他の一般撮影装置 ･････････････････ 123

2　X線透視撮影装置・インジェクタ（渡部晴之）･･･ 125
　1）X線透視撮影装置 ･･･････････････････ 125
　2）インジェクタ ･･･････････････････････ 131

3　循環器用・外科用・手術室用 X 線診断装置
　（荻原良太） ･･････････････････････ 132
　1）循環器用 X 線診断装置 ･･･････････････ 133
　2）外科用 X 線診断装置 ･･･････････････ 137
　3）手術室用 X 線診断装置 ･･･････････････ 139
　4）今後の展望 ･･･････････････････････ 139

4　乳房用 X 線診断装置・トモシンセシス
　（西出裕子） ･･････････････････････ 139
　1）乳房用 X 線診断装置 ･･･････････････ 140
　2）トモシンセシス ･････････････････････ 146

5　施設検診用 X 線装置（番浦夏生） ･･････ 149
　1）胸部 X 線装置 ･･･････････････････････ 149
　2）胃部 X 線装置 ･･･････････････････････ 150

6　集団検診用 X 線装置（齋藤茂芳） ･･････ 152
　1）胸部集検用 X 線装置 ･･･････････････ 153
　2）胃部集検用 X 線装置 ･･･････････････ 155

7　可搬型 X 線撮影装置（田辺悦章） ･･････ 156
　1）概　要 ･･･････････････････････････ 156
　2）構　造 ･･･････････････････････････ 157
　3）X 線管装置と X 線管球保持機構 ･･････ 158
　4）走行機構およびシステム機能 ･････････ 159
　5）画像処理と画像解析 ･････････････････ 160
　6）可搬型 X 線撮影装置の管理 ･････････ 160
　7）在宅，災害時の可搬型 X 線撮影装置 ･･･ 161

8　骨密度測定装置（三阪知史） ････････ 162
　1）DXA の原理 ･････････････････････ 162
　2）構　成 ･･･････････････････････････ 162
　3）スキャン方式 ･････････････････････ 163
　4）ファントムによる QC ･･･････････････ 164

9　歯科用装置（財家俊幸） ･･････････ 165
　1）デンタル X 線撮影装置（口内法 X 線撮影装置） ･･･ 165
　2）パノラマ X 線撮影装置（口外法 X 線撮影装置） ･･･ 167
　3）頭部 X 線規格撮影装置（セファロ撮影装置） ･･････ 168
　4）歯科用コーンビーム CT（歯科用 CBCT） ･･･ 169

v

章末問題 ···················· 170

第9章 診断用X線装置の管理 （上田康之） 177

1 診断用X線装置の保守点検 ···········177
  1）仕業点検 ····················177
  2）定期点検 ····················178
2 診断用X線装置の性能試験 ···········179
  1）受入試験 ····················180
  2）現状試験 ····················184
  3）不変性試験 ··················184
章末問題 ························187

第10章 医用X線CT装置 ·········· 190

1 基 礎 ························190

1）X線CT装置の基本構成（山口　功）··········190
2）X線CT画像の撮影原理（山口　功）··········192
3）CTスキャン（山口　功）··················194
4）X線CT画像のアーチファクト（山口　功）·····196
5）X線CT装置の性能評価（渡邊翔太）··········200
6）X線CTの線量評価（渡邊翔太）·············203
7）X線CT装置の品質管理（星野貴志）··········205
2 応用（星野貴志）··························210
  1）コーンビームCT（cone beam CT：CBCT）·······210
  2）デュアルエナジーCT
    （dual energy CT：DECT）···············211
  3）フォトンカウンティングCT
    （photon counting CT：PCCT）···········212
  4）造影剤自動注入装置（インジェクタ）·········213
章末問題 ·····························215

参考文献 ·····························217
索引 ·································219

（付録：ギリシャ文字のアルファベットと読み方）

小文字	大文字	読み	読み	小文字	大文字	読み	読み
α	A	alpha	アルファ	ν	N	nu	ニュー
β	B	beta	ベータ	ξ	Ξ	xi	クサイ（グザイ）
γ	Γ	gamma	ガンマ	o	O	omicron	オミクロン
δ	Δ	delta	デルタ	π	Π	pai	パイ
ε	E	epsilon	イプシロン	ρ	P	rho	ロー
ζ	Z	zeta	ゼータ（ツェータ）	σ	Σ	sigma	シグマ
η	H	eta	イータ	τ	T	tau	タウ
θ	Θ	theta	シータ	υ	Y	upsilon	ウプシロン
ι	I	iota	イオタ	ϕ	Φ	phi	ファイ
κ	K	kappa	カッパ	χ	X	chi	カイ
λ	Λ	lambda	ラムダ	ψ	Ψ	psi	プサイ
μ	M	mu	ミュー	ω	Ω	omega	オメガ

第1章 総論

> **本章の目的**
> ● X線の発見から，X線装置および機器開発の歴史，診療放射線技師の誕生を理解し，X線撮影機器学の学習概要を理解する．

1 X線の発見

　X線はドイツの物理学者であるヴィルヘルム・レントゲン (Wilhelm Conrad Röntgen, 1845年～1923年, 図1-1-1) により1895年11月8日に発見された．当時，レントゲンはヴュルツブルク大学の物理学研究所の所長をしており，実験用真空放電管であるクルックス管を用いて陰極線の研究をしていた．レントゲンは真空にしたガラス容器に電極を封入し，これに高電圧をかけクルックス管全体を黒紙で覆った．その際に目に見えない何かがクルックス管から放出され，光を通さないはずの黒紙を透過し，近くに置いた蛍光板が光を発する現象を観察した．クルックス管の陰極から放出される陰極線は通常は空気中に放出されると数cmで空気によって吸収されることが知られている．目に見えない何かは明らかに陰極線ではなく，未知のものであることを示唆していた．レントゲンはこの目に見えない透過力の高い光が，クルックス管から数mも離れた場所にも到達することを確認し，さらに紙や木材，人間の手なども透過する性質をもっていることを明らかにした (図1-1-2). レントゲンはこれをX線と名づけ，1896年に

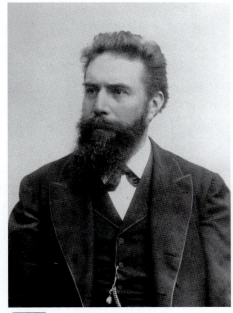

図1-1-1 ヴィルヘルム・レントゲン

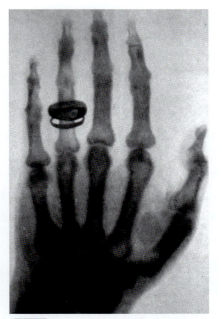

図1-1-2 レントゲンが撮影した同僚の手のX線写真

はX線の発見をNature誌に，続いてScience誌に掲載した．この功績により1901年にレントゲンは第1回ノーベル物理学賞を受賞した．

2 X線撮影装置の開発と放射線技師の誕生

その後，世界初のX線撮影装置がドイツのシーメンス社により開発され，1898年に日本へ輸入された．日本でも1896年10月10日に物理学者の村岡範為馳（1853年〜1929年）と島津製作所の二代目島津源蔵（1869年〜1951年）が発電機を使って，X線の撮影に成功した．島津源蔵は1895年から教育用の人体模型，哺乳類や鳥類の標本の製造と販売を開始し，1897年には教育用X線装置を商品化した．そして，村岡と島津の2人は1909年に蓄電池を電源とし，初の国産機であるコイル式X線装置を開発する．島津製作所は国産第1号となる医療用X線装置を開発した．その後，島津源蔵は1927年に日本初のX線技師養成学校「島津レントゲン技術講習所」（現在の京都医療科学大学）を設立し，後進の教育に力を注いだ．

現在，X線は診断用X線装置，CT装置，マンモグラフィ，高エネルギー放射線治療装置などの医療機器として幅広く利用されており，これらのX線を発生する装置の運用・管理は診療放射線技師が担っている．また，X線を発生する装置自体は医療分野だけではなく，空港の手荷物検査や構造物や工業用の非破壊検査など幅広い分野で利用されている．

診療放射線技師は医療従事者の中でも最も古い職種の一つである．世界初の診療放射線技師であるアーネスト・H・ハーナック（Ernest H. Harnack, 1868年〜1942年）は，レントゲンがX線を発見して1年後の1896年にロイヤル・ロンドン病院で放射線技師として診療に従事した．ハーナックは毎朝，自分の手をX線撮影して機械をテストしていたため被ばくによって両手を失い，1909年に診療を引退することとなった．また，アメリカの放射線技師のエリザベス・フライシュマン（Elizabeth Fleischman, 1867年〜1905年）は，1896年にサンフランシスコにX線研究所を設立し，そこで地元の医師に代わって患者の診察をした．フライシュマンは，放射線技師のパイオニアの一人とされており，またX線被ばくの結果として死亡した最初の女性である．

日本では，1912年に慶應義塾大学医学部放射線科学教室の初代教授である藤浪剛一（1880年〜1942年）がウィーン大学においてX線撮影技術を学び，順天堂医院に日本初のレントゲン科を設立した．その後，順天堂医院で藤浪に師事した瀬木嘉一（1891年〜1974年）は1916年に順天堂医院を卒業し，東京帝国大学および京都帝国大学にて研究および診療に携わった．瀬木は1923年に当時のレントゲン技術者の有志を集めて「蛍光会」を発足し，1925年には「日本レントゲン協会」を設立した．この協会が現在の「日本放射線技術学会（1942年設立）」「日本放射線技師会（1947年設立）」の設立へとつながっている．

3 放射線防護に関する国際機関の設立と診療放射線技師の養成

1895年にレントゲンによりX線が発見されて以降，様々な医療の場面で放射線が利用され始めた．しかし利用初期には十分な放射線防護が行われておらず，1896年には

皮膚炎や脱毛，火傷などの急性放射線障害が多数報告された．さらに1902年にはX線による発がんリスクが報告された．これら放射線障害を防ぐため，1915年にX線の使用について管理対策を策定した世界初の勧告である「X線技術者の防護に関する勧告」が発表された．また，1925年には第1回国際放射線会議(International Congress of Radiology：ICR)が，1928年には国際X線およびラジウム防護委員会」(International X-ray and Radium Protection Committee：IXRPC)が創設され放射線を管理する取り組みが世界的に進められた．1950年にIXRPCが組織を改組し，現在の名称「International Commission on Radiological Protection：ICRP」に改称された．現在は，日本でも放射線の扱いに対して厳しく法律が定められており，医療現場において医師と歯科医師の他，診療放射線技師だけが放射線発生装置の使用が許可されている．

　現在，診療放射線技術や放射線医学の高度化により診療放射線技師の教育期間も延長され，教育科目も拡大している．歴史的には1951年に診療X線技師法が成立したことで「診療エックス線技師」が国家資格となり，2年制の教育が開始された．その後，1968年に診療放射線技師法が制定され「診療放射線技師」が誕生し，業務は診療X線技師と分担化された．それに伴い教育期間が2年制と並行して3年制教育が行われるようになる．1983年に診療X線技師が廃止され，診療放射線技師のみとなり，養成期間が3年制となる．1987年に藤田学園保健衛生大学(現在の藤田医科大学)が日本で初めて4年制での診療放射線技師養成教育を始めた．現在では，診療放射線技師の国家試験の受験資格がとれる養成校は4年制大学が41校，3年制の養成学校は15校となっている(2024年現在)．さらに，多くの大学において修士課程や博士課程などの大学院も設置され，高度な医療への対応が可能な人材の育成，メーカー等の技術者や大学，研究施設等での研究者，養成校などの大学教員の育成なども積極的に行われている．

4　画像診断用X線装置の分類とX線装置の基本構成

　画像診断用X線装置の国際標準化機関として，医用画像機器の安全(電気的安全，機械的安全，放射線安全)，性能および品質保証に関するIEC(International Electrotechnical Commission：国際電気標準会議)規格および電気・電子の技術分野における標準化を行うIEC規格と電気・電子を除くあらゆる分野の標準化を行うISO(International Organization for Standardization：国際標準化機構)規格がある．国内ではJIS(Japanese Industrial Standards：日本産業規格)がある．JIS規格はIECおよびISOの2つの国際規格と整合化が図られている．また，日本では画像診断機器関連のIEC規格やJISの原案審議団体としてJIRA(Japan Industries Association of Radiological Systems：日本画像医療システム工業会)が存在している．

　JIS規格である「医用X線装置通則 JIS Z 4701-1997」は医用X線装置通則とよばれ，医用X線装置に関する規格であり，管電圧10〜400 kVの医用X線装置を構成するX線発生装置，X線機械装置，X線映像装置，およびX線管装置から放射されるX線を利用するその他の関連機器について規定している．これにより画像診断用X線装置は，一般X線装置，X線透視装置，X線断層装置およびトモシンセシス，循環器用X線装置，乳房用X線装置，集団検診用X線装置，可搬形X線装置，骨密度測定装置，歯科用X線装置等に分類される(図1-4-1)．また，X線装置はX線発生装置(X線源装置・

第1章 総論

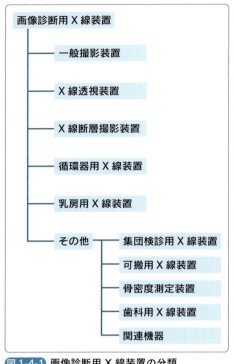

図 1-4-1 画像診断用X線装置の分類

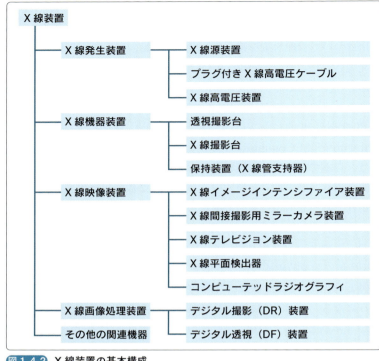

図 1-4-2 X線装置の基本構成

X線管装置），X線機器装置，X線映像装置，X線画像処理装置，関連機器に分類される（図 1-4-2）．

5 X線撮影機器学の内容

　診療放射線技師国家試験は，診療放射線技師法に基づき「診療放射線技師として必要な知識及び技能について」行われる．2021年に診療放射線技師学校養成所指定規則が一部改正され，それに伴って2023年に診療放射線技師国家試験の試験科目の一部が変更された．この変更により診療画像機器学が廃止され，専門分野に診療画像技術学・臨床画像学が加わり，専門科目として「X線撮影機器学」が新設された．「X線撮影機器学」の出題範囲について表 1-5-1 に記す．

第 1 章 | 総論

表 1-5-1 X 線撮影機器学の出題範囲

A. X 線源装置	E. 関連・付属機器	G. X 線 CT 装置
a. X 線管の構造と機能 b. X 線管の特性 c. X 線可動絞り d. 放射口のろ過材	a. X 線機械装置 b. カセッテ c. 散乱 X 線除去用グリッド d. イメージングプレート e. FPD f. 造影剤自動注入器〈インジェクタ〉 g. 三次元画像処理装置	a. 撮影原理 b. 画像再構成法 c. システムの構成と特徴 d. システムの性能評価
B. X 線高電圧装置		
a. 種類と構造 b. 機能と特性 c. X 線高電圧ケーブル d. 自動露出制御装置 e. 電源設備	**F. X 線装置システム**	**H. 品質・安全管理**
C. X 線映像装置	a. 一般 X 線撮影装置 b. X 線透視撮影装置 c. トモシンセシス d. 循環器用 X 線装置 e. 乳房用 X 線装置 f. 集団検診用 X 線装置 g. 移動形 X 線撮影装置 h. 骨密度測定装置 i. 歯科用 X 線装置	a. 受入と保守 b. 管理体制と対策 c. 関係法規 d. 関連規格
a. 蛍光体 b. X 線イメージインテンシファイア c. X 線テレビ装置 d. 画像表示モニタ		
D. X 線画像処理装置		
a. DR・DF 装置 b. CR 装置 c. FPD 装置		

第2章 X線源装置

> **本章の目的**
> ● X線管の基本的な構造を学び，X線の発生原理およびその特性および基本的用語を理解する．さらに，X線源装置，X線管装置，照射野限定器，付属器具の基礎的な理解を深める．

1 X線管装置

1 X線装置の構成

日本産業規格(Japanese Industrial Standards)の **JIS**[*1] **Z 4701**「医用X線装置通則」では，医用X線装置に関する規格を決めている．この規格では**管電圧**[*2] 10〜400 kVの医用X線装置を対象としており，X線発生装置，X線機械装置，X線映像装置，X線画像処理装置，およびX線管装置から放射されるX線を利用する関連機器とその附属品について規定している（図2-1-1）．医用X線装置のうち治療用X線装置には適用しない．**X線発生装置**は**X線源装置**（**X線管装置**，**照射野限定器**），**プラグ付きX線高電圧ケーブル**，X線高電圧装置（高電圧発生装置，X線制御装置）からなる．X線管装置は医用X線管および防護形X線管容器からなる．本章ではX線源装置およびプラグ付きX線高電圧ケーブルについて概説する．

2 X線管の基本構造

現在の診断用X線管では，高電圧で加速した電子を金属に衝突させてX線を発生させる．X線管の構造は基本的には，図2-1-2に示すように**熱電子**[*3]を発生させる**陰極**（フィラメント）と発生した熱電子を高電圧で加速衝突させてX線を発生させる**陽極**（ター

Sidememo

[*1] **JIS：日本産業規格**（Japanese Industrial Standards）
日本の産業製品に関する規格や測定法などが定められた日本の国家標準の一つ．

[*2] **管電圧**
X線管の陽極と陰極との間に印加される電位差，通常，管電圧はピーク値[kV]で表示する．

Sidememo

[*3] **熱電子**
フィラメントを加熱することでX線管内に放出される電子．

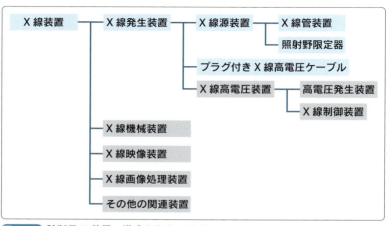

図2-1-1 診断用X装置の構成（JIS Z 4701）

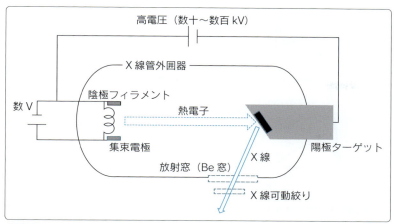

図 2-1-2 X線管の基本構造（固定陽極X線管）

ーゲット），内部を真空状態に保つための真空外囲器の3要素から構成されている．**真空外囲器**は真空状態を維持することで，電子の流れを妨げる空気分子を排除し，効率的な電子ビームの生成やX線の発生を可能にする．X線検査ではこのX線は限られた方向および範囲にのみ照射され，このX線が照射される範囲を**照射野**とよぶ．照射野は照射野限定器である**X線可動絞り**で範囲が限定される．電子ビームが衝突する陽極部を**ターゲット**とよび，この陽極部分は大別して**固定陽極X線管**，**回転陽極X線管**の2種類に大別される．外囲器は硬質ガラス（ガラスバルブ）やセラミックなどが用いられ，放射窓には**ベリリウム（Be）**[*4]が用いられている．

3 X線の発生

1）連続X線と特性X線

X線管のターゲットから発生するX線には，**連続（制動）X線**[*5]と**特性X線**が含まれる．X線とは光と波の性質をもつ電磁波であり，そのエネルギー E は波長の長さ（λ）および周波数（ν）によって決まる（2-1 式）．波長が短いほど高いエネルギーをもち，波長が長いほど低エネルギーとなる．

[J 単位]

振動数 ν [s^{-1}]，波長 λ [m]，光の速度 $c = 3.00 \times 10^8$ [m/s]

エネルギー $E = h \cdot \nu = h \cdot (c/\lambda)$ [J] ·· (2-1)

プランク定数 $h = 6.63 \times 10^{-34}$ [J・s]

[eV 単位]

振動数 ν [s^{-1}]，波長 λ [m]，光の速度 $c = 3.00 \times 10^8$ [m/s]

エネルギー $E = h \cdot \nu = h \cdot (c/\lambda)$ [eV] ·· (2-1)

プランク定数 $h = 4.14 \times 10^{-15}$ [eV・s]

振動数 ν [s^{-1}]，波長 λ [m]，光の速度 $c = 3.00 \times 10^8$ [m/s]

[J と eV の関係]

1 [eV] = 1.602×10^{-19} [J]

連続X線（制動X線）では高速の熱電子がターゲット金属の原子核と相互作用を起こし，衝突または通過することでX線を発生する．このX線は連続の波長分布をもつ（図

Sidememo

[*4] **ベリリウム（Be）**
原子番号4の元素．X線透過率の高さ，音の伝播速度の速さ，軽量で高強度をもつ金属．

[*5] **連続（制動）X線**
高速の電子が原子核に衝突または通過する際に発生するX線は連続の波長分布をもつことが知られている．制動X線ともよばれる．

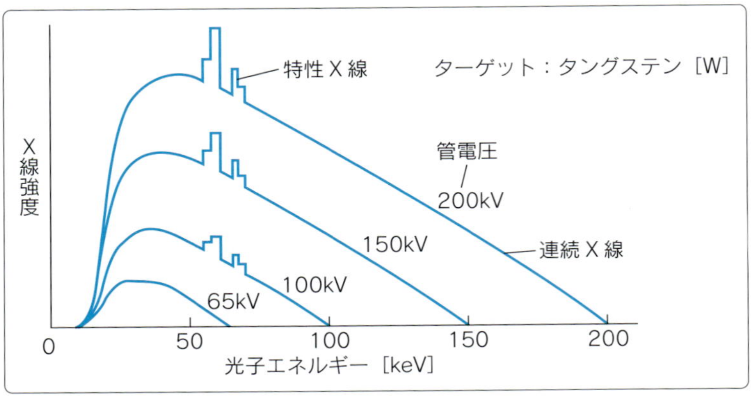

第2章　X線源装置

図 2-1-3 X線のエネルギーとその強度の関係

2-1-3 の連続 X 線). 高速の電子が一回の衝突で全エネルギーを失ったときに連続 X 線は最大の光子エネルギーをもち, (2-2)式の **Duane-Hunt の式**が成り立つ. **最短波長**は λ_0 で表記する.

$$\lambda_0 [\text{m}] = 1.24 \times 10^{-6} / 管電圧 V \cdots\cdots\cdots\cdots\cdots\cdots\cdots\cdots\cdots (2\text{-}2)$$

　熱電子がターゲットに到達した際に原子に X 線が当たると, 原子内に存在する軌道電子と相互作用を起こし, 軌道電子が原子から飛び出し, その飛び出した軌道に空席・空孔ができる. 原子は不安定な状態になり, 原子が安定な状態に戻ろうとする際に, 外側の軌道から電子の遷移が起こる. この際に電子がもつ余剰のエネルギーが X 線として放出される. これを**特性 X 線**(固有 X 線)とよぶ. 特性 X 線の波長またはエネルギーは, 元素の種類で決まり, 元素の種類により特性 X 線の波長(エネルギー)や X 線スペクトルは固有のものとなる(**図 2-1-3** の特性 X 線). 特性 X 線はその性質を利用することで未知の物質を調べる蛍光 X 線分析に利用される. 元素の種類がわからない物質の特性 X 線を測定し, その波長からその物質の構成元素を定性的・定量的に推定することができる. **硬 X 線**および**硬い X 線**とは波長が短く, エネルギーが高いため物質を透過する能力が高い X 線のことを指す. 一方, 波長が長く, エネルギーが低く, 物質を透過する能力が低い X 線を**軟 X 線**および**軟らかい X 線**とよぶ. この X 線が硬い, 軟らかいなどの表現は **X 線の線質**を表す用語である.

2)撮影・透視条件(管電圧・管電流・リプル率・撮影時間など)

　X 線発生装置から発生する X 線のエネルギー・線質および線量は, **管電圧**, **管電流**, **照射時間**などの撮影・透視条件で決まり, 画像のコントラストや濃度などの画質に影響を与える.

　X 線発生装置の**管電圧**は X 線管の陽極と陰極との電位差のピーク値のことで, X 線の線質を決める因子となり, 透過力の指標となる. 一般的に人体に対して管電圧は 30 ～140 kV の範囲で設定される. また, **管電流**は X 線管の陽極に衝突する電子によって発生する電流であり, その値は平均値で 0.1～1,250 mA 程度となり, 時間あたりの X 線量である**線量率**が決まる. 単位時間あたりの X 線量, X 線密度の意味をもつ. **撮影時間**は**照射時間**ともよばれ一般的に 1 ms～数 s 程度の値をとる. 撮影時間は管電流と同じく **X 線量**を決めるもので, 撮影時間が 2 倍となれば X 線量も 2 倍になる(**図 2-1-4**). 撮影時間は撮影に有効な放射線量が得られるまでの時間を指し, X 線高電圧発生

第 2 章　X 線源装置

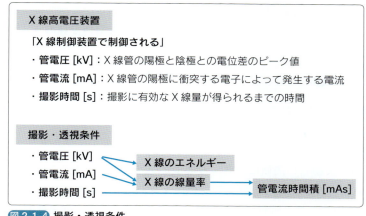

図 2-1-4　撮影・透視条件

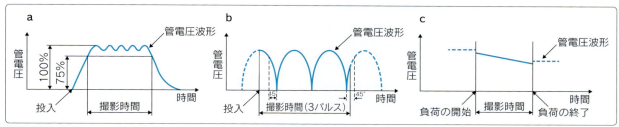

図 2-1-5　管電圧波形の違いによる撮影時間の定義 (JIS Z 4702)
a：6-, 12-ピーク形およびインバータ式，b：2-ピーク形，c：コンデンサ式

装置の種類に応じて管電圧波形上の数値から定義している (図 2-1-5)．**管電流時間積 (mAs 値)** は管電流と撮影時間を乗算した値となり，撮影対象部位によって管電流と撮影時間を考慮して適切な mAs 値が設定される．X 線透視では，透視時間はその検査の目的により異なり，必要に応じて一検査あたりの透視時間は数分〜数十分間，X 線が照射される．撮影距離 cm とは X 線管焦点からフィルムまでの距離で **SID (Source to image receptor distance)** とよばれ，画像のボケや拡大率に影響を与える因子となる．

3) X 線管の負荷条件における各用語の定義

　X 線管の負荷条件として JIS Z 4702「医用 X 線高電圧装置通則」の定義を以下に示す．X 線管装置は熱などによりダメージを受けるため，そのダメージを制御する目的でいくつかの指標が用いられる．以下の指標の範囲内で装置を使用することで，装置のダメージを最小限に抑えている．上記に合わせて JIS Z 4704「医用 X 線管装置」を一部抜粋して，定義を以下に示す．

(1) 管電圧 [kV]

　X 線管の陽極と陰極との間に印加される電位差．通常，管電圧はピーク値を kV で示す．管電圧誤差は ± 10 % 以内であること．

(2) 公称最高管電圧 [kV]

　規定の操作条件に適用される最高許容 X 線管電圧．公称は許容差を含めるときに使用する．

(3) 管電圧リプル百分率 [%]

　管電圧は一般的に脈動をしている．そのため，管電圧のピーク値だけでは管電圧波形

自体の違いを数値として表現できない．そのため，最大管電圧ピーク値と最小管電圧の差を求め，最大管電圧に対してどの程度の割合かを表した数値を管電圧リプル百分率という (2-3 式)．

$$\frac{U_{max} - U_{min}}{U_{max}} \times 100 \ [\%] \cdots\cdots\cdots\cdots\cdots\cdots\cdots\cdots\cdots\cdots (2\text{-}3)$$

U_{max}：電源の各周期における管電圧波形の最高値

U_{min}：電源の各周期における管電圧波形の最小値

(4)管電流 ［mA］

X線照射中にX線管の陽極に衝突する電子ビームによって流れる陽極電流．管電流は平均値 mA で示す．ただし，コンデンサ式X線高電圧装置を用いて行う撮影の場合は，波高値 mAp で示す．管電流は一般に陽極側で測定するが金属外囲器のX線管を用いた場合は，陰極側回路に流れる管電流とする．管電流誤差は± 20 ％以内であること．

(5)公称最高管電流 ［mA］

X線高電圧装置の使用できる最高管電流の公称値

(6)撮影時間 ［ms または s］

撮影に有効な対放射線量が得られる時間．インバータ式，6 ピーク形，12 ピーク形および定電圧形装置の撮影時間は，管電圧波形の立ち上がり部および立ち下がり部が，所定管電圧に対し各々75 ％になる間の時間である．また，2 ピーク形の撮影時間 (パルス数) は，電気角 45°を超えた部分を 1 パルスと数える (図 2-1-5)．格子制御形X線高電圧装置 (コンデンサ式など) は，タイマが照射開始信号 (負荷開始) を発した時点と照射終了信号 (負荷終了) を発した時点との間の時間．撮影時間の誤差は± (10 ％＋ 1 ms) 以内であること．

(7)管電流時間積 ［mAs］

X線管に負荷をかけることによる電気量．ミリアンペア mA で表した平均管電流と秒 s で表した負荷の継続時間との積としてミリアンペア秒 mAs で表示する．管電流時間積の誤差は± (10 ％＋ 2 mAs) 以内であること．

(8)公称最大管電流時間積 ［mAs］

エネルギー蓄積形インバータ式X線高電圧装置の使用できる最大管電流時間積の公称値．

(9)待機状態 (スタンバイ状態)

装置の動作を開始させるために不可欠な前準備が完了した状態．

(10)準備完了状態

X線の照射を開始するために必要なすべての条件の設定を完了し，かつ，すべてのインタロックを解除して，あと一つの操作でX線照射が開始できる状態．X線の照射に関しては，回転陽極の起動に用いるような二つの連続した操作を一つの制御器で行う場合には一つの操作と考えてもよい．

(11)短時間負荷

一般的なX線撮影にて大電流かつ短時間 (0.1～1 秒程度) で加えられた負荷のこと．短時間負荷は最大単発負荷定格，焦点面の温度で制限される．

(12)長時間負荷

透視撮影のように小電流で長時間 (10 分程度) の負荷のこと．X線管装置最大連続入

力，陽極全体の温度で制限される.

(13)混合負荷

消化管撮影や血管造影撮影における，短時間負荷と長時間負荷がかかる場合の負荷.

(14)定格

X線管およびX線管装置に固有の性能で，焦点の呼び(幅×長さ mm)，ターゲット材質と角度，公称最大管電圧 kV，定格陽極回転速度 **rpm**[*6]，X線放射角度，固有ろ過[*7] mmAl，漏れ線量 mGy などがある．定格は許容差を含まない値．

(15)長時間定格

透視定格，10分以上連続してX線管に負荷できる最高管電圧の値およびその管電圧における最高管電流の値で示す.

(16)短時間定格

撮影定格．原則として 0.1 s 以上X線管に負荷できる最高管電圧の値およびその管電圧における最高管電流の値の組み合わせで示す．ただし，変圧器式の場合は 1 s 以上とする．コンデンサエネルギー蓄積形インバータ式またはコンデンサ式の場合は，X線管に負荷できる最高管電圧の値 kV と管電流時間積 mAs または撮影用コンデンサの容量 μF で示す.

4 X線管装置

X線装置は防護形X線管容器という鉛を内張した軽金属性の容器にインサート管とよばれるX線管を封入しており，X線管高電圧装置から共有される高電圧をX線に変換している．**X線源装置**はこのX線管装置および後述する**照射野限定器(X線可動絞り)**を含んでいる．X線管の構造は，熱電子を発生させる陰極と発生した熱電子を高電圧で加速衝突させてX線を発生させる陽極，内部を真空状態に保つための外囲器の3要素から構成されており，それぞれについて概説する．

1)X線の発生効率

X線の発生効率は非常に低く，エネルギーの 0.5～数%がX線として放射され，それ以外は熱エネルギーに変わる．陽極ではエネルギーの 99 %以上が熱となるため，陽極に使われる金属には融点が高いタングステンなどの金属が使われている．発生するX線の1秒あたりの総エネルギーE_xは，電子の加速電圧を V(kV)，衝突した電子によって流れる電流を I(mA)，衝突物質の原子番号を Z(**タングステン**[*8]は 74)，K を比例定数(約 10^{-9})とすると以下の(2-4)式で表すことができ，放射線の発生効率・変換効率η(イータ)は以下の(2-5)式で表される.

$$E_x \propto K \cdot V^2 \cdot I \times Z \cdots\cdots\cdots\cdots\cdots\cdots\cdots\cdots\cdots\cdots (2\text{-}4)$$
$$\eta = K \cdot V^2 \cdot I \times Z / V \cdot I = K \cdot V \cdot Z \cdots\cdots\cdots\cdots\cdots (2\text{-}5)$$

例として，タングステンで加速電圧を 100 kV とすると，発生効率ηは約 0.8 %，120 kV では 0.97 %で，99 %以上のエネルギーは熱損失となってターゲットを加熱することになる．発生効率を高めるため Z が大きい金属が用いられる.

2)陰極

熱電子を発生させる**陰極**(Cathode)は，負電位となる部分の総称であり，タングステンフィラメント，**集束電極**[*9]，ステム(導入線)などで構成される．**フィラメント**はコイル状に巻かれたものを線状に張ってある構造をしており，集束電極の溝の中に取り付

Sidememo

[*6] **rpm**
rotations per minute.
1分間の回転数.

[*7] **ろ過**
X線の場合は焦点から放出された後に，放射口や可動絞り，負荷フィルタなどでX線のエネルギーが変化すること．アルミ当量［mmAl］で表す.

Sidememo

[*8] **タングステン(W)**
原子番号 74 の金属元素であり，クロム族元素に分類され，元素記号はWである.

Sidememo

[*9] **集束電極**
(focusing cap)
フィラメントを取り囲み，フィラメントから放出された電子を集束し，ターゲット面で焦点を作る作用をする.

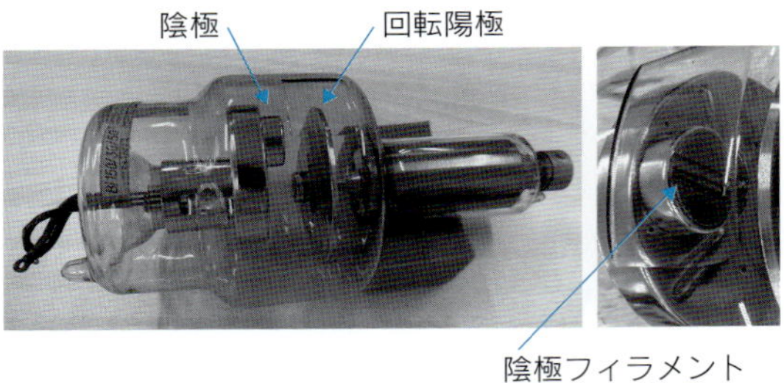

図 2-1-6 陰極フィラメントの構造(森ノ宮医療大学 小縣先生・上田先生提供)

けられている(図 2-1-6). 集束電極の材料には鉄やニッケルなどが用いられている. 熱電子は陰極・陽極間の電位差により加速・集束されて陽極(ターゲット)に衝突し, X線が発生する. フィラメントの寿命を長くし, 熱電子の放出率を上げるためタングステン(W)に**レアメタル**[*10]の一種である**レニウム**[*11](Re)が 10 %ほど加えられたものが使用されている.

3)陽極

陽極(Anode)は, 正電位になる部分の総称である. 多くの部分が銅で作られており, その先端部分にターゲットとよばれるタングステンの板が埋め込まれている. ターゲットは集束した高速の電子を衝突させることでX線を発生させる. この衝突により, ターゲット自体が高温となるため, 融点が約 340 ℃のタングステンが用いられる. 電子ビームが衝突する陽極部のターゲットは以下の**固定陽極X線管**, **回転陽極X線管**の 2種類に分けられる.

(1)固定陽極X線管

固定陽極X線管は陽極が固定されているX線管であり, 現在の撮影機器において, おもに可搬型撮影機器(ポータブル撮影)や歯科用等の小型装置に用いられている. X線管の熱量用が小さく, また焦点寸法は小さくすることができない. **焦点外X線**[*12]の発生が少ないことが特徴の一つである. 図 2-1-7 に固定陽極X線管の外観と構造を示す. X線管の管体には高電圧が加えられ, さらに高温となるため, 管体のガラスバルブにはシリコンを主成分として融点が約 700 ℃のホウケイ酸硬質ガラスが用いられている. ガラスバルブに求められる技術的な要素としては加工が容易で, 金属との癒着, 封入が可能であること. また, 電気絶縁耐力が大きいこと, 内部を高真空に保て, X線の吸収が少なく, 機械的強度が高く, 化学的耐性があることなどが挙げられる.

(2)回転陽極X線管(図 2-1-8)

回転陽極X線管は**陰極**, **陽極**, 外囲器の 3 要素のほかに, ターゲットを回転させるための**ベアリング**を含めた回転機構が付随している. この陽極の回転構造により, 陽極に蓄積する熱が冷却された衝突面と入れ替わるため, 陽極全体で熱を分散させることが可能になる. このことにより, 管電流を上げX線の強度を上昇させることが可能となる. 回転陽極の機構には高真空, 高温下でベアリングを回転させるための潤滑技術等の技術が要求される. 一般的に 1,000 ℃以上の高温となるターゲットからの熱を受けて, 100 ℃近くまで温度が上がる絶縁油を冷却するためのオイル循環クーラーを備えた装置が, CT 用X線管などの大型管では一般的になっている.

Sidememo

[*10] **レアメタル**
希少金属, 流通量・使用量が少なく希少な非鉄金属のこと.

[*11] **レニウム(Re)**
原子番号 75 の元素, Re. マンガン族元素の一つで, 銀白色の金属, レアメタルの一種.

Sidememo

[*12] **焦点外X線**
陽極ターゲットの実焦点領域において発生する二次電子が, 再び電界で加速され実焦点以外のターゲット面に突入した際に生じる制動X線.

第2章　X線源装置

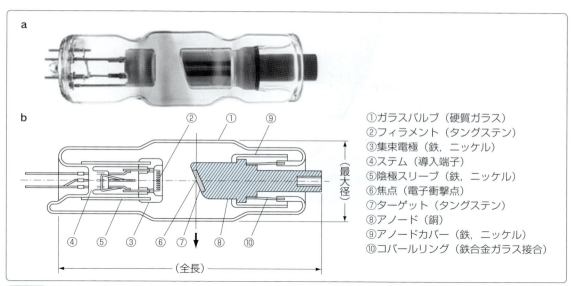

① ガラスバルブ（硬質ガラス）
② フィラメント（タングステン）
③ 集束電極（鉄，ニッケル）
④ ステム（導入端子）
⑤ 陰極スリーブ（鉄，ニッケル）
⑥ 焦点（電子衝撃点）
⑦ ターゲット（タングステン）
⑧ アノード（銅）
⑨ アノードカバー（鉄，ニッケル）
⑩ コバールリング（鉄合金ガラス接合）

図 2-1-7　固定陽極 X 線管の構造
a：固定陽極 X 線管 D125（キヤノンメディカル株式会社提供）
b：固定陽極 X 線管の構造（瓜谷富三・岡部哲夫編：医用放射線科学講座 13 放射線診断機器工学．医歯薬出版，1997 より引用）

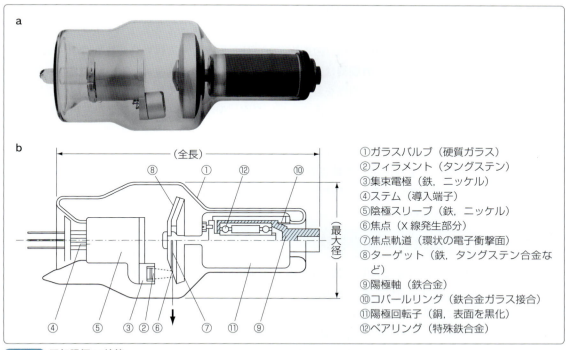

① ガラスバルブ（硬質ガラス）
② フィラメント（タングステン）
③ 集束電極（鉄，ニッケル）
④ ステム（導入端子）
⑤ 陰極スリーブ（鉄，ニッケル）
⑥ 焦点（X線発生部分）
⑦ 焦点軌道（環状の電子衝撃面）
⑧ ターゲット（鉄，タングステン合金など）
⑨ 陽極軸（鉄合金）
⑩ コバールリング（鉄合金ガラス接合）
⑪ 陽極回転子（銅，表面を黒化）
⑫ ベアリング（特殊鉄合金）

図 2-1-8　回転陽極 X 線管
a：回転陽極 X 線管 XRR-3352（キヤノンメディカル株式会社提供）
b：回転陽極 X 線管の構造（瓜谷富三・岡部哲夫編：医用放射線科学講座 13 放射線診断機器工学．医歯薬出版，1997 より引用）

13

第2章　X線源装置

　回転陽極X線管の特徴として，陽極が停止している状態から定常回転になるまでの準備時間が必要となり，したがってX線撮影装置のスイッチは二段階になっている．一段階目で陽極ターゲットの回転を開始し，二段階目のスイッチを押してX線を照射する．通常1～2秒程度の時間が必要となる．この陽極の回転にはステータが用いられる．ターゲット円盤はタングステン円盤，タングステン・モリブデン張り合わせ円盤，タングステン・カーボングラファイト張り合わせ円盤などが用いられる．円盤の回転には普通回転形（3,000 rpm 程度），高速回転形（10,000 rpm 程度）の2種類があり，高速回転のほうが最大陽極容量は大きくなる．また，ターゲット回転数が同じ場合，その直径が大きいほど最大陽極容量は大きくなる．

　ターゲットの回転子と固定子は以下の式から算出できる．例として，滑りを考慮しない場合は，普通回転（$f = 50$ Hz）で毎分3,000回転，高速回転（$f = 150$ Hz）では毎分9,000回転となるが，滑り係数は0.1程度であるため，実際は9割程度の回転数となる．それぞれ普通回転で毎分2,700回転（2,700 rpm），高速回転では毎分8,100回転（8,100 rpm）となる．

$$n = 120f(1 - S)/P \cdots\cdots\cdots (2\text{-}6)$$

　n：陽極回転数［rpm］，f：電源周波数［Hz］，
　P：固定子の極数，ステータの極数（普通は2），S：滑り係数（0.1程度）

（3）外囲器

　X線管は，真空の容器で囲われている．その真空外囲器はガラス製のものと金属製のものに分かれている．ガラス外囲器の材料としてシリコンを主成分としたほうけい酸硬質ガラスが用いられている（融点約700℃）．X線管の管体に高電圧が加えられることで高温となるため，**外囲器**は融点が高い材料が必要である．また，X線の吸収が少なく，機械的強度，化学的な耐性をもつことや，容易に加工ができること，封入が可能なこと，電気絶縁耐力が大きいこと，内部を高い真空に保つことができることなどが求められる．一方で，大容量X線管では，金属外囲器が用いられる．このX線管は高速熱電子の衝撃によってターゲットから発生する二次電子が金属部分を通してアースに流れるため，二次電子によって生じる**焦点外X線**を低減できる．また，耐電圧安定性や熱的信頼性等にすぐれているという特徴を有している．おもに循環器用X線装置やX線CT装置に用いられる．

Sidememo

*13 **Torr**
　真空度は対象の空間に存在する気体原子・分子が外壁に及ぼす圧力で表される．単位はTorrおよびPa（パスカル）が用いられている．

5　防護形X線管容器

　X線管は人体に対しては30～140 kVの範囲で使用され，また管球から発生するX線の方向は一定である．そのため，X線管は感電および放射線防護対策を施した専用の容器に封入して使用される．この専用の容器を**防護形X線管容器**とよぶ．防護形X線管容器は，防電撃形とし，規定のX線遮へいが施されており，X線用高電圧ケーブルの接続部をもつ医用X線管を収納する容器である（図2-1-9a）．構造としては，**外筒**，**高電圧ケーブルソケット**，**ベローズおよびサーマルスイッチ**，**X線放射窓**または**X線放射口**を有し，X線管容器を通して放射される漏れ線量の最大値が規定されている（図2-1-9b）．

　外筒は，軽金属製で，中央部にX線放射口，両端に高電圧ケーブルソケットを有している．内側には漏れX線を遮へいするための鉛が内張りされている．両側は側板でふ

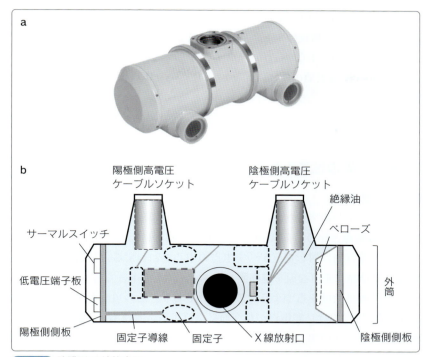

図 2-1-9 防護形 X 線管容器

たがされており，サーマルスイッチ，ベローズ，低電圧端子板が取り付けられている．外筒には接地端子があり，感電防止のために必ず接地（アース）する必要がある．

　管電圧およびフィラメント電力を供給するための高電圧ケーブルプラグを高電圧ケーブルソケットに挿入する．陰極側は大フィラメント用，小フィラメント用，共通端子の3端子を有している．陽極側は3端子を短絡して1端子としている．電位差がある2点間を抵抗が小さい導体で接続することを短絡（ショート）ともいう．

　油浸式管容器には，冷却を兼ねた絶縁油が封入されている．X線管で発生した熱は絶縁油に伝わり，熱膨張が生じる．同様に外筒も熱膨張を起こし，伸縮性のあるパッキングであるベローズが絶縁油の熱膨張を吸収し，X線管容器の外筒やX線管の外囲器の破損を防止する．また，サーマルスイッチが内蔵されており，温度が80℃を超えるとそれ以上の温度に管容器が過熱しないように動作する．JIS Z 4704においてX線管装置の表面温度は **85℃以下**でなければいけないことが規定されており，85℃を超える場合には，接触防止の手段，保護カバーが必要である．この場合，通常使用状態で予測できる接触可能部分の温度を取扱説明書に記載する必要がある．一方で温度制限は管容器内には適用されない．

　放射口にはプラスチック型のコーンがはめ込まれており，外筒に締め付けられている．さらにその外側に，**焦点外X線**除去用の**鉛コーン**が取り付けられており，放射口を構成している．このX線放射口には照射筒，X線可動絞り，照射野限定器などが取り付けられている．一方で，放射口以外の場所において，X線容器を通過し，外側に放射されるX線がわずかに存在する．放射口を通して放出されるX線を**X線管装置利用ビーム**とよび，それ以外によるX線量を**漏れ線量**とよぶ．これには，**格子制御型X線管装**

第2章 X線源装置

Sidememo

*14 格子制御型X線管装置

管電流を制御する格子電極をもつX線管．コンデンサ式X線装置と組み合わせて使用する．

*15 暗流X線

コンデンサ式X線装置において暗流X線が発生する．

置*14 では，負荷前後の放射口から放射されるX線（**暗流X線***15）を含んでいる．JIS Z 4704で規定される漏れ線量は，それぞれの機械で以下とされている．

①一般的なX線装置：1.0 mGy/h（焦点から100 cmの距離）

②口内法撮影用X線装置：0.25 mGy/h（焦点から100 cmの距離，公称最高管電圧125 kV以下）

③コンデンサ式X線装置：20 μGy/h（暗流X線の漏れ線量，接触可能な表面から5 cmの距離，照射時以外の充電状態）

6 X線管装置の性能と特性

1）実焦点と実効焦点

X線は高速の電子が衝突した面から発生する．この陽極表面に衝突した領域を正面から見たものを**実焦点**という．陽極から発生するX線はほとんどこの実焦点の領域から放射される．X線管軸に対し垂直かつ実焦点の中心を通過する，基準となる線を**基準軸**とよぶ．また基準軸に垂直な面を**基準面**とよぶ．X線を効率よく被写体に照射するため，実焦点面と基準軸は角度をもつように設計されており，この角度を**ターゲット角度**という（図2-1-10では20°）．実焦点が基準面に垂直投射されたものを**実効焦点**とよぶ．X線管の軸に垂直な方向の幅の寸法と，X線管軸に平行方向（長さ）の寸法で表し，**焦点の呼び***16 という．X線管装置のターゲット面では，高温や繰り返しの使用によるストレスが原因で亀裂や消耗が生じる．この亀裂は時間とともに成長し，X線の放出に影響を与えることがある．つまり，ターゲット面は熱管理をしても亀裂が入り，消耗する．管電流は陽極に到達する熱電子の量を決めているため，亀裂や消耗がひどくなるとターゲット内で自己吸収をしてしまい，管電流は同じであっても，撮影に有効なX線量が減ってしまう．

図2-1-10，図2-1-11にターゲット角度と実焦点と実効焦点の関係を示す．実際にX線が発生している部位が実焦点であり，実際に撮影で使用する方向から見たみかけ上の焦点が実効焦点である（図2-1-10）．図2-1-11aのように，実焦点が一定でターゲット角度を20°から10°に変化させると，実効焦点サイズは減少する．一方，図2-1-11bのように，実効焦点が一定でターゲット角度を20°から10°に変化させると，実焦点サイズは増加する．既存のX線発生装置では，設定されたmAs値に従って，その焦点サイズを**大焦点・小焦点**として変更でき，大焦点では**大電流**，小焦点では**小電流**が利用可能である．

このように，斜めに設置されたターゲットに熱電子を衝突させ，発生したX線が反射するしくみのX線管を**反射形X線管**とよび，一方，薄いターゲットに電子を衝突させ，発生したX線を陽極ターゲット自体を透過させるしくみのものを**透過形X線管**とよぶ．反射形は高い出力が可能である．

2）焦点サイズと半影・焦点サイズの測定

実効焦点面積（サイズ）は，発生させることができるX線量に影響を与える．同じX線量を照射する場合，実効焦点サイズは大きいほうがターゲットへの影響が少なく，陽極負荷が小さくなる．また，この実効焦点サイズは半影に影響を与える．図2-1-12に実効焦点面積（サイズ）と**半影***17（**ボケ**）の関係を示す．実効焦点サイズが大きい場合，半影は大きくなり，実効焦点サイズを小さくするとこの半影は小さくなる．つまり半影

Sidememo

*16 焦点の呼び

幅×長さ mm.

Sidememo

*17 半影

放射線画像においては，構造物の区別が付きにくい，ボケた領域のことを指す．

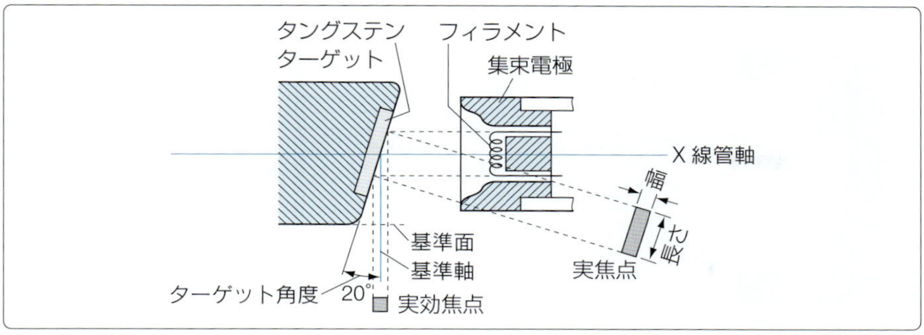

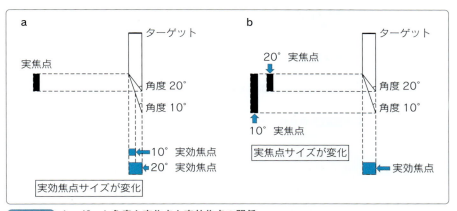

図 2-1-10 実焦点と実効焦点
(瓜谷富三・岡部哲夫編：医用放射線科学講座 13 放射線診断機器工学．医歯薬出版，1997 を引用改変)

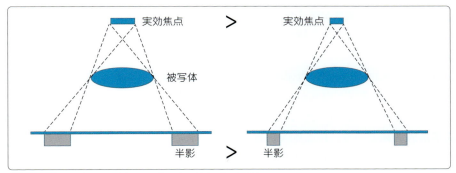

図 2-1-11 ターゲット角度と実焦点と実効焦点の関係
a：実焦点一定，b：実効焦点一定

図 2-1-12 実効焦点面積(サイズ)と半影(ボケ)の関係

の大きさは焦点サイズにほぼ比例する関係にある．このことは，焦点サイズが小さいほうが**鮮鋭度**[*18]の高い画像を得られることを意味する．小焦点は空間分解能が良くなる一方で電流は小さくなり，大焦点では大電流が利用できるが，小焦点よりも空間分解能が劣る(**ブルーミング効果**[*19])．

3)集束電極と実焦点の電子密度・焦点寸法の測定・焦点外 X 線

熱電子が衝突するターゲットの領域は集束電極でコントロールされている．フィラメント前面付近から放出された熱電子により形成される焦点を**正焦点**(図 2-1-13 実線)

Sidememo

[*18] **鮮鋭度**
　画像の明瞭さ(sharpness)を表す指標の一つ．

[*19] **ブルーミング効果**
　管電流により焦点の大きさが変化する現象．

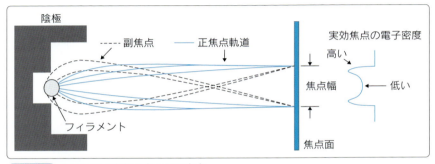

図 2-1-13 集束電極と実効焦点の電子密度

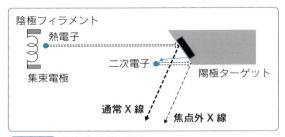

図 2-1-14 焦点外 X 線の発生

とよび，側方および後方からの熱電子による焦点を**副焦点**とよぶ(図 2-1-13 点線)．フィラメントから発生する熱電子は集束電極によってターゲット上に集束するが**電子密度**は均等ではなく，X 線強度分布は異なる．電子密度は，正焦点が副焦点より高くなる(図 2-1-13 右)．また，焦点の大きさとしての幅は，電極の構造や電極間距離により決定される．正焦点幅はフィラメントの深さが深くなるほど小さくなり，一方，副焦点幅はフィラメントの深さが深くなるほど大きくなる．焦点の測定法には，スリットカメラ法，ピンホールカメラ法，解像力法(平行パターンカメラ法)，スターパターンカメラ法がある．

　陽極ターゲット面上の実焦点領域に衝突した高速の電子束によって二次電子が発生する．発生した二次電子が陽極から真空領域に勢いよく飛び出し，再び電界で加速され実焦点以外のターゲット面に突入した際に制動 X 線を生じる(図 2-1-14)．この制動 X 線を**焦点外 X 線**という．焦点外 X 線は，X 線写真に一様なかぶりを与えるため，コントラスト低下の原因となる．焦点外 X 線は画像のボケを増し，鮮鋭度を低下させる．また，被写体に吸収されて被ばく線量が増し，固定陽極に比べてターゲット面積の大きい回転陽極で多く発生し，管電圧が高いほど焦点外 X 線は多く，全 X 線のうち約 15〜20 ％程度含まれる．また，焦点外 X 線は焦点近傍ほど加速距離が短く，低エネルギーとなる．

4)実効焦点面積と拡大率

　X 線撮影では，**焦点-フィルム間距離**，**焦点-被写体間距離**により画像の**拡大率**が決まる．図 2-1-15 に実効焦点面積と拡大率の関係を示す．図の上部は，実効焦点から被写体までの距離と，被写体からフィルム面までの距離が等しくなっている．この場合，焦点-フィルム間距離 / 焦点-被写体間距離は 2 となり，拡大率は 2 倍となる．このと

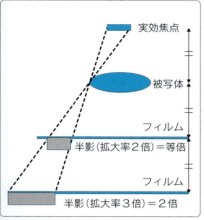

図2-1-15 実効焦点面積と拡大率

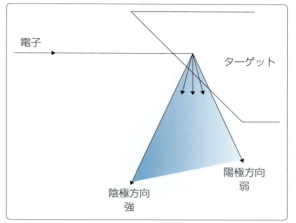

図2-1-16 ヒール効果
（寺本篤司・藤田広志編：新・医用放射線科学講座 医療画像情報工学 第2版．医歯薬出版，2023より引用）

きに半影は実行焦点と同じ大きさ，等倍になる．一方，図の下では，焦点-フィルム間距離/焦点-被写体間距離は3となり，拡大率は3倍となる．この際の半影は実効焦点の2倍となる．このように，被写体を拡大撮影したい場合は小さな実効焦点を用いることで，画像の半影が軽減できる．実効焦点面積と拡大率はX線撮影の画質に大きな影響を与える．

5）X線管のX線放射強度分布（ヒール効果）

ヒール効果は，X線撮影において重要な現象の一つである．ヒール効果とはX線管の陽極側と陰極側でX線の強度やエネルギーが異なる現象を指す．X線は陰極から発生した電子が陽極に衝突することで生成され，陽極側ではX線が金属内を通過する際に吸収・減弱される．陰極側に比べて強度が弱くなることで，X線のエネルギーが不均一な分布を示し，X線画像にも影響を与える（図2-1-16）．マンモグラフィや手のレントゲン撮影では，体の厚い部分を陰極側に，薄い部分を陽極側に配置することで画像の濃度ムラを減らす工夫がされている．

7　X線管の特性

真空管とは，内部を真空とし電極を封入した管球のことである．陰極から陽極に流れる電子の流れを制御することによって増幅，検波，整流，発振などを行うことができる．真空管には電極の数によって二極真空管，三極真空管，四極真空管などがある．X線管も真空管であり，二極管に分類される．

1）二極管特性

X線管の動作領域は管電圧，管電流，フィラメント電流に関係する．X線管の二極管特性，管電圧-管電流特性を図2-1-17に示す．v-i特性ともいう．この特性曲線は①**初速度領域**，②**空間電荷制限領域**，③**温度制限領域**の3つの領域に分けることができる．

①**初速度領域・逆電圧領域**では，陽極電圧が負になっている．陰極フィラメントが加熱され熱電子が飛び出し，熱電子が電圧によって加速され，ターゲットに到達することで陽極電流が流れる．陰極から飛び出す熱電子は運動エネルギーをもっており，負の電

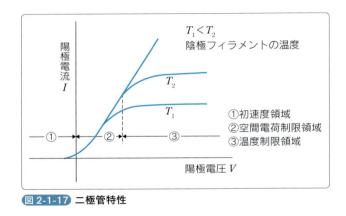

図 2-1-17　二極管特性

圧がかかった状態でも陽極まで到達する熱電子もわずかだが存在する．つまり，熱電子の初速度によって陽極電流が決まる領域である．

②**空間電荷制限領域**では，陽極電圧は正になっている．管電圧が低い領域のため，陰極-陽極間の電界強度が小さく，フィラメントで発生した熱電子は空間電荷として陰極側に滞留する．空間電荷は管電圧の上昇とともに正方向に加速され，陽極電圧がある一定の値を超えるまでは，電圧の値に応じて電流の値が変化していく．この領域では，フィラメント電流が増しても管電流は増加しないため，陰極フィラメント温度が T_1 と T_2 では同じ曲線を描く．また，熱電子が放出され，陽極に向かって加速され，この電子の密度が高くなると，電子同士は反発し合う．低い電圧の場合，陽極付近の空間電荷によって放出された電子が反発力を受け，陽極まで到達できず，電圧が高くなるとこの到達できない電子は減少する．空間電荷によって陽極に到達できる電子が制限される領域である．低管電圧，大管電流（大フィラメント電流），小焦点ほど空間電荷制限領域で動作する．小焦点ではフィラメントの溝が狭く，発生した熱電子が集束電極の周辺に滞留しやすい．

空間電荷制限領域において陽極電流 I と陽極電圧 V の間には以下の関係が成り立つ（Child-Langmuir の式）．

$$I \propto \frac{V^{\frac{3}{2}}}{d^2} \quad \cdots\cdots\cdots\cdots\cdots\cdots\cdots\cdots\cdots\cdots\cdots\cdots\cdots\cdots\cdots\cdots\cdots\cdots\cdots\cdots\cdots\cdots\cdots\cdots\cdots (2\text{-}7)$$

I：陽極電流，V：陽極電圧，d：電極間距離．

③**温度制限領域（飽和領域）**では，ある程度まで電圧を高くするとほぼすべての熱電子が陽極に到達するため陽極電流が飽和する領域である．つまり管電圧が増しても，管電流は増加しない．図 2-1-17 に示しているように，温度 T_1 と温度 T_2 の 2 つの特性曲線において，陽極電流を増加させるためには熱電子の放出量を増やす必要があり，これは陰極フィラメントの温度を上げることを意味する．フィラメント温度 T_2 では，T_1 に比べ，より多くの熱電子が放出され，陽極電流も高くなる．温度制限領域は陽極電流が陰極フィラメントの温度によって制限を受ける領域ということを意味している．高管電圧，小管電流（小フィラメント電流），大焦点ほど温度制限領域で動作する．温度制限領域において陽極電流 I と電極間距離 d の間には以下の関係が成り立つ．

$$I \propto \frac{1}{d^2} \quad \cdots\cdots\cdots\cdots\cdots\cdots\cdots\cdots\cdots\cdots\cdots\cdots\cdots\cdots\cdots\cdots\cdots\cdots\cdots\cdots\cdots\cdots\cdots\cdots\cdots\cdots\cdots\cdots\cdots\cdots (2\text{-}8)$$

2）管電流特性・フィラメント特性

X線管の**管電流特性**（エミッション特性）とは、X線管負荷条件をパラメータとする管電流とフィラメント電流の関係を指す。固定陽極管における管電流は、フィラメント加熱電流を変化させることで、管電圧に関係なく任意の値に調整することができる。これは固定陽極管の許容負荷が小さく、焦点が大きいためであり、最大許容電流が大きく、焦点が小さい回転陽極X線管においては、その特性は大きく変わる。回転陽極X線管では同じ管電圧、フィラメント電流であっても、管電流の大きさは管電圧波形によって異なる。フィラメント電流の大きいところでは、フィラメント電流の微小な変化に対して、管電流の変化が大きいため、制御することが難しくなる。

フィラメント特性とはフィラメントに加える電圧とフィラメント電流との関係を意味する。X線管の種類、焦点の大きさによって特性が変化し、フィラメントの温度はフィラメント電流の増加とともに高くなり、大きな管電流が得られる。一方で、フィラメント温度が高くなるとフィラメントの蒸発が大きくなり、フィラメントのやせが顕著となる。X線管は使用時間に応じて、徐々にX線が弱くなるが、これはこのフィラメントの劣化が影響している。フィラメントの素線の直径が元の90％になると断線することがある。フィラメント電流が多くなるとフィラメント寿命が短くなるので、負荷時間を極力短くする必要がある。そのため、熱電子を放出しない程度の低い温度で予熱し、必要なときにフィラメント電流をオーバーシュートさせ、特定の加熱条件に戻す方法がとられている。焦点が小さいほど熱電子の通路が狭くなるため熱電子は流れにくくなる。小さい焦点に同一の管電流を流すためには、フィラメントからの熱電子を増やす必要があるため、小焦点ほど空間電荷は多くなる。低管電圧は一般的に高い管電流を必要とするため、フィラメントが非常に高い温度にあり、フィラメントの寿命に影響を与える。

8　X線可動絞りとろ過

X線検査ではX線は限られた方向および範囲にのみ照射され、このX線が照射される範囲を**照射野**とよぶ。照射野は**照射野限定器**を用いて照射する範囲を限定する。X線管から放出されるX線束の大きさと形状をこの照射野限定器により診断に必要な領域に制限することで、散乱線の発生を抑え、画質の向上と患者への不要な被ばくの低減を実現することができる。この照射野限定器は固定タイプの**照射筒**、可変タイプの**X線可動絞り**がある。

1）X線可動絞りの構造と機能

X線可動絞りの構造を示す（図2-1-18）。X線管容器の放射口に対して取り付けられており、放射口から放出されたX線ビーム幅（照射野）のサイズを制御するために用いられる。必要以上に大きな照射野は被写体の被ばくを増加させるため、X線照射野は撮影に必要な大きさに適切な範囲に絞られることが重要である。可動絞り内にはX線を遮へいする板である羽根が設置されており、その板と板の幅を変えることにより、照射野を制御できる。羽根は3種類あり、管球側から奥羽根、下羽根、上羽根の順になる。X線は目に見えないため、どの範囲にX線が照射されているかを確認する必要があり、光源を用いて照射野範囲を確認している。光源の**ハロゲンランプ**から放出された光は**ミラー**の反射を利用して、X線照射方向と同方向へ進み、光照射野を形成する。

主要な構造には以下が挙げられる。

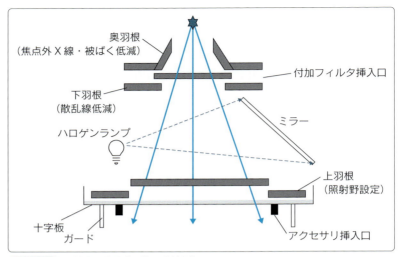

図 2-1-18 照射野限定器(X 線可動絞り)

(1)羽根(上・下・奥)

上羽根は最も被写体に近い側に位置しており，利用 X 線ビーム束を検査に必要なサイズの照射野に設定するために用いる．開閉は羽根が平行移動する形式と円弧移動する形式に分かれる．鉛版によりできており，利用ビーム以外の X 線を遮へいしている．**下羽根**は，可動絞りの中段に位置している．散乱線の低減および X 線可動絞りからの漏れ線量の低減の役割がある．**奥羽根**は最も焦点側に位置しており，焦点外 X 線の低減に用いる．焦点外 X 線は，被験者および操作者への被ばくに寄与するため，両者の被ばく低減に有効である．

(2)ハロゲンランプおよびミラー

X 線撮影前，操作者は，絞り内部に配置されたハロゲンランプ光源を点灯させる(図 2-1-19a)．X 線ビーム中に光源を置くと X 線が遮へいされるため，光源を直接ビームの軌跡上に置けない．光源から出力された光はミラーによって反射し，X 線同様に羽根によって制限され，被写体へと照射される．この際に**十字板**を通過することで，光で示された照射野には中心がわかるようにアクリル板の透明な板が十字模様を映し出す構造となっている(図 2-1-19b)．

①開度表示機構

　上羽根と連動した指針と照射野細部を表すメモリ板からなり，照射野の大きさも数値で表示することができる(図 2-1-19a)．

②付加フィルタ挿入口

　付加フィルタの着用により被ばくの低減が可能である．ミラーよりも焦点側にあるために，光照射野の光源からの光を妨げない構造になっている．高電圧撮影では 1〜2 mm 程度のアルミ板を挿入することで低エネルギー成分をカットすることができる．

③アクセサリ挿入口

　X 線検査時に使用する鉛マスクや補償フィルタなどを挿入する溝．

④ガード

　焦点皮膚間距離が関係法規で記載されており，一定以上の距離を保つために使用す

第 2 章　X 線源装置

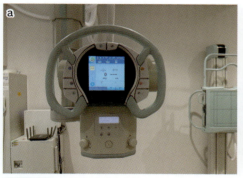 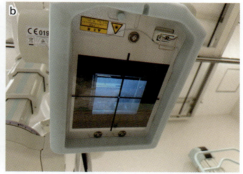

図 2-1-19　X 線可動絞り外観(森ノ宮医療大学　小縣先生・上田先生提供)
a：可動絞り外観(正面)，b：可動絞り(下から)

る．

2)精度および性能

X 線可動絞りは X 線管装置と組み合わせて使用し，必要範囲外の X 線を除去する．X 線可動絞りの精度および性能は JIS Z4701 および JIS Z4712 で規定されている．

①最大 X 線照射野

　SID [*20] 65 cm において 35 cm × 35 cm を超えない．

②最小 X 線照射野

　SID 100 cm において 5 cm × 5 cm 以下．

③平均照度

　SID 100 cm において 100 ルクス(lx)以上，160 ルクス(lx)以上が望ましい．

④照度比 [*21]

　移動形 X 線装置は 3 以上，その他は 4 以上

⑤開度表示誤差

・目盛数値による開度表示精度 SID ± 2 ％以内

・投光照準器による開度表示精度 SID ± 2 ％以内

⑥漏れ線量

　X 線源装置として焦点から 100 cm の距離において 1 時間あたり 1.0 mGy (115 mR)以下，可動絞り装置の漏れ線量は上記の許容値の 35 ％以下が望ましい．

⑦外装漏れ電流

　0.1 mA 以下

⑧ X 線管装置と組み合わせた場合の総ろ過

　最高使用管電圧 70 kV 未満の歯科用で 1.5 mmAl 以上，それ以外で 2.5 mmAl 以上．

3)X 線源装置のろ過

X 線管球からは連続 X 線・制動 X 線としてさまざまなエネルギーの X 線が放出されている．エネルギーの最大値は管電圧によって決定されるが，100 kV の管電圧から放出される X 線は最大値 100 keV となる．その線束には 30 keV や 50 keV などの様々なエネルギーの X 線が存在している．例として，胸部撮影では肋骨陰影を透過させる目的で 100 kV 以上の高電圧を用いるが，管電圧を高く設定していても低エネルギー成

Sidememo

[*20] SID(source image distance)
　X 線管焦点受像面間距離

Sidememo

[*21] 照度比
　照度比はコントラストを測定する．コントラスト＝ I_1/I_2
I_1：境界から光照射野の中心に向かって 3 mm 内側での照度
I_2：境界から 3 mm 外側での照度
測定距離は，SID100 cm とする．

分は存在している．したがって後述する付加フィルタなどを用いることで低エネルギー成分をカットすることで，被ばく低減を図っている．

(1)固有ろ過

固有ろ過とは，実焦点から放射されるX線が，X線管装置内を通過する際に，容易に取り外せない物質によりろ過されるその合計をいう．X線管装置では，外囲器，絶縁油，プラスチックコーンなどによるろ過の合計となる．X線可動絞りでは，投光照準器のミラーや十字版のろ過の合計を指す．また，固有ろ過はX線装置の自己吸収を意味しており，通常**アルミニウムの厚さ当量 mmAl** で表す．固有ろ過は，X線のエネルギー分布や強度に影響を与える．固有ろ過を形成する物質がベリリウムやマイカなどX線吸収のきわめて小さい物質の場合は，固有ろ過はその材質と実際の厚さで表す．

(2)付加ろ過

X線管装置における着脱可能な物質である付加フィルタを調整することによってX線の線質を調整することができる（**線質**[*22]**硬化**）．付加フィルタを用いることで低エネルギー成分の除去が可能である．

(3)総ろ過

総ろ過は，診断用X線源装置のX線管装置自身による固有ろ過，X線用可動絞りによる固有ろ過，線質硬化を目的としたフィルタによる付加ろ過の総和と定義される．ターゲットの材質や管電圧に応じて，X線装置に必要な総ろ過の値は以下のように規定される（表 2-1-1）．

表 2-1-1 X線システムの総ろ過の値

X線システム	総ろ過の値
定格管電圧 70 kV 以下の口内法撮影用X線装置	1.5 mmAl 以上
定格管電圧 50 kV 以下の乳房撮影用X線装置	0.5 mmAl 以上または 0.03 mmMo 以上
上記以外のX線装置	2.5 mmAl 以上

9　高電圧ケーブル

高電圧ケーブルは，X線高電圧装置から出力された管電圧およびフィラメント加熱電流をX線管球へと伝送している（図 2-1-20a）．高電圧ケーブルは高電圧発生装置で発生した高電圧をX線管に導き，外被は接地され，完全に防電撃となっている．高電圧ケーブルの断面は，一般には中心にA線心が2心，B線心が1心の3本の線心があり，その外側をゴムの絶縁体で絶縁がされている（図 2-1-20b）．その外側はスズメッキされた軟導線で編まれた遮へい層があり，その部分が接地されている．高電圧ケーブルに必要な条件は，以下の3つである．

①高電圧に十分耐えることができること
②可能な限り柔軟であり，曲げても耐電圧が低下しないこと
③X線管フィラメント加熱電流を可能な限り少ない損失で供給できること

高電圧ケーブルには**浮遊容量**[*23]（150〜250 pF[*24]/m 程度）があり，高電圧ケーブルが長いほど，インバータ周波数が高いほど，管電流が小さいほど管電圧波形は平滑化される．高電圧ケーブルの長さは検査室のレイアウトで異なるが，コンデンサ式X線高

Sidememo

[*22] 線質
エネルギーが高い＝硬い，エネルギーが低い＝軟らかい．

[*23] 浮遊容量
コンデンサなどの静電容量は2つの導体間の電荷である．機器内で近接する2枚の金属があると，その間には静電容量が発生し，この静電容量は設計では意図しない成分であり，浮遊容量とよばれる．1 m あたりの静電容量（F）が単位になる．

[*24] 静電容量
単位電圧あたりに蓄えられた電荷．量記号はC，単位はFを用いる．

第 2 章　X線源装置

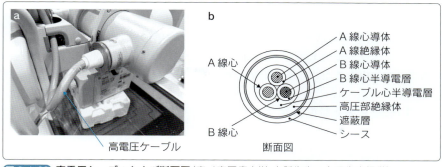

図 2-1-20 高電圧ケーブルおよび断面図（森ノ宮医療大学 小縣先生・上田先生提供）

電圧装置で 4〜6 m，それ以外の装置で 12〜16 m 程度が一般的である．

　高電圧ケーブルの両端にはプラグが装着されている．プラグは国際規格で統一されているため，各メーカーのケーブルを併用可能である．また，高電圧ケーブルには，絶縁油が塗布されている．電気絶縁油は高電圧発生器の絶縁と冷却に使用される．絶縁油に必要な条件としては絶縁耐力が高く，粘度が低く，冷却効果が大きく，印加温度が高いことがある．その一方で，絶縁油は自然劣化をすることが知られており，酸化によって生成される褐色上の沈殿物（スラッジ）が沈殿すると絶縁耐力を低下させる原因となる．

章 末 問 題

問 1　JIS で規定する X 線発生装置に**含まれない**のはどれか．

1) X 線管装置
2) X 線撮影台
3) 照射野限定器
4) 高電圧発生装置
5) X 線高電圧ケーブル

【解答】　2
（p.6　1　X 線装置の構成を参照）

問 2　診断領域 X 線のエネルギースペクトルを図に示す．正しいのはどれか．

1) A の管電圧は 60 kV である．
2) A と B のターゲットは異なる．
3) A と B の出力線量は同じである．
4) A にフィルタを付加すると B の形状に近づく．
5) A と B に L 殻への遷移による特性 X 線が認められる．

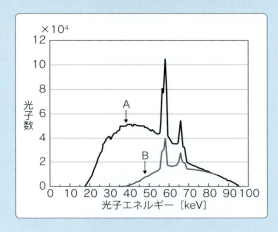

【解答】　4

1)光子エネルギーの最大値が95 keVなので管電圧は95 kVである. 2)特性X線, 単一スペクトルのエネルギーが同じなのでターゲットも同じである. 3)X線の強度分布が異なるため, 出力線量も異なる. 5)おもに低エネルギー成分が減弱している

(p.7 **1)連続X線と特性X線**を参照)

問3　制動X線で正しいのはどれか.

1)最短波長は管電圧に比例する.
2)発生効率は管電圧に依存しない.
3)エネルギー分布は線スペクトルを示す.
4)発生強度は陽極の原子番号に比例する.
5)診断用X線装置の発生効率は約10 %である.

【解答】　4

1)Duane-Huntの式:最短波長は管電圧に反比例する. 2)発生効率 $\eta = K \cdot V^2 \cdot I \times Z / V \cdot I = K \cdot V \cdot Z$, 3)発生効率は管電圧, 原子番号に比例する. 5)ターゲットがタングステン(W)の場合, X線の発生効率は0.81 %で, 99 %以上は熱となる.

(p.7 **1)連続X線と特性X線**を参照)

問4　X線高電圧装置に関するJIS規格で正しいのはどれか.

1)管電圧の誤差 ——————————— ±20 %以内
2)管電流の誤差 ——————————— ±10 %以内
3)管電流時間積の誤差 ————————— ±(20 %＋2 mAs)以内
4)撮影時間の誤差 —————————— ±(20 %＋1 ms)以内
5)X線出力の再現性(変動係数) —— 0.05以下

【解答】　4

1)電圧の誤差 —— ±10 %以内, 2)管電流の誤差 —— ±20 %以内, 3)管電流時間積の誤差 —— ±(10 %＋2 mAs)以内, 5)撮影時間の誤差 —— ±(10 %＋1 ms)以内

(p.9 **3)X線管の負荷条件における各用語の定義**を参照)

問5　管電流の大きさによって焦点寸法が変化する現象はどれか.

1)Heel ヒール効果
2)Hall ホール効果
3)Stem ステム効果
4)Peltier ペルチェ効果
5)Blooming ブルーミング効果

【解答】　5
(p.16 **2)焦点サイズと半影・焦点サイズの測定**を参照)

問6　X線管のX線強度について正しいのはどれか．

1) X線強度は陰極方向ほど低下する．
2) 管電圧が低いほど焦点外X線は多くなる．
3) X線診断領域では透過形ターゲットがおもに用いられる．
4) X線放射口にフィルタを付加するとX線強度の均等性が向上する．
5) ターゲット角度を小さくするとX線撮影の利用可能な放射角度が大きくなる．

【解答】　4
1) X線強度は陽極方向ほど低下するヒール効果の影響を受ける．2) 管電圧が高いほど焦点外X線は多くなる．3) X線管は「透過形」「反射形」があり，X線診断領域では反射形ターゲットがおもに用いられる．5) ターゲット角度を小さくすると実効焦点も小さくなる．
(p.16 **1)実焦点と実効焦点，2)焦点サイズと半影・焦点サイズの測定**を参照)

問7　焦点外X線で正しいのはどれか．**2つ選べ**．

1) 陽極の全体から発生する．
2) 画像コントラストを低下させる．
3) 線質は焦点近傍ほど光子のエネルギーが高い．
4) 集束電極で収集されなかった電子のために生じる．
5) 発生する量は回転陽極よりも固定陽極のほうが多い．

【解答】　1，2
1) 焦点外X線は焦点近傍で発生しやすいが，陽極全体から発生する．2) 焦点外X線が画質低下の要因となる．3) 焦点近傍では低エネルギーとなる．4) 集束電極で収集されなかった電子のために生じるのは副焦点．5) 発生量は回転陽極のほうが多い．
(p.17 **3)集束電極と実焦点の電子密度・焦点寸法の測定・焦点外X線**を参照)

問8　二極真空管の特性曲線を図に示す．領域Aについて正しいのはどれか．**2つ選べ**．

1) 飽和領域である．
2) 空間電荷領域である．
3) 電子の初速度が関係している．
4) 負の陽極電圧が印加されている．
5) 陽極電圧と陽極電流は正比例している．

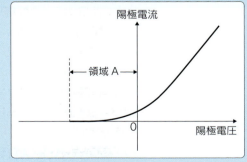

第2章　X線源装置

【解答】 3, 4
1)飽和はしていない．2)空間電荷補償領域は陽極電圧が0を超えた右側である．
4)負の陽極電圧が印加されている場所は，初速度領域・逆電位領域である．5)陽極電圧と陽極電流は比例していない．
(p.19 **1)二極管特性**を参照)

問9　X線可動絞りについて**誤っている**のはどれか．

1)奥羽根は焦点外X線を効率的に低減する．
2)上羽根は利用線錐を必要最小限のX線照射野に設定する．
3)光照射野の平均照度はSID100 cmで100 lx以上である．
4)固有ろ過はアルミニウム当量の最小の公称値を可動絞りに表示する．
5)X線と光照射野とのずれは焦点-光照射野間距離の4％以下にする．

【解答】 5
目盛数値による開度表示精度SID±2％以内．投光照準器による開度表示精度SID±2％以内．
(p.21 **1)X線可動絞りの構造と機能**を参照)

問10　X線源装置の総ろ過を増したときの変化で正しいのはどれか．**2つ選べ**．

1)半価層は薄くなる．
2)線質指標は低くなる．
3)X線量は少なくなる．
4)実効エネルギーは低くなる
5)被写体コントラストは低くなる

Sidememo

*25 **実効エネルギー**
広がりをもった エネルギースペクトルをもつ放射線のビームを，それと同じ相互作用をする単一エネルギーのビームとして取扱うことが可能なとき，このエネルギーを実効エネルギーという．

【解答】 3, 5
1)ろ過が増加すると低エネルギー成分が減少し，**実効エネルギー**[*25]が高くなるため半価層は厚くなる．2)管電圧に対しての実効エネルギーの比を**線質指標**といい，実効エネルギーが高くなるため，線質指標も多くなる．4)低エネルギー成分の減少により実効エネルギーは高くなる．5)実効エネルギーが高くなり組織間での減弱が小さくなるためコントラストが低下する．
(p.23 **3)X線源装置のろ過**を参照)

第3章 X線高電圧装置

第3章 X線高電圧装置

本章の目的

● X線制御装置ならびに高電圧発生装置の基本原理，自動露出制御装置の基本原理を学び，それぞれの装置分類およびその特徴を理解する．

1 X線高電圧装置

1 X線高電圧装置の概要

現在の診断用X線管では，陰極（フィラメント）を高温に加熱することで**自由電子**[*1]を放出させ，高電圧を印加することで放出された熱電子を加速し，ターゲットに衝突させることでX線を発生させている．このようにX線を発生させる目的で，X線管に供給する電気エネルギーの発生と制御のすべての構成要素を組み合わせた装置を**X線高電圧装置**といい，X線高電圧装置はX線制御装置と高電圧発生装置によって構成されている．

X線高電圧装置は変圧器式X線高電圧装置（以下，変圧器式X線装置），コンデンサ式X線高電圧装置（以下，コンデンサ式X線装置），インバータ式X線高電圧装置（以下，インバータ式X線装置）に分類されるが，現在主流となっているのはインバータ式X線装置である．インバータ式X線装置はさらに変圧器形インバータ式X線装置，エネルギー蓄積形インバータ式X線装置に分類される．変圧器式X線装置，コンデンサ式X線装置，インバータ式X線装置のうち，出力管電圧のリプル百分率（後述）が4％を超えないX線高電圧装置を定電圧形X線高電圧装置と定義している．

2 X線制御装置

X線制御装置には任意のX線量，線質へと制御するための機構が備わっており，それによって管電圧，管電流，照射時間を任意に選択することができるようになっている．
図3-1-1に単相2ピーク形X線高電圧装置（以下，2ピーク形X線装置）の制御回路の概要を示す．

1）単巻変圧器

単巻変圧器は一次**巻線**[*2]と二次巻線の一部を共有している変圧器である（図3-1-2）．同じ巻線を使用しているため，通常の副巻変圧器に比べて小型，軽量化することができる．一次側と二次側の電圧差が大きくなると，直列巻線が大半を占めるようになり，一次巻線と二次巻線の一部を共有しているという利点が薄れるため，入力電圧と出力電圧の差が小さい場合に適した変圧器である．また，出力電圧が入力電圧より高くなると**インピーダンス**[*3]が急激に増大するため，X線制御装置の一次側の電圧は最大負荷が電源電圧に近くなるように設計されている．

Sidememo

[*1] **自由電子**
真空中または物質の内部を自由に運動している電子のこと．金属や半導体の中の自由電子は，エネルギーを与えることで外部に放出される．これを電子放出といい，そのために必要な最小エネルギーを仕事関数という．

Sidememo

[*2] **巻線（まきせん）**
電気エネルギーと磁気エネルギーを相互に交換するために用いる電線のこと．変圧器では鉄心に独立した2つの巻線を施し，電源に結ばれるほうの巻線を**一次巻線**，負荷に結ばれる巻線を**二次巻線**という．

[*3] **インピーダンス**
交流回路における電流$\dot{I}$に対する電圧$\dot{V}$の比をインピーダンス$\dot{Z}$といい，$\dot{Z}=\dot{V}/\dot{I}$の関係にある．交流回路において，インピーダンスが大きいほど抵抗が大きくなり，流れる電流量が減少する．

第3章　X線高電圧装置

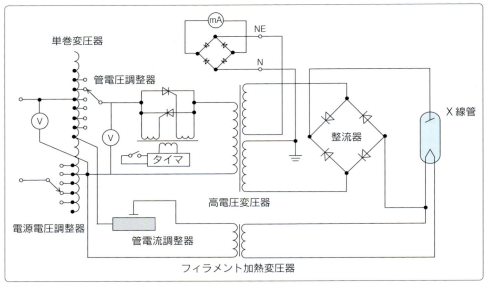

図 3-1-1　単相2ピーク形X線装置の基本回路

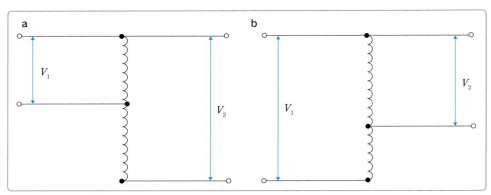

図 3-1-2　単巻変圧器
a：昇圧の場合（$V_1 < V_2$），b：降圧の場合（$V_1 > V_2$）

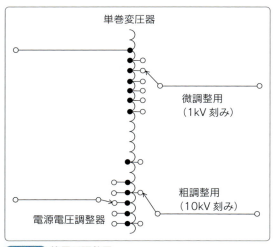

図 3-1-3　管電圧調整器

2）電源電圧調整器

X線制御装置内の電圧を基準電圧（200 V）に調整するための機構である．電源電圧自動調整回路を備えている場合は，電源電圧の変動を自動的に補正し，制御装置内の電圧が常に一定に保たれる．

3）管電圧調整器

管電圧は一般的に50～150 kVの範囲を細かく調整できる機構が必要である．そこで，単巻変圧器の巻線から多くのタップを出し，高電圧変圧器に加える一次電圧を調整することで，管電圧を任意に選択できるようになっている（図 3-1-3）．

4）管電圧前示機構

高電圧変圧器の二次側電圧から管電圧を計算し，管電圧

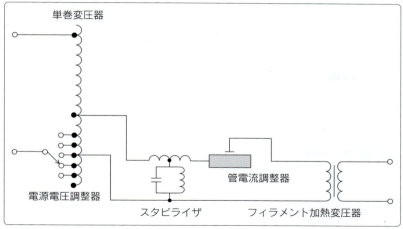

図 3-1-4 管電流調整器

として表示するための機構である．

5）管電流調整器

図 3-1-4 のようにフィラメント加熱変圧器の一次側に可変抵抗を直列に接続し，加熱電圧を調整することで管電流の調整を行うことができる．ここで負荷を加えると加熱電圧も低下するが，X線管フィラメントの温度は遅れて低下するため，管電流は過渡的に変動してしまう．

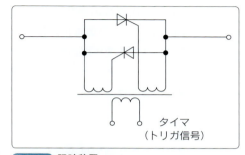

図 3-1-5 限時装置

その変動を低減する目的で鉄共振形の**スタビライザ**[*4] が使用されている．

6）限時装置（タイマ）

照射時間を制御するための機構である．図 3-1-5 はサイリスタを逆並列に接続したものであり，タイマからのトリガ信号によりサイリスタが導通し，一次電圧が高電圧変圧器の一次側に加えられる．タイマ回路は任意の時間だけ X 線放射信号を出力することによって照射時間を制御する．

3 高電圧発生装置

X 線制御装置から供給される一次電圧を高電圧に変換し，これを X 線管に供給するための装置である．高電圧変圧器のほかに，X 線管フィラメント加熱変圧器，高電圧整流器，高電圧ソケットなどで構成される．これらの高電圧部品は**絶縁油**[*5] に浸された状態で配置されている．

1）高電圧変圧器

高電圧の発生には**高電圧変圧器**（主変圧器）を使用する．変圧器は鉄心の入力側と出力側にコイルを巻き付けた構造となっており，電源に結ばれるほうの巻線を一次巻線，負荷に接続するほうの巻線を二次巻線とよぶ．鉄心は巻線が鉄心を覆っている内鉄形と，鉄心が巻線を覆っている外鉄形に分類される（図 3-1-6）．変圧器はファラデーの電磁誘導の法則を原理としており，コイルを貫く磁束の変化率に比例し，変化を妨げるよ

Sidememo

[*4] **安定器（スタビライザ）**
　入力電圧の変動に対して出力電圧が一定となるために用いる電圧安定装置．X 線高電圧装置では，X 線管フィラメント加熱電流を安定させるために用いられている．

Sidememo

[*5] **絶縁油**
　絶縁油のおもな役割は機器の絶縁と冷却である．JIS C 2320 では電気絶縁油として詳細に規格化されており，絶縁耐力が大きい，粘度が低い，引火点が高い，凝固点が低い，機器を侵食しない，電気的および化学的に安定しているといった特性を備えていることが求められる．

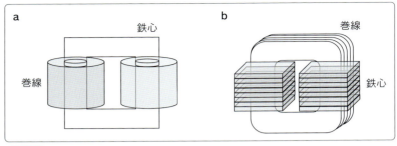

図3-1-6 鉄心の種類
a：内鉄形, b：外鉄形

Sidememo

*6 リアクタンス
コイルのインダクタンスおよびコンデンサのキャパシタンスの交流に対する抵抗値．それぞれ誘導リアクタンス X_L および容量リアクタンス X_C として表され，$X_L = \omega L$（L：コイルのインダクタンス），$X_C = 1/\omega C$（C：コンデンサのキャパシタンス）である．

に電流を流すような起電力が発生する．高電圧変圧器の一次電圧と二次電圧の関係は次式で表される．

$$V_1 = \frac{n_1}{n_2}\{V_2 + I_2(r_2' + jx_2')\} \quad \cdots\cdots (3.1)$$

ここで，n_1：一次巻線の巻数，n_2：二次巻線の巻数，V_1：一次電圧，V_2：二次電圧，I_2：二次電流，r_2'：二次等価抵抗，x_2'：二次等価**リアクタンス**[*6]である．この式からもわかるように，高電圧変圧器の特性はそのインピーダンスにより大幅に変化し，高電圧変圧器のインピーダンスが大きいと，再現性の低下，X線出力の低下などの問題が生じる．無負荷時の場合は，次式で近似することができる．

$$\frac{n_2}{n_1} = \frac{V_2}{V_1} \quad \cdots\cdots (3.2)$$

また，理想的な変圧器では $V_1 \cdot I_1 = V_2 \cdot I_2$（$I_1$：一次電流）が成り立つことから，一次側と二次側の電圧および電流の関係は次式で表すことができる．

$$\frac{V_2}{V_1} = \frac{I_1}{I_2} \quad \cdots\cdots (3.3)$$

高電圧変圧器の原理は一般の変圧器と同様であるが，診断用X線装置では40〜150 kVの管電圧を発生しなければならず，電源電圧が200 Vの場合，一次電圧は50〜220 V程度となり，巻数比（$= n_2/n_1$）はおよそ500となる．

なお，X線装置の場合には，二次電圧（管電圧）は最大値，二次電流（管電流）は平均値で表す．一次電圧，一次電流は実効値であるため，(3.2)式にあてはめて換算する際には値や単位を統一する必要がある．

2）X線管フィラメント加熱変圧器

X線管の陰極に設置されているフィラメントを加熱するための変圧器である．フィラメントに供給する電力は最大で16 V，5.5 A程度であるため，X線管フィラメント加熱変圧器は90 W程度の電力を供給する必要がある．現在の診断用X線管はほとんどが**二重焦点X線管**[*7]であるため，X線管フィラメント加熱変圧器も小焦点用と大焦点用の2つを切り替えて使用する．

3）高電圧整流器

高電圧変圧器の出力を整流するための**整流器**[*8]である．

(1)整流

交流を直流に変換することを整流という．おもな整流の方式として，自己整流，半波

Sidememo

*7 二重焦点X線管
X線管の陰極に2つのフィラメントが並べて設けられており，目的によって大焦点と小焦点の使い分けができるX線管．

*8 整流器
交流を直流に変換する目的で使用される素子の総称で，電流を1方向だけに流す作用を有する．素子には陽極と陰極の2端子があり，さらに制御素子を加えた3端子のものもある．

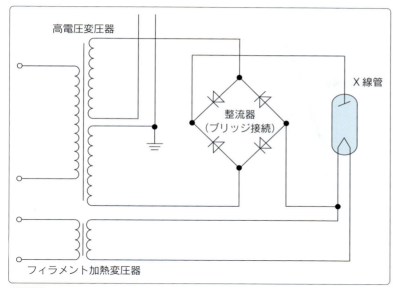
図 3-1-7 単相全波整流回路

整流，単相全波整流，三相全波整流があるが，現在ではインバータ方式が主流である．
① 自己整流
　主変圧器の高電圧側に直接X線管を接続し，交流高電圧をそのままX線管の両端に印加する方式である．この方式では，陰極に対して陽極が正となる半周期では電流が流れてX線が発生するが，負の半周期ではX線管自身が整流器の役割を果たして電流が流れず，X線も発生しない．この整流方式を採用した装置に自己整流X線装置がある．
② 半波整流
　半波整流は整流器を1個または2個使用して行われる整流であり，自己整流と同様に，正の半周期では電流が流れてX線が発生するが，負の半周期では電流が流れずX線も発生しない．この整流方式を採用した装置に1ピーク形X線装置がある．
③ 単相全波整流
　単相全波整流は整流器を4個**ブリッジ接続**[*9]して行われる整流である（図 3-1-7）．正の半周期ではそのままであるが，負の半周期では正に反転するため，結果的に正の半周期と負の半周期の両方でX線が発生する．この整流方式を採用した装置に2ピーク形X線装置がある．
④ 三相全波整流
　三相電源を使用し，これを全波整流することによって，単相全波整流よりも定電圧に近い出力電圧を得ることができる．整流器は6個または12個使用される．この整流方式を採用した装置に三相6ピーク形X線装置，三相二重6ピーク形X線装置，三相12ピーク形X線装置がある．

(2) リプル百分率
　X線高電圧装置における管電圧の安定性を示す指標として用いられるのが**リプル百分**

Sidememo
[*9] **ブリッジ接続**
　複数の整流器を組み合わせて，2つの並列回路に分岐させた後，別の導線でそれらを再び組み合わせて閉回路にする接続方式．正の半周期も負の半周期も通過させて整流させることができる．

第3章 X線高電圧装置

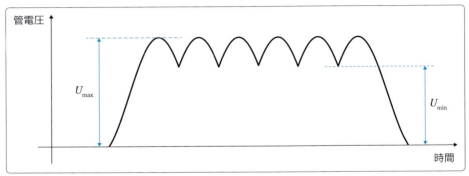

図 3-1-8 リプル百分率

Sidememo

*10 整流管
陽極と陰極を備えた，整流作用をもつ二極真空管．超高電圧整流用二極真空管のケノトロンがX線装置における整流用に用いられ，それ以前の機械整流よりも静音化および高出力化が実現された．半導体整流器が実用化される1960年頃まで使用された．

*11 第1種2号絶縁油
JIS C 2330:2010で規定されている電気絶縁油の種類である．第1種は鉱油系であり，鉱油とは原油を精製した，炭化水素を主成分とした高分子化合物である．そのうち2号は高粘度のものであり，X線高電圧装置でよく用いられている．

*12 絶縁破壊電圧
絶縁破壊とは，電場によって物質中の電子が束縛を解かれ，絶縁性を失うことであり，絶縁破壊電圧とは，絶縁性を失って電流を流すようになる電圧のことである．大気圧の空気の絶縁破壊電圧はおよそ30 kV/cmであるが，鉱物油の絶縁破壊電圧は70 kV/2.5 mm以上と定められている．

率である．リプル百分率（ripple factor：ϵ）は以下の式で表され，管電圧波形の変動が小さく安定しているほど値は小さくなる（図 3-1-8）．

$$\epsilon = \frac{U_{\max} - U_{\min}}{U_{\max}} \times 100 \ [\%] \cdots\cdots\cdots\cdots (3.4)$$

ここで，$U_{\max}$は電源1周期における管電圧波形の最高値，$U_{\min}$は電源1周期における管電圧波形の最低値である．

(3) シリコン整流器

以前は**整流管**[*10]が整流器として用いられていたが，整流管加熱回路が必要であり，整流管アンバランスによるX線出力低下の問題もあった．1965年頃に開発された高電圧用シリコン整流素子によって整流管は姿を消し，現在ではシリコン整流器を多数組み合わせて耐電圧を上げたものを1つの素子として，さらにそれを複数個組み合わせたものが高電圧整流器として用いられている．

4) 高電圧ソケット

高電圧変圧器とX線管フィラメント加熱変圧器からの出力を，高電圧ケーブルを介してX線管に導くための接続端子である．高電圧ソケットとプラグとの接続は，工具を用いなければ取り外しができない構造としなければならない（JIS Z 4702:1999）．

5) 高電圧ケーブル

高電圧変圧器とX線管フィラメント加熱変圧器からの出力をX線管に導くものであり，外被は接地され，防電撃となっている．X線用高電圧ケーブルの規格はJIS C 3407:2003に定められており，必要条件としては，①十分に高電圧に耐えること，②できるだけ柔軟で曲げても耐電圧が変化しないこと，③X線管フィラメント加熱電流をできるだけ少ない損失で供給できることが挙げられる．

6) 絶縁油

絶縁油は，高電圧発生装置の絶縁と冷却の目的で使用され，必要条件としては，①絶縁耐力が高いこと，②粘度が高く冷却効率がよいこと，③金属を腐食させないこと，④引火点が高いこと，などが挙げられる．JIS C 2320:2010で規定されている電気絶縁油のうち，高電圧発生装置に用いられているのはおもに**第1種2号絶縁油**[*11]である．

絶縁破壊電圧[*12]は，塵埃などの不純物が入ることによって大幅に低下することが知られている．また，酸化によってできる褐色粘性な沈着物（スラッジ）によっても，絶縁耐力の低下が起こる．

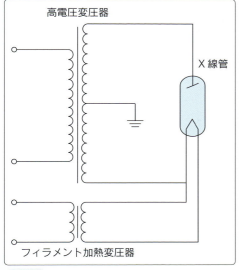

図 3-1-9　自己整流回路

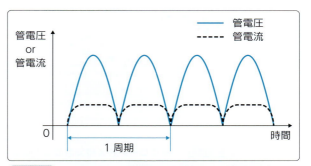

図 3-1-10　2 ピーク形 X 線装置の管電圧および管電流波形

4　変圧器式 X 線高電圧装置

電源の周期ごとに単一または複数のピークを有する整流出力電圧を供給することができる，単相および三相電源で作動する X 線高電圧装置である．

1) 自己整流 X 線装置

二極真空管である X 線管による整流作用を利用した X 線装置である（図 3-1-9）．高電圧側に整流回路を必要としないため，小型・軽量化できるという利点があるが，代わりに X 線管の負担が大きくなるという欠点がある．現在では携帯形や歯科用の X 線撮影装置に使用されている．

2) 2 ピーク形 X 線装置

2 ピーク形 X 線装置は単相全波整流を採用した X 線装置であり，1970 年頃までは診断用 X 線装置の中では最も多く使用されていた．二次巻線の中央は接地されるので，接地間耐電圧は発生電圧の 1/2 でよいが，整流器には発生電圧とほぼ等しい逆電圧が加えられるので，発生電圧以上の逆耐電圧が必要である．

図 3-1-10 は 2 ピーク形 X 線装置の管電圧および管電流波形であり，交流の 1 サイクルあたり 2 パルス発生する．理論上のリプル百分率は 100 % となるが，実際には高電圧ケーブルの容量効果によりピーク電圧が平滑化される影響で，リプル百分率は 100 % より小さくなる．

3) 三相 6 ピーク形 X 線装置

三相 6 ピーク形 X 線装置では，単巻変圧器は一般的に Y 接続され，一次側と二次側にそれぞれ Δ 結線[*13]，Y 結線[*14] を用いる（図 3-1-11）．この方法では出力電圧が設置電位に対して正負非対称になるため，それが原因で X 線管が破損することがある．したがって，三相 6 ピーク整流の装置としては，次に述べる三相二重 6 ピーク形 X 線装置が用いられるようになった．

> **Sidememo**
>
> [*13] **Δ 結線**
> 変圧器の 3 個の巻線を三角形のように接続する結線方式．Δ 結線の場合，相電圧と線間電圧は等しくなる．
>
> [*14] **Y（スター）結線**
> 変圧器の 3 個の巻線を中性点で一括して接続する結線方式．線間電圧は相電圧の $\sqrt{3}$ 倍となる．

第3章 X線高電圧装置

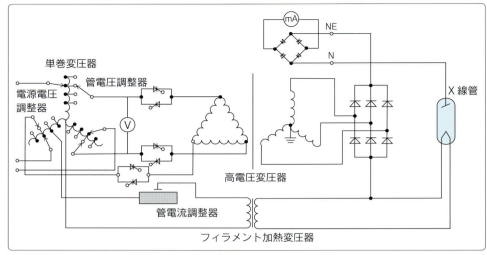

図 3-1-11 三相6ピーク形X線装置の基本回路

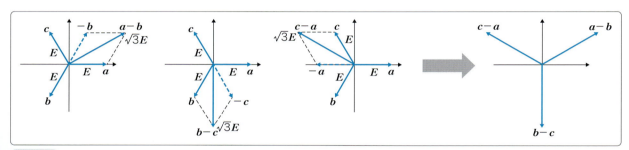

図 3-1-12 三相6ピーク形X線装置における相電圧と線間電圧のベクトル図
a, b, c：相電圧，$a-b, b-c, c-a$：線間電圧（Y結線）

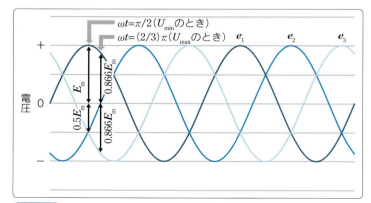

図 3-1-13 三相6ピーク形X線装置における電圧波形

Sidememo

[*15] 相電圧
多相の回路における，それぞれの相と大地の間の電位差のこと．発電所で発電される電力は三相交流であるため，多相とは一般的に三相のことを指す．

[*16] 線間電圧
変圧器の3個の巻線のうち，2個の巻線間の電位差のこと．相電圧と線間電圧の関係性は，結線の仕方によって変わる．

各相の**相電圧**[*15]を E とすると，**線間電圧**[*16]は $\sqrt{3}E$ となる．図 3-1-12 はそれぞれを示したベクトル図である．各相の電圧の瞬時値を e_1, e_2, e_3 とすると，それぞれの位相差は $2/3\pi$ であることから，各相の電圧波形は図 3-1-13 および以下の式で表すことができる．

$$e_1 = E_m \sin \omega t \tag{3.5}$$

$$e_2 = E_m \sin\left(\omega t - \frac{2}{3}\pi\right) \cdots\cdots\cdots\cdots\cdots\cdots\cdots\cdots (3.6)$$

$$e_3 = E_m \sin\left(\omega t - \frac{4}{3}\pi\right) \cdots\cdots\cdots\cdots\cdots\cdots\cdots\cdots (3.7)$$

ここで，$\omega t = \pi/2$ における各相の電圧の瞬時値は以下の式で表すことができる．

$$e_1 = E_m \sin\frac{\pi}{2} = E_m \cdots\cdots\cdots\cdots\cdots\cdots\cdots\cdots\cdots\cdots (3.8)$$

$$e_2 = E_m \sin\left(\frac{\pi}{2} - \frac{2}{3}\pi\right) = E_m \sin\left(-\frac{\pi}{6}\right) = -0.5E_m \cdots\cdots\cdots\cdots (3.9)$$

$$e_3 = E_m \sin\left(\frac{\pi}{2} - \frac{4}{3}\pi\right) = E_m \sin\left(-\frac{5}{6}\pi\right) = -0.5E_m \cdots\cdots\cdots (3.10)$$

つまり，接地電位に対して正側は E_m，負側は $-0.5E_m$ となるため，両端の電位差である整流出力電圧は $1.5E_m$ となり，これが最も低い整流出力電圧となる．

次に，$\omega t = (2/3)\pi$ における各相の電圧の瞬時値は以下の式で表すことができる．

$$e_1 = E_m \sin\frac{2}{3}\pi = 0.866E_m \cdots\cdots\cdots\cdots\cdots\cdots\cdots\cdots\cdots (3.11)$$

$$e_2 = E_m \sin\left(\frac{2}{3}\pi - \frac{2}{3}\pi\right) = 0 \cdots\cdots\cdots\cdots\cdots\cdots\cdots\cdots\cdots (3.12)$$

$$e_3 = E_m \sin\left(\frac{2}{3}\pi - \frac{4}{3}\pi\right) = E_m \sin\left(-\frac{2}{3}\pi\right) = -0.866E_m \cdots\cdots\cdots (3.13)$$

つまり，接地電位に対して正側は $0.866E_m$，負側は $-0.866E_m$ となるため，両端の電位差である整流出力電圧は $1.73E_m$ となり，これが最も高い整流出力電圧となる．

よって，三相6ピーク形X線装置の理論上のリプル百分率 ϵ は，

$$\epsilon = \frac{1.73E_m - 1.5E_m}{1.73E_m} \times 100 = 13.4 \ [\%] \cdots\cdots\cdots\cdots\cdots\cdots (3.14)$$

となる．実際には**転流**[*17]時に波形が歪む影響などによって，ϵ はこれよりも大きくなる．

4）三相二重6ピーク形X線装置

図3-1-14 は一次側がΔ結線，二次側はY結線を2組直列に接続することにより（Δ–Y・Y結線），正負の出力電圧を**正負対称**[*18]としたもので，この整流方式を採用した装置を三相二重6ピーク形X線装置という．Y結線が2組直列に接続が整流出力電圧は2倍となる．また，整流器は12個必要となる．

5）三相12ピーク形X線装置

三相12ピーク形X線装置では，図3-1-15 に示すように一次側はΔ，二次側は巻線をY・Δに結線する（Δ–Y・Δ結線）．それぞれの出力電圧の位相差は $\pi/6$（30°）となるため，その整流出力波形は1周期あたり12ピークとなる．図3-1-16 はそれぞれを示したベクトル図である．出力波形は図3-1-17 に示すように，正負で $\pi/6$（30°）の位相差がある．正負の波形を対称にするために，二重6ピーク整流に準じて二重12ピーク整流を採用した装置もあるが（Δ–Y・Δ・Δ・Y結線），この場合は整流器が24個必要となる．

正側の電圧の瞬時値を e_1，負側の電圧の瞬時値を e_2 とすると，それぞれは以下の式

Sidememo

[*17] 転流

整流回路において，整流素子の ON/OFF により電流の経路が切り換わること．転流は瞬時に行われると仮定するのが一般的であるが，実際には転流時にオーバーラップする時間が生じるため，波形に歪みが生じる．

[*18] 正負対称

接地電位に対する正の出力電圧と負の出力電圧が一致した状態にあること．三相二重6ピーク形X線装置は，三相6ピーク形X線装置における出力電圧が接地電位に対して正負非対称であるという問題を解決した．

第3章 X線高電圧装置

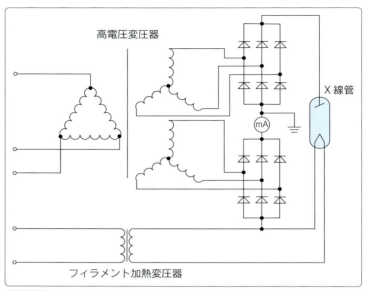

図 3-1-14 三相二重6ピーク形X線装置の基本回路

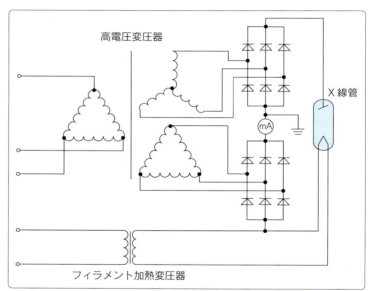

図 3-1-15 三相12ピーク形X線装置の基本回路

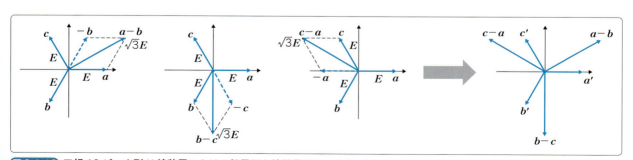

図 3-1-16 三相12ピーク形X線装置における相電圧と線間電圧のベクトル図
a, b, c：相電圧，a', b', c'：線間電圧（Δ結線），$a-b, b-c, c-a$：線間電圧（Y結線）

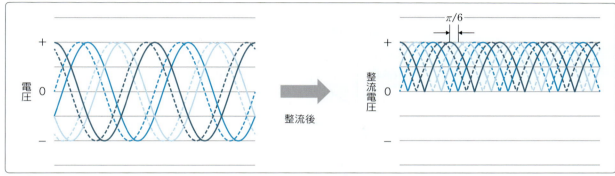

図 3-1-17 三相 12 ピーク形 X 線装置の電圧波形

で表される．

$$e_1 = E_m \sin \omega t \tag{3.15}$$

$$e_2 = E_m \sin\left(\omega t - \frac{\pi}{6}\right) \tag{3.16}$$

ここで，$\omega t = \pi/2$ における e_1，e_2 は以下の式で表すことができる．

$$e_1 = E_m \sin\left(\frac{\pi}{2}\right) = E_m \tag{3.17}$$

$$e_2 = E_m \sin\left(\frac{\pi}{2} - \frac{\pi}{6}\right) = 0.866 E_m \tag{3.18}$$

つまり，正側は E_m，負側は $0.866 E_m$ となるため，これらを足し合わせた $1.866 E_m$ が最も高い整流出力電圧となる．

次に，$\omega t = 7\pi/12 (= \pi/2 + \pi/12)$ における e_1，e_2 は以下の式で表すことができる．

$$e_1 = E_m \sin\left(\frac{\pi}{2} + \frac{\pi}{12}\right) = 0.966 E_m \tag{3.19}$$

$$e_2 = E_m \sin\left(\frac{\pi}{2} + \frac{\pi}{12} - \frac{\pi}{6}\right) = 0.966 E_m \tag{3.20}$$

つまり，正側も負側も $0.966 E_m$ となるため，これらを足し合わせた $1.932 E_m$ が最も高い整流出力電圧となる．

よって，三相 12 ピーク形 X 線装置の理論上のリプル百分率 ϵ は，

$$\epsilon = \frac{1.932 E_m - 1.866 E_m}{1.932 E_m} \times 100 = 3.4 \ [\%] \tag{3.21}$$

と非常に低く抑えることが可能である．

1975 年以降，三相装置の普及が急速に進み，三相 12 ピーク形 X 線装置が広く使用されるようになった．主回路の遮断には**強制消弧方式**[19] が採用され，高い照射時間の精度が得られるようになった．

6）テトロード管を使用した管電圧制御方式三相装置

一方で，主回路の遮断を三相 6 ピーク形または 12 ピーク形 X 線高電圧装置の二次側に設置した 2 個の**テトロード管**[20] により行う装置も開発された（図 3-1-18）．初期の装置では，これらは X 線の開閉に使用され，管電圧および管電流の立ち上がり時間が短い特性を活かした高速連続撮影が可能となった．それに加えて 1980 年頃には，こ

Sidememo

[19] **強制消弧方式**
サイリスタに対して一時的に逆電圧をかけ，電源位相に関係なく任意の時間で強制的に X 線を遮断する方式．強制消弧方式の導入によって，照射時間の精度が向上した．

[20] **テトロード管**
高圧四極真空管．X 線高電圧装置の二次側に正負 1 本ずつ配置し，格子電圧を制御することによって，X 線装置の主回路を二次側で制御することができる．高精度の応答が得られるという利点がある．

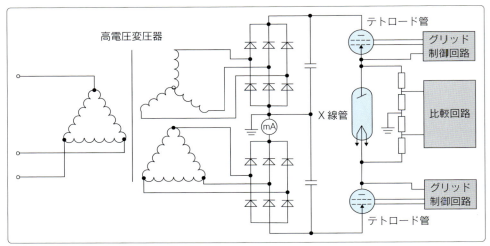

図 3-1-18 テトロード管を使用した管電圧制御方式三相装置

れらが可変抵抗として動作することによって，出力管電圧の脈動を低減させることができるようになった．管電圧はテトロード管にフィードバックされるため，この装置の開発によって，ほぼ定電圧の管電圧を実現することができるようになった．

5　コンデンサ式 X 線装置

　第二次世界大戦後，本邦において普及したのがコンデンサ式 X 線装置である．電気エネルギーを高電圧コンデンサに蓄え，その放電によって X 線管に 1 回の負荷を供給するようにした装置である．これは当時の電源事情の悪化が背景にあり，コンデンサ式 X 線装置は高電圧コンデンサを充電できるだけの小容量電源があればよく，充電時に電源変動が起きても充電電圧にはほぼ影響しないことから，その使用が注目された．

　当初は全放電式であったため，撮影の都度，ゼロから充電する必要があり，充電に時間を要していた．また，発生する X 線量はその充電電圧のみで決定されることから，被検者の被ばくも多くなるという問題点があった．そこで，任意の電圧で**波尾切断**[21]をする方法が考案され，さらに三極 X 線管の実用化によって精度の高い波尾切断が可能となることで，全放電式におけるこれらの問題点が解決した．据置型コンデンサ式 X 線装置は，電源事情の改善や変圧器式 X 線装置の普及により次第に使用されなくなったが，間接撮影用 X 線装置および院内回診用移動形 X 線装置には長く使用されてきた．

　コンデンサ式 X 線装置の X 線出力は管電圧と放電電荷量（管電流時間積）によって決まる．コンデンサの内部抵抗がほぼないため，最大管電流は X 線管の**許容負荷**[22]によって決まるが，X 線出力には直接関係しない．変圧器式 X 線装置のように照射時間を設定する必要はなく，充電電圧と波尾切断電圧および放電電荷量（管電流時間積）を設定すればよい．しかし，コンデンサ式 X 線装置は 1 度放電すると必ず再充電の時間を要するので，連続撮影を行うことはできない．さらに，管電流時間積が大きいほど管電圧が低下するため，管電流時間積と X 線量は比例しないという欠点がある．

　コンデンサ式 X 線装置の高電圧回路としては，当初は倍電圧整流（グライナッヘル）回路（図 3-1-19）が多く用いられていたが，高電圧発生装置の重量軽減のために，次第に多段式整流（コッククロフト・ウォルトン）回路（図 3-1-20）が用いられるようになっ

Sidememo

[21] 波尾切断
　コンデンサ式 X 線装置において，三極 X 線管のグリッドに負の電圧をかけることによって，任意の管電圧で放電を停止させること．画像にほとんど寄与せず，患者の被ばく線量を増加させてしまう低管電圧の X 線が発生せず，再充電の時間短縮にも寄与した．

[22] 許容負荷
　抵抗を負荷として接続し，その装置が本来の機能を十分に発揮できる最大の抵抗値．X 線管の許容負荷は，X 線管が熱により破損しないように，許容される負荷の範囲を設けたものである．負荷の種類は短時間負荷，長時間負荷，混合負荷に分類される．

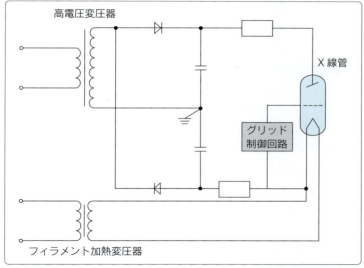

図 3-1-19 倍電圧整流（グライナッヘル）回路を用いたコンデンサ式 X 線装置

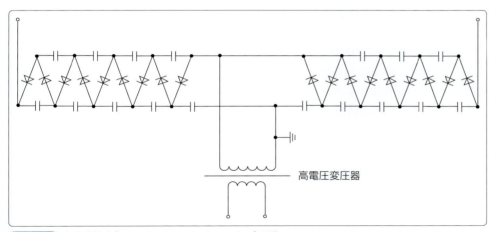

図 3-1-20 多段式整流（コッククロフト・ウォルトン）回路

た．一次側の充電スイッチが閉じられるとコンデンサが充電される．充電が停止した後は，X 線放射スイッチを閉じることによって三極 X 線管のグリッド制御回路が動作し，管電流が流れて X 線が照射される．X 線管放電時の異常振動を抑えるために，高電圧回路には**保護抵抗**[※23]が接続されており，X 線照射時には保護抵抗による電圧降下が起きるため，充電電圧よりも管電圧はやや低くなる．

倍電圧回路では，充電用のスイッチが閉じられると 2 個のコンデンサが充電され，高電圧変圧器の交流出力電圧の最大値よりも出力電圧が高くなる．多段式整流回路は，X 線管の陽極側と陰極側にそれぞれ適用され，充電用のスイッチが閉じられると正の周期と負の周期でそれぞれのコンデンサが順次充電されていくことによる昇圧が可能であり，コンデンサと整流器が多いほど高電圧変圧器の交流出力電圧に比べて，出力電圧が大きくなる．

> **Sidememo**
>
> [※23] **保護抵抗**
> 部品を保護するために回路に設置される抵抗．コンデンサ式 X 線装置の多くには，放電回路に X 線管と直列に抵抗が挿入されており，これは X 線管とコンデンサの保護を目的したものである．

放電開始時の管電圧を E_0，X線管を単純な抵抗とみなした場合，管電圧 E は以下の式で表される．

$$E = E_0 e^{-\frac{t}{RC}} \cdots\cdots\cdots\cdots\cdots\cdots\cdots\cdots\cdots\cdots\cdots\cdots (3.22)$$

ここで，t は放電開始後の経過時間，R は X 線管の内部抵抗，C はコンデンサ容量を表す．つまり，放電時間が長くなるほど管電圧は指数関数的に低下する．

コンデンサに蓄積される電荷 Q は，充電電圧を V_0 とすると以下の式で表される．

$$Q = CV_0 \cdots\cdots\cdots\cdots\cdots\cdots\cdots\cdots\cdots\cdots\cdots\cdots\cdots (3.23)$$

ここで C の単位は μF，V_0 の単位は kV であるため，Q の単位は mAs となる．また，コンデンサからの放電電荷量 Q_d は以下の式で表される．

$$Q_d = C(V_0 - V_c) \cdots\cdots\cdots\cdots\cdots\cdots\cdots\cdots\cdots\cdots (3.24)$$

ここで V_c は波尾切断電圧を表す．

なお，三極X線管ではX線が閉じられた状態でも**暗流 X 線**[24] が放射されるため，コンデンサ式 X 線装置には，それを取り除くためのシャッターが設けられており，X線照射時以外は常時閉じておく必要がある．

6 インバータ式 X 線装置

X線照射中に直流電力を交流電力に変換して必要な高電圧を得る X 線高電圧装置として定義されている．この装置では，単相電源または三相電源の交流電圧を整流回路で直流電圧に変換し，この直流電圧をインバータ回路により高い周波数の交流電圧に変換する．その後，高電圧変圧器で昇圧したものを再び整流することによって，**リプル**[25] の少ない出力電圧を得ることができる．

インバータ式 X 線装置は，X 線照射エネルギーをおもに電源設備から供給する変圧器形と，蓄電池またはコンデンサから供給するエネルギー蓄積形に分類される．また，インバータには非共振形(方形波)インバータと共振形インバータがあり，さらに共振形インバータはその回路形式により，直列共振形と並列共振形に分類される．

1)インバータ

日本で供給されている商用電源は交流で，電圧は 100 V (おもに単相)または 200 V (単相または三相)である．また，その周波数は東日本では 50 Hz，西日本では 60 Hz である．これらの電圧や周波数を交流のまま自在に変えるのは困難であるが，商用交流電源を整流回路でいったん直流に変換した後，インバータ回路で交流に変換することによって，電圧と周波数を自在に変えることができる．

インバータは家電や産業機器に多く使用されており，たとえば家庭用エアコンに搭載されているインバータは，電圧と周波数を変更することによって温度変化をゆるやかに調整し，無駄な電力消費を削減する役割を果たしている．IH 調理器具や蛍光灯に搭載されているインバータは，周波数を変更することによって，発熱や明るさを調整する役割を果たしている．

X線高電圧装置に用いられているインバータは，高電圧変圧器に供給する一次電圧の周波数を高周波化させることによって，管電圧波形のリプルを低減させつつ，装置自体の小型化も可能としている．

2)インバータの基本回路

図 3-1-21 にインバータの基本回路(**フルブリッジ形**[26])を示す．スイッチ S1〜S4

Sidememo

[24] 暗流 X 線
コンデンサ式 X 線装置の三極 X 線管のように，X 線管に高電圧が印加されている状態で X 線を遮断している状態であっても，X 線管には暗電流が流れており，それが原因で発生する X 線のこと．

Sidememo

[25] リプル
交流電圧を直流電圧に整流した際に残る，微小な電圧変化のこと．電源入力周波数やスイッチング周波数と同期した成分が出力電圧に影響を及ぼす．

Sidememo

[26] フルブリッジ形
インバータ回路の一種であり，4 個のスイッチデバイス(半導体制御素子)をブリッジ状に接続する方式．電流経路にスイッチデバイスが 2 個入るため，スイッチの導通損失が大きいというデメリットがあるが，一次側の電圧が高く，大電力を発生させる X 線高電圧発生装置に適した方式である．

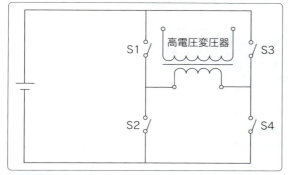

図 3-1-21 インバータの基本回路（フルブリッジ形）

のうち，S1 と S4 を ON（閉じた状態），S2 と S3 を OFF（開いた状態）にすると，電流は「S1 →高電圧変圧器→ S4」の方向に流れる．次に S1 と S4 を OFF，S2 と S3 を ON にすると，電流は逆方向である「S3 →高電圧変圧器→ S2」の方向に流れる．また，スイッチ S1 から S4 のすべてを OFF にすると，その期間は電流が流れない．

このスイッチの切り替え周期を変えて発生させた，高い周波数（数十 kHz）の方形波状の交流電圧を高電圧変圧器に入力することによって，高電圧変圧器の二次側には巻数比に比例した高周波の交流高電圧を発生させることができる．インバータ回路としては図 3-1-21 に示したフルブリッジ形が主流であるが，これ以外にはハーフブリッジ形やプッシュプル形などがある．

3）変圧器形インバータ式 X 線装置

撮影時に X 線照射エネルギーを電源設備から供給する方式のインバータ式 X 線装置である．

（1）非共振形（方形波）インバータ式 X 線装置

図 3-1-22 は非共振形インバータ式 X 線装置の基本構成である．一次側の電圧制御は，**チョッパ回路**[27]（直流電圧可変回路）とインバータ回路によって行われる．

整流回路によって変換された直流電圧は，まずチョッパ回路で変化させることによって，インバータ回路への入力電圧を設定管電圧に対して適切に制御する．入力電圧が完全な直流であると仮定し，チョッパ回路への直流入力電圧を V_i，直流出力電圧を V_o，トランジスタの ON 時間を T_{on}，OFF 時間を T_{off} とすると，

$$V_o = \frac{T_{on}}{T_{on}+T_{off}} \cdot V_i \quad\cdots\cdots\cdots\cdots\cdots\cdots\cdots\cdots\cdots\cdots\cdots\cdots\cdots (3.25)$$

の関係が成り立つ．ここで $T_{on}/(T_{on}+T_{off})$ を**デューティ比**（デューティサイクル）といい，このデューティ比によって V_o を調整することができる．このような方式をパルス幅変調（pulse width modulation：PWM）方式という．なお，実際には V_o は脈動波形となるが，チョッパ制御を高速で行うことにより，かなり直流波形に近いものとなる．次にコンデンサがフィルタの役割を果たして平滑化され，その後，インバータ回路によって直流電圧が交流電圧に変換される．非共振形（方形波）インバータ式 X 線装置では**インバータ周波数**[28] は固定で，チョッパのデューティ比の変化により管電圧を制御している．

高電圧変圧器で昇圧された方形波交流電圧は，全波整流された後に高電圧ケーブルの

Sidememo

[27] チョッパ回路
チョッパ（chopper）とは切り刻むという意味であり，直流電圧をスイッチの ON/OFF によって，他の大きさの直流電圧に変換する回路のこと．スイッチの ON 時間と OFF 時間の比を変化させることで，出力される平均電圧を変化させることができる．

[28] インバータ周波数
インバータは周波数を自在に作り出すことができるという特徴があるが，そのインバータの動作周波数のこと．インバータ周波数が高いほど高周波高電圧変圧器の損失は大きくなり，高周波高電圧変圧器の電力変換効率が低下するため，高周波化には限界がある．

第3章　X線高電圧装置

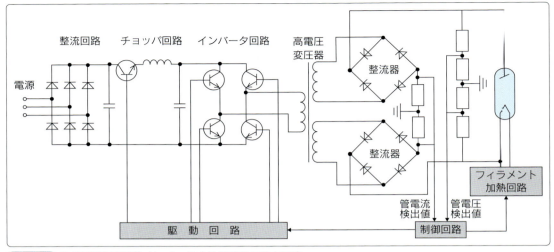

図 3-1-22 非共振形（方形波）インバータ式 X 線装置の基本回路

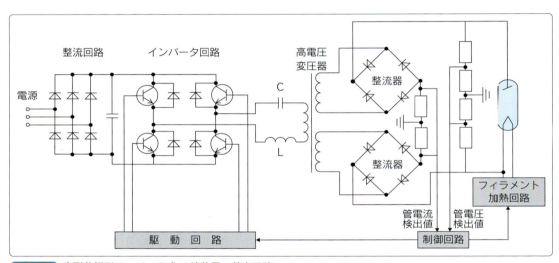

図 3-1-23 直列共振形インバータ式 X 線装置の基本回路

静電容量によって平滑され，X線管に入力される．非共振形（方形波）インバータ式X線装置では一般的にインバータ周波数を一定にして作動させるため，高電圧ケーブルが長い装置で管電流が小さいほど，管電圧波形のリプルを低減することができる．

(2) 共振形インバータ式 X 線装置

図 3-1-23 は共振形インバータ式X線装置の基本構成である．装置によってはチョッパ回路とインバータ回路を有するものもあるが，一般的にはインバータ回路のみを有する．まず整流回路で商用交流電圧を直流電圧に変換し，インバータ回路にて出力電圧を制御しつつ交流電圧に変換し，方形波交流電圧が出力される．その際，インバータ周波数を変化させて制御する装置や，インバータ周波数を**共振周波数**[*29]の近傍で固定し，位相差を変化させて制御する装置がある．

その後，高電圧変圧器で昇圧された方形波交流電圧は，全波整流された後に高電圧ケ

Sidememo

[*29] 共振周波数
　共振回路において共振を引き起こす特定の周波数のこと．共振回路には直列共振回路と並列共振回路の2種類があり，直列共振回路では共振時にインピーダンスが最小になり，並列共振回路では共振時にインピーダンスが最大になる．

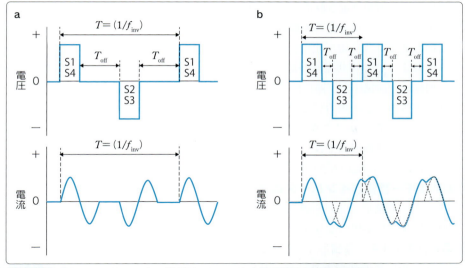

図 3-1-24 共振形インバータ式 X 線装置における出力電圧波形と共振電流波形
a：OFF 時間が長い場合，b：OFF 時間が短い場合（f_{inv}：インバータ周波数）

ーブルの**静電容量**[*30]によって平滑され，X 線管に入力される点は非共振形（方形波）インバータ式 X 線装置と同様である．高電圧ケーブルが長い装置でインバータ周波数が高いほど，管電圧波形のリプルを低減することができる．

①直列共振形インバータ式 X 線装置

　この方式では，高電圧変圧器と直列接続されているインダクタ L とコンデンサ C によって直列共振回路が形成されており，高電圧変圧器には共振電流が流れる．この直列共振回路の共振周波数 f_0 は，以下の式で表される．

$$f_0 = \frac{1}{2\pi\sqrt{LC}} \quad \cdots\cdots\cdots (3.26)$$

そして f_0 ではインダクタ L のリアクタンスとコンデンサ C のリアクタンスが以下の式のように等しく，互いに打ち消し合っているような状態となっている．

$$\omega L = \frac{1}{\omega C} \quad \cdots\cdots\cdots (3.27)$$

よって，この状態では回路のインピーダンスが最小となるため，インバータ回路をこの f_0 近傍で動作させることによって，ほぼ最大の出力が得られる．ここで周波数可変制御方式のインバータのスイッチング時には，S1 と S4 および S2 と S3 の ON 時間（T_{on}）は一定にして，OFF 時間（T_{off}）のみを変化させて高電圧変圧器の一次巻線に流れる一次電流を制御する（図 3-1-24）．T_{off} が小さいほど一次電流は大きくなり，$T_{off} = 0$ のときに最大で，かつインバータ周波数が f_0 と等しくなる．また，周波数固定位相差制御方式のインバータのスイッチング時には，S1 と S4 の ON 時と S2 と S3 の ON 時の間に一定の位相差 ϕ を設け，この ϕ を変化させることで高電圧変圧器の一次巻線に流れる一次電流を制御する．なお，X 線管の内部抵抗が小さいほど一次電流の変化は大きくなる．X 線管の内部抵抗はフィラメント加熱電流によって決定されるため，インバータ周波数とフィラメント加熱電流によって管

Sidememo

[*30] **静電容量**
　コンデンサなどの絶縁された導体において，どれくらいの電荷を蓄えられるかを表す量．高電圧ケーブルは線心と遮へい層の間に静電容量があり，高電圧波形の平滑化に寄与する．

電圧と管電流が決定される．直列共振形は大容量 X 線装置に適している．

② 並列共振形インバータ式 X 線装置

この方式では，高電圧変圧器と並列接続されているコンデンサ C およびインダクタ L によって並列共振回路が形成されており，直列共振形インバータ式 X 線装置と同様に，高電圧変圧器には共振電流が流れる．直列共振形と同様に，f_0 は (3.26) 式で表され，この場合には (3.27) 式に示すようにインダクタ L のリアクタンスとコンデンサ C のリアクタンスが等しい状態となる．しかし，直列共振回路とは異なり，並列共振回路ではこの状態で回路のインピーダンスが最大となることから，X 線管の内部抵抗が大きい場合，つまり小容量 X 線装置ではこの方式が適している．

4) エネルギー蓄積形インバータ式 X 線装置

エネルギー蓄積形インバータ式 X 線装置は，蓄電池やコンデンサに蓄えたエネルギーを直流電源として用いる方式の X 線高電圧装置である．

(1) 蓄電池エネルギー蓄積形インバータ式 X 線装置

蓄電池を用いる方式であり，コードレス化が可能であることから，おもに**移動形 X 線装置**[*31] に用いられている．移動形 X 線装置には，従来はコンデンサ式 X 線装置が多く用いられていたが，蓄電池エネルギー蓄積形インバータ式 X 線装置がコンデンサ式 X 線装置のもつ本質的な問題をすべて解決したため，現在は蓄電池エネルギー蓄積形インバータ式 X 線装置に置き換わっている．充電は商用電源 100 V の一般用コンセントで可能である．

(2) コンデンサエネルギー蓄積形インバータ式 X 線装置

一次側に大容量のコンデンサが設置され，このコンデンサに蓄えられた電荷を用いる方式であり，おもに集団検診に用いる移動形または据置形の X 線装置に用いられている．集団検診用の X 線装置に関しても，従来はコンデンサ式 X 線装置が多く用いられていたが，現在はコンデンサエネルギー蓄積形インバータ式 X 線装置に置き換わっている．

5) インバータ式 X 線装置における技術

(1) 半導体制御素子

インバータ周波数が高いほどリプル百分率は小さくなるが，インバータ周波数の高周波化のためには，それだけの高速スイッチングに耐えうる半導体制御素子が必要であり，半導体制御素子の高性能化が重要であった．1980 年代のインバータ式 X 線装置では，半導体制御素子としてサイリスタが用いられており，インバータ周波数も 1 kHz に満たなかったために管電圧リプル百分率も大きく，従来の変圧器式 X 線装置である三相装置と比べても特性が優れているというわけではなかった．しかし，1990 年代に入ると半導体制御素子の開発などに伴う高周波化が進み，インバータ周波数も 10～30 kHz 程度となり，管電圧リプル百分率も 1～3 % 程度にまで低減できるようになった．

絶縁ゲート形バイポーラトランジスタ (insulated gate bipolar transistor：IGBT，図 3-1-25) は入力インピーダンスが高く，スイッチング速度が速いという金属酸化膜半導体電界効果トランジスタ (metal-oxide-semiconductor field-effect transistor：

> **Sidememo**
>
> [*31] 移動形 X 線装置
> 院内回診用に用いられる X 線装置で，現在は電動で移動できる電動式の装置が多い．小回りが利き，X 線管支持アームを自在に動かせることができるために，狭い病室でも撮影できるという特徴がある．

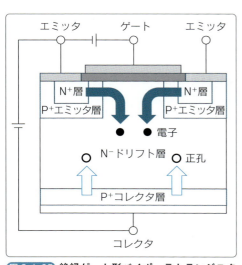

図 3-1-25 絶縁ゲート形バイポーラトランジスタ (IGBT) のデバイス構造

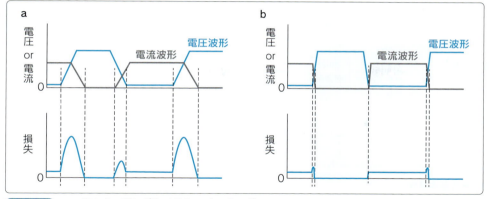

図 3-1-26 ハードスイッチングとソフトスイッチング
a：ハードスイッチング，b：ソフトスイッチング

MOSFET）の特徴と，飽和電圧が低いというバイポーラトランジスタの特徴を合わせもった半導体制御素子である．同じく半導体制御素子で，より大電流に対応できるように設計されたパワーMOSFETと比べるとスイッチング時間は劣るものの，電力容量が大きいという利点を活かし，現在ではインバータ式X線装置のインバータに用いられる半導体制御素子の主流となっている．

また，高速スイッチングを行うインバータ式X線装置では，**スイッチング損失**[*32]が問題となる．ハードスイッチング方式はチョッパ回路や非共振形（方形波）インバータで用いられてきたスイッチング方式であり，半導体制御素子の単純なON/OFFによって電流を強制的に切る方式である．しかしこの方式では，図3-1-26aに示すように，スイッチング時の電圧と電流の波形が重なる部分がスイッチング損失となる．つまり，チョッパやインバータの周波数が高いほどスイッチングの頻度が多くなるため，スイッチング損失が問題となる．

一方で，電圧または電流がゼロとなった状態でスイッチングを行う方式がソフトスイッチング方式である．半導体制御素子によるON/OFF時に電圧もしくは電流のどちらかがゼロであるため，スイッチング損失がごくわずかになるという利点がある（図3-1-26b）．電圧がゼロの状態でスイッチングを行う方法をZVS（zero voltage switching），電流がゼロの状態で行うスイッチングをZCS（zero current switching）という．ソフトスイッチングには様々な方式があるが，共振形インバータでは半導体制御素子がオンとなった瞬間，共振回路による共振現象によって電流がほとんど流れないことを利用して，スイッチング時の損失を大幅に低減している．

(2) フィードバック制御

インバータ式X線装置では，管電圧および管電流に**フィードバック制御**[*33]を施すことにより，それぞれの出力の安定化を実現することができている．図3-1-27にフィードバック制御系の基本構成を示す．与えられる目標値（つまり目標となる管電圧，管電流）に対して，制御量が比較部において比較され，両者の偏差を求めることで，両者が一致するような操作量が生成される．これを目標値と制御量が一致するまで繰り返すが，実際には**外乱**[*34]があるため，これらに対する補償要素が必要となる．

管電圧のフィードバック制御では，目標値である管電圧設定値と制御量である管電圧

Sidememo

[*32] **スイッチング損失**
半導体制御素子がON状態からOFF状態，あるいはOFF状態からON状態に切り換わるときに生じる損失．電流と電圧がともに値をもつ時間が存在し，電力消費（発熱）が発生することが原因として生じる．デバイスの入力容量とスイッチング周波数に比例する．

[*33] **フィードバック制御**
システムの出力の一部を制御信号として入力側にフィードバック量として戻し，比較部において目標値との偏差を求め，その偏差に基づき制御することによって，システムの出力の精度を上げるもの．閉ループ制御．

[*34] **外乱**
機器が通常の稼働状態に対して外部から受ける干渉．たとえば管電圧フィードバック制御においては，電源電圧や負荷の変動などが外乱に相当し，これらも加味した制御を行うためには補償要素が必要となる．

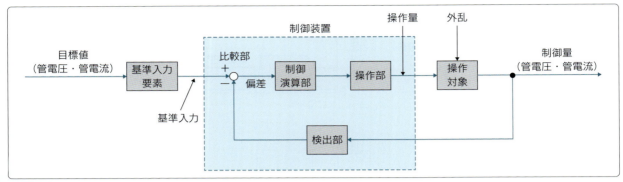

図 3-1-27 フィードバック制御系の基本構成

を比較し，比較部からその偏差に基づいた操作量が生成される．生成される操作量は，非共振形(方形波)インバータ式 X 線装置であればチョッパのデューティ比制御信号であり，共振形インバータ式 X 線装置であればインバータ周波数制御信号や位相制御信号などである．そして，その操作量が制御対象となるチョッパやインバータに加えられ，管電圧が設定値に近づくように動作する．この制御を繰り返すことによって，管電圧を高速かつ高精度に制御することができる．また，フィードバック制御によって管電圧の立ち上がり時間も短縮される．

　管電流のフィードバック制御においても同様に，目標値である管電流設定値と制御量である管電流を比較し，比較部からその偏差に基づいた操作量が生成されるが，インバータ式 X 線装置では，フィラメントを高周波交流加熱することによって管電流を制御しているため，フィラメント加熱電流を高い精度で制御する必要があり，操作量はフィラメント加熱電流制御信号である．まずフィラメント加熱電流を急峻に立ち上げて加熱し，立ち上がり後には設定管電流と実際の管電流を比較し，その偏差がゼロになるようにインバータの位相差を制御する．また，X 線管の管電圧特性によって，管電圧の上昇とともに管電流が増加するために，管電圧の上昇とともにフィラメント電流を低下させ，結果的に管電圧の変化に対して管電流を一定に保つしくみとなっている．これを空間電荷補償といい，フィードバック制御により高精度に行われている．

6) インバータ式 X 線装置の特徴

インバータ式 X 線装置の特徴を以下に示す．

(1) 高電圧変圧器が小型である

高電圧変圧器の**誘起起電力**[*35] e は，以下の式で表される．

$$e \propto f \cdot B \cdot A \cdot n \tag{3.28}$$

ここで f は周波数，B は磁束密度，A は鉄心断面積，n は巻線数を表す．つまり，インバータ周波数を高くすることで，同一の誘起起電力を得るための B や A を減らすことができるため，従来の変圧器式 X 線高電圧装置の高電圧変圧器よりも小型化することができる．しかしながら，あまり周波数を高くし過ぎると損失が大きくなってしまうとともに，絶縁設計上の問題も生じるため，高周波化には限界がある．

(2) 管電圧リプル百分率が小さい

インバータの周波数は商用電源の周波数と比べて高周波であることから，管電圧のリプルが小さく抑えられる．これは先にも述べたとおり，半導体制御素子の開発などに伴

Sidememo

[*35] **誘起起電力**
　電磁誘導(磁束が変化する際に起電力が発生する現象)によってコイルに生じる電圧のこと．変圧器の場合は，変圧器の一次側に交流電圧を加えると，一次巻線と二次巻線のそれぞれに誘起起電力が生じる．

う高周波化によって実現できたものである.

(3)短時間特性が優れる

インバータ式X線装置では,商用電源を整流回路で直流に変換しているため,電源位相とは無関係にX線の発生や遮断が可能である.したがって,変圧器式X線装置と比較しても短時間特性が優れている.

(4)精度および再現性が優れる

インバータ式X線装置では,管電圧および管電流のフィードバック制御が行われており,変圧器式X線装置と比較して,管電圧,管電流の精度および再現性が非常に優れている.

(5)高電圧変圧器の損失が大きい

高周波化に伴う問題として,鉄心中の磁束密度の変化によって鉄損(無負荷損)とよばれる熱損失が生じる.巻線に電圧が印加されると,鉄心に磁束が生じるが,これによって発生する損失である.

鉄損 P_i は**ヒステリシス損**[*36] P_h と**渦電流損**[*37] P_e からなり,以下の式が得られている.

$$P_i = P_h + P_e = K_h \cdot f \cdot B_m^{1.6} + K_e \cdot f^2 \cdot B_m^2 \cdots\cdots\cdots\cdots (3.29)$$

ここで,K_h はヒステリシス損の損失係数,f は周波数,K_e は渦電流損の損失係数,B_m は最大磁束密度を表す.この式からもわかるように,ヒステリシス損は周波数に比例し,渦電流損は周波数の二乗に比例することから,高周波化によって特に渦電流損が増大する.また,鉄心の構造によって損失係数を低減することが可能となる.

また,負荷電流による変圧器の巻線抵抗による損失のことを銅損(負荷損)とよぶ.銅損は抵抗損と漂遊負荷損からなる.抵抗損 P_c は以下の式で求められる.

$$P_c = r_1 \cdot I_1^2 + r_2 \cdot I_2^2 \cdots\cdots\cdots\cdots\cdots\cdots\cdots\cdots (3.30)$$

ここで r_1 は一次巻線の抵抗,r_2 は二次巻線の抵抗,I_1 は一次負荷電流,I_2 は二次負荷電流を表す.また,巻線電流による漏れ磁束は,タンク側板や鉄心を固定するクランプ等にも鎖交し,それらの部分に渦電流が流れることにより損失が生じる.これを漂遊負荷損という.

なお,鉄損と銅損が等しいときに変圧器の効率は最大となる.

(6)電磁障害対策が必要である

インバータ式X線装置は高速でスイッチングを行うため,それに伴う不要な電磁エネルギーを発生しやすいという問題がある.インバータ周波数が大きいほど,電磁障害対策が必要となる.対策としては,インバータ回路部と制御回路部を電気的に絶縁することや,インバータ回路部の入力側にノイズフィルタを設置することなどがあるが,インバータ式X線装置以外の部分でも対策が必要である.

2 自動露出制御装置

1 概　要

X線検査における撮影条件は管電流・管電圧・撮影時間を基に決定される.X線撮影・X線透視検査において,被写体となる人体の撮影対象となる部位に対して,適切な撮影条件を設定することは非常に重要なことである.撮影条件は被写体の厚み,組成お

Sidememo

[*36] **ヒステリシス損**
鉄心を磁化する際に,磁束の増加時に蓄積された磁気エネルギーが完全に放出されないために,鉄心中に熱となって発生するエネルギー損失.

[*37] **渦電流損**
鉄心を磁化する際には,起電力の向きと同じ方向に渦電流が流れ,それが原因で鉄心に熱が発生することによって生じるエネルギー損失.

よびX線吸収率等，被写体の細かな情報を正確に把握できれば適切に設定が可能であるが，実臨床においてそれは不可能である．また，同一部位，同じ体厚であったとしても，年齢，性別，疾患の状態，といった被検者個人の要因が異なるため，被検者ごとに撮影条件を設定しないと，同じ写真濃度とはならない．よって適切な撮影条件の設定は非常に困難なことであり，従来においてはX線撮影・X線透視検査における部位ごとのある程度の撮影条件を決定したうえで，撮影者の経験に基づいた補正がなされ，検査が施行されてきた．

そこで撮影者の技量・経験によらず，また被検者個人の要因等に影響なく撮影条件を決定し，安定した画質を得ることを目的に考案されたのが**自動露出制御装置**(auto exposure control：**AEC**)である．当初のAECは撮影時間を制御し，線量を安定させることで，増感紙−フィルム系における写真濃度の適正化を図るためのものであった．しかし近年においては，増感紙−フィルム系のアナログのシステムから，computed radiography(CR)やflat panel detector(FPD)といったデジタルのシステムに移行が進んだ．デジタルのシステムにおいては，ダイナミックレンジが広く，写真として成り立つX線の線量の幅が広いため，線量を安定させずとも，画像が黒すぎたり，白すぎたりというようなことが生じにくくなった．しかしながら，写真として成り立つX線の線量の幅が広いということは，過剰な線量を投与していたとしても，写真として成り立ってしまうことを意味する．よって近年では線量と写真濃度の関係が定まっているわけではないため，AECの役割としては，写真におけるノイズの安定，そして適正な線量を被検者に投与し，被ばくを低減，安定化させることであると考えられる．以上のようにAECは，X線検出器に入射するX線量，線質をコントロールすることで，適正な画像，そして適正な被ばく線量になるように検査を行うための機構である．

AECにはおもに次の2つの形式がある．

①センサによってX線を検出し，信号値に変換

信号値を時間で積分し，その積分値が規定値に達したタイミングでX線出力の信号を遮断

②スポット撮影を行うにあたり，位置決めのために行った透視撮影の情報から，被写体の厚み等の被写体の情報を取得

この被写体の情報から，スポット撮影における管電圧等の撮影条件を決定(おもに消化管造影等の透視検査)

また，AECと似た言葉として自動露出率制御(automatic exposure rate control：AERC)がある．このAERCは，イメージインテンシファイア(image intensifier：I.I.)やflat panel detector(FPD)を用いた透視装置において，照射されたX線から変換された電気信号を基に，X線の線量率をリアルタイムに制御する機構のことである．さらにAECには，CTに搭載されているCT-AECがあるが，**2 自動露出制御装置**では解説しない．本項ではX線撮影・透視装置におけるAECについて概説していく．

2 各形式における原理

1)X線撮影装置における自動露出制御

自動露出制御用のセンサとして，後述するように何種類かのセンサが存在するが，ここではセンサとしてフォトタイマを用いた制御装置を例に挙げ，説明する．

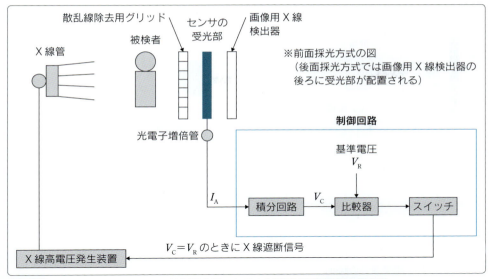

図 3-2-1 フォトタイマを用いた X 線撮影装置における自動露出制御装置の模式図

　制御装置の模式図を図 3-2-1 に示す．X 線管から照射された X 線は被写体である被検者を透過し，散乱線除去用グリッドにより散乱線の成分が除去される．その後 X 線検出器に入射し，画像が形成されるが，この画像を形成するための検出器に入射する前に，フォトタイマのセンサ受光部に X 線が入射する．受光部に入射した X 線は光電子増倍管等を通り，増幅された電流信号(I_A)となる．この電流信号は制御回路により電圧信号に変換される．変換された電圧信号は積分回路で，X 線が照射されている時間で積分され，積分された電圧信号(V_C)として出力される．I_A が照射する X 線の線量率(単位時間あたりに照射される X 線量)に比例すれば，積分回路から出力される V_C は照射された X 線の線量(画像濃度)に比例するはずである．したがって，照射したい X 線量に相当する電圧信号(V_R)を決定しておき，比較器により V_C と V_R が一致する時点で X 線の照射を停止する信号を出せば，被写体によらず一定の X 線量(画像濃度)となるように制御を行うことができるはずである．しかし後述するような様々な特性から，V_C が完全に X 線量(画像濃度)と比例することにはならない．そのため使用する装置の構成や，目的に応じて様々な補正を加える必要がある．

　上述したように，自動露出制御用のセンサとしてはフォトタイマの他に，気体電離箱を用いたイオンタイマや，半導体検出器を用いた半導体タイマがある．しかしどのセンサの場合においても，X 線を最終的に電気信号に変換するという点では同様であり，センサ受光部分に相当する箇所が少し異なるが，おおよそ原理的には同じシステムとなっている．

2) X 線透視撮影装置における自動露出制御

　イメージインテンシファイア(image intensifier：I.I.)を X 線検出器に使用した，X 線 TV 装置の自動露出制御装置の模式図を図 3-2-2 に示す．I.I. を用いた X 線 TV 装置では，X 線管から照射された X 線は被写体である被検者を透過し，I.I. で検出する．I.I. において，X 線は最終的に可視光に変換され，この可視光を TV カメラで撮影を行い，X 線透視の映像を出力する機構となっている．この I.I. から出力された可視光を，

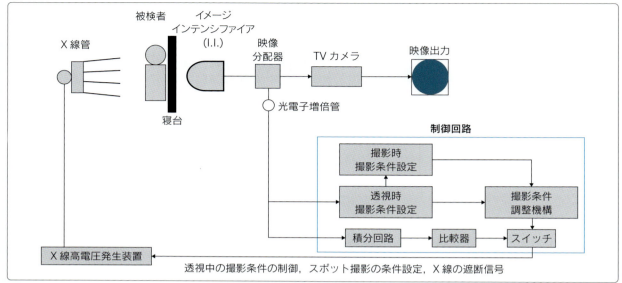

図 3-2-2 イメージインテンシファイア(I.I.)を用いた X 線 TV 装置における自動露出制御装置の模式図

分配器により分配し，X 線出力の制御に利用する．分配器より得られた可視光は光電子増倍管により，増幅された電気信号となる．この電気信号の一部については，**1) X 線撮影装置における自動露出制御**において記載した，積分回路で出力された電圧信号と事前に設定した電圧信号の比較により，スポット撮影での X 線遮断信号送信のために用いられる．残りの電気信号については，X 線出力の条件設定に用いられる．X 線透視においては，この電気信号が，あらかじめ設定しておいた基準値の幅を超えないように，管電圧，管電流またはその両方を制御し，X 線の出力をリアルタイムに変化させる機構となっている．これは 1 概要で述べた AERC に該当する．また，このリアルタイムに出力を変化させ制御する機構から，被写体の X 線吸収に関する情報を得ることができるため，この情報を用いてスポット撮影の撮影条件を決定することができる．このようにして X 線 TV 装置の自動露出制御装置では，X 線透視における撮影条件，スポット撮影の条件設定，X 線の遮断信号送信による制御が行われる．

近年，透視装置においては，I.I. に加えて，flat panel detector (FPD) が検出器として用いられる装置の普及が進んでいる．FPD では X 線を電気信号に変換する機構をもつため，図 3-2-2 で示した，可視光を電気信号に変換する過程が必要なくなるだけであり，おおよその原理については同様である．

3 自動露出制御におけるセンサ

1) センサの種類

2 の原理で示した通り，X 線の自動露出制御を行うためには，被写体を透過した X 線の検出が必須である．2 の原理では検出に用いるセンサとしてフォトタイマ，I.I. を例に説明したが，ここで改めて現在おもに用いられているセンサについて紹介する．

被写体を透過した X 線を検出するセンサには，

a) 蛍光体＋光電子増倍管　　　　　　　（フォトタイマ）
b) 電離箱　　　　　　　　　　　　　　（イオンタイマ）

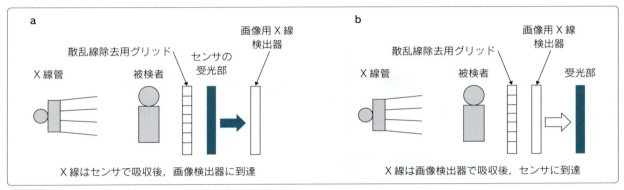

図 3-2-3 センサの位置の違いにおけるX線検出方式の違い
a：前面採光方式，b：後面採光方式

 c) 半導体検出器　　　　　　　　　（半導体タイマ）
 d) I.I. を用いたX線透視装置のシステム（I.I. フォトタイマ）
等が用いられている．大きく分類するとa)〜c)についてはX線撮影装置に用いられているセンサであり，d)はX線透視装置に用いられているセンサである．そのためa)〜c)については，増感紙-フィルム系やイメージングプレートまたはFPD等に隣り合うように，X線検出ができる領域を含んだ板状の装置として配置される（図3-2-1）．d)については図3-2-2の模式図で表されるシステムである．a)のフォトタイマについては，図3-2-1の模式図で示した通り，蛍光体をセンサの受光部に用いることにより，X線のエネルギー分布を，可視光のエネルギー分布に変換する．可視光に変換した後，光電子増倍管等の光電変換素子によって，増幅した電気信号に変換する．この電気信号によってX線の制御を行う方法である．
 b)については気体電離箱をX線検出素子として用いている．気体電離箱内には空気またはキセノン等の気体が封入されており，X線が透過するとこの封入された気体が電離する．電離が発生した際に生じる電荷を電極により検出する．よってこの電極部がイオンタイマにおける受光部となる．イオンタイマはX線を検出する際に高電圧が必要であり，また湿度等の変化に弱い特徴がある．c)については，被検者を透過したX線がシリコン等の半導体素子に入射する．この半導体素子にX線が入射すると，電離作用により，電子正孔対が生成される．この電子正孔対が生成されることで半導体が通電するようになる．したがって，X線を電気信号に直接変換し，その電気信号をX線制御に利用する方法である．半導体タイマは小型で薄く，高電圧も必要としない方法となっている．

2) センサの位置によるX線検出方式の違い

(1) 前面採光方式
 自動露出制御のためのX線検出のセンサが，増感紙-フィルム系等の画像検出器よりも前面に位置している方式のことを指す（図3-2-3a）．フォトタイマをはじめ，X線撮影装置や消化管透視装置等にも広く用いられている方式である．

(2) 後面採光方式
 自動露出制御のためのX線検出のセンサが，増感紙-フィルム系等の画像検出器よりも後面に位置している方式のことを指す（図3-2-3b）．

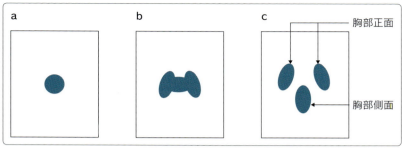

図 3-2-4 センサの個数，形状等による違い
a：1点採光方式（骨撮影用），b：1点採光方式（胸部撮影用正面側面兼用），
c：3点採光方式（胸部撮影用正面側面切り換え）

これら2つの方式においては，図3-2-3で示すように，センサでX線の吸収が起きた後に画像検出器にX線が到達するか，画像検出器でX線の吸収が起きた後にセンサにX線が到達するかという違いがある．後述する管電圧特性にも大きな影響を及ぼす．前面採光方式では，AECが基準線量（設定した線量）と判断したタイミングにおいて，画像検出器に到達するX線の線量は，センサで吸収後にX線が到達するため，基準線量よりも低くなる．よって画像生成に寄与するX線の量は，設定している線量よりも小さくなるため，画像の濃度は低くなり，センサでの吸収，散乱によるボケが画像に生じる．しかし，被検者を透過したX線をセンサでそのまま検出することができるため，被検者に照射されたX線を正確に検出することができる．一方，後面採光方式では，画像検出器でX線の吸収が生じた後に，センサにX線が入射するため，画像検出器に入射するX線量に比べ，センサのX線量は低下する．そのため，AECが基準線量と判断したタイミングにおいては，画像検出器には設定した線量よりも多く入射していることになる．よって画像生成に寄与するX線の量は，設定している線量よりも大きくなるため，画像の濃度は高くなる．しかし，画像生成に寄与するX線は，センサを通過せずに画像検出器に入射するため，センサによるボケ等は生じない．

3）センサの形状によるX線検出方式の違い

X線撮影において，一様な何かを，写真の全領域を使って表現するのであれば，写真の全領域の平均濃度が重要となるため，写真全領域における平均X線量について，自動露出制御を行うべきである．しかし，実際の臨床においてはそうはいかない．例えば，胸部をX線で撮影行う際，写真の撮影範囲には，肺，骨，軟部組織，体外（写真上何もない箇所）等，様々なX線の透過特性をもつ組織等が存在する．したがって，写真の全領域濃度のバランスではなく，その写真でどの箇所にコントラストをつけて，適正な濃度を得たいのかが重要となる．つまり，写真における目的とする部位を透過したX線を中心に自動露出制御を行う必要がある．よってX線装置においてAECのセンサの形状，大きさ，個数等は非常に重要な役割をもつ．

(1) 1点採光方式

図3-2-4a，b はセンサの個数が1つの1点採光方式になる．骨撮影では決まった位置に被写体（骨）が写らないため，中心に1点の円形のセンサが配置されている（図3-2-4a）．一方胸部撮影では，正面撮影，側面撮影ともに，おおよそ決まった位置に肺野が位置するため，それに合わせてセンサが配置されている（図3-2-4b）．このよう

に検査部位に合わせてセンサの位置，形状が異なる．1点採光方式は構造が単純であり，制御も簡便であるが，被写体を透過せず，直接センサにX線が入射した場合や，後述する被覆特性の影響が出やすい．

(2)マルチチャネル採光方式

図3-2-4c は胸部撮影用のマルチチャネル採光方式になる．この図ではセンサが3つの3点採光方式となっている．マルチチャネル採光方式では，3つほどのセンサに対して，手動でどのセンサを使用するのか設定するタイプと，多数のセンサがあり自動で使用するセンサを選択するタイプがある．特に自動でセンサを選択するタイプに関しては，1点採光方式で述べたような直接線や被覆特性の影響を改善するシステムとなっている．またマルチチャネル採光方式では，複数のセンサからの信号を処理する必要がある．その際，論理和(OR)または論理積(AND)処理を行う．論理和処理はどれか一つのセンサが基準線量を満たせばX線を遮断する処理のことであり，論理積処理はすべてのセンサで基準線量を満たしたときにX線を遮断する処理のことである．

4 自動露出制御における各種特性

1)管電圧特性

管電圧特性とは，自動露出制御において管電圧(X線の線質)により，基準線量(設定した線量)から実際の線量が変動する特性のことを指す．管電圧により線量が変動する要因は2点ある．まず，AECのセンサと画像用X線検出器の管電圧に対する感度の応答が異なるためである．特に蛍光体は線質の依存性が大きいため，AECのセンサとしてフォトタイマを，画像用検出器にも蛍光体を使用していた場合，それぞれの蛍光体の種類が異なるときに，当然管電圧に対するそれぞれの蛍光体の応答は異なるため，管電圧による影響が大きく表れる．もう1つの要因としては，③の **2)センサの位置によるX線検出方式の違い** で述べた，画像検出器とAECのセンサに入射するX線の線量の違いが，管電圧の影響を受けるためである．それぞれの採光方式での管電圧と画像検出器に入射するX線線量の関係を図3-2-5に示す．

(1)前面採光方式

③の **2)**の(1)で述べたように，AECのセンサ部分でのX線の吸収が生じるため，AECが基準線量と判断したタイミングでは画像検出器に入射するX線の線量は，基準線量よりも小さくなる．管電圧が小さければ，X線のエネルギーは低くなり，AECのセンサ部分でよりX線が吸収されるようになる．逆に管電圧が大きくなると，センサ部分での吸収は小さくなり，よりX線が画像検出器に透過するようになる．したがって前面採光方式では，低管電圧において画像検出器に入射するX線の線量が基準線量よりもより低下し，高管電圧になるに従い，この差は小さくなるという特性をもつ．

(2)後面採光方式

③の **2)**の(2)で述べたように，画像検出器でのX線の吸収により，AECが基準線量と判断するタイミングでは，画像検出器に適正線量よりも大きなX線が入射していることになる．管電圧が小さければ，画像検出器でのX線吸収が亢進し，AECのセンサ部にX線が透過しにくくなる．そのため，低管電圧においては，AECが基準線量に到達するために，画像検出部により大きな線量を入射させる必要がある．したがって後面採光方式では，低管電圧において画像検出器に入射するX線の線量が基準線量よりも

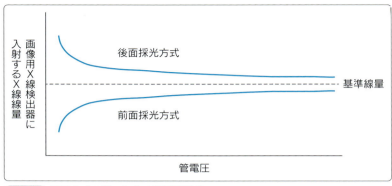

図 3-2-5 採光方式の違いによる管電圧特性

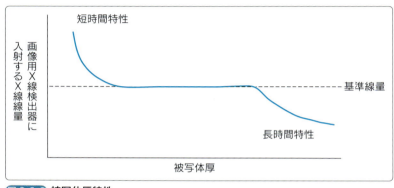

図 3-2-6 被写体厚特性

より増加し，高管電圧になるに従い，この差は小さくなるという特性をもつ．これらの特性から低管電圧で撮影を行う乳房撮影においては後面採光方式で行うほうがよいとされている．

2）応答時間特性

　AECが基準線量に達したと判断してから，X線の遮断信号を出力するまでに少し時間があり，この時間が応答の遅れとなる．またX線発生の高電圧装置においても，遮断信号を受けてから，実際にX線が遮断されるまでにも時間があり，こちらも応答の遅れとなる．これらの応答の遅れのことを**応答時間特性**という．高電圧装置の遮断の遅れについては，現在インバータ式が主流であり，短時間での制御が可能となるため，遮断遅れによる応答時間特性は良好となっている．

3）被写体厚特性

　被写体である被検者の体厚により，画像用X線検出器に入射するX線線量が，基準線量よりも変動する特性を指す（図 3-2-6）．被写体厚が薄い場合，撮影時間は短くなり，それに伴い画像検出器に入射するX線量は増加する．この特性を**短時間特性**という．短時間特性が生じる理由としては，前述した応答時間特性の影響が大きくなるためである．応答時間特性は撮影条件等に影響されず固定である．したがって撮影時間が短くなればなるほど，この影響が大きくなり，設定した基準線量よりも大きな線量が入射する．反対に被写体厚が大きくなると，撮影時間は長くなり，それに伴い画像検出器に入射するX線量は減少する．この特性を**長時間特性**という．長時間特性が生じる理由は，光

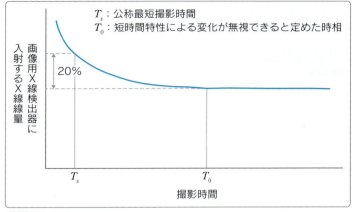
図 3-2-7 公称最短撮影時間

電子増倍管等の光子を電子に変換する素子における暗電流の割合が増加するためである．光電子増倍管等は光子が入射していないときにおいても，わずかに電流が出力される．この電流が暗電流である．撮影時間が長くなることにより，暗電流の割合が増加する．暗電流は入射した X 線を反映したものではないため，基準線量が入射されるよりも早期に AEC が X 線を遮断してしまう．

4）被覆特性

造影剤や，X 線を高吸収な物質が被写体に含まれている撮影において，これらの物質がセンサの専有面積（被覆）を占める割合が大きくなると，センサ部に X 線が非常に入射しにくくなる．その結果撮影時間が異常に長くなり，基準線量を逸脱した X 線が被写体に投与されることとなる．このように被写体内に含まれる X 線の高吸収の物質の影響により，入射する X 線量が変化する特性を**被覆特性**とよぶ．

5　自動露出制御に関連する JIS 規格について

自動露出制御装置に関わる JIS 規格には JIS Z 4702（医用 X 線高電圧装置通則）と JIS Z 4752-3-1（医用画像部門における品質維持の評価及び日常試験方法—第 3-1 部：受入試験-診断用 X 線装置）がある．AEC に関する性能および安全性に定義されている内容があり，その一部を抜粋し紹介する．

1）公称最短撮影時間

自動露出制御の場合において，所定の安定性を満足し実質的な濃度を均一にする最短撮影時間であり，タイマの最短撮影時間より一般に長い値である．公称最短撮影時間は図 3-2-7 に示すように定められる．短時間特性の影響を無視できる，つまり均一な画像濃度，または均一な線量となる状態から 20 ％の変化を安定性の許容とし，この画像濃度または線量が 20 ％に達する時相を公称最短撮影時間と定めている．図 3-2-7 における T_0 は T_s の 50 倍以上の値をとるとされている．

2）自動制御システムの X 線出力の安定性

AEC を使用した X 線撮影において，次の濃度変化を超えてはならないとしている．
・被写体の厚さを一定にして，管電圧が変化したときに伴う濃度変化が± 0.15
・管電圧を一定にして，被写体の厚さが変化したときに伴う濃度変化が± 0.20

第3章　X線高電圧装置

・管電圧および被写体の厚さの両方が変化したときに伴う濃度変化が± 0.20

・管電圧および被写体の厚さの両方とも変化しないときの濃度変化が± 0.10

6　自動露出制御における注意点

　AEC が何らかの原因で動作不良を起こし，基準線量に達しても X 線の遮断が行われない恐れがある．そのため AEC にはバックアップタイマという機構がある．バックアップタイマは事前に時間を設定しておき，たとえ AEC が X 線遮断信号を出さなかったとしても，設定した時間で強制的に X 線を遮断するシステムとなっている．

　自動露出制御を用いることで，撮影時間等を調整し，自動で適正な線量での検査が実施しやすくなる．しかし，適正な画像を取得するためには，自動露出制御の制御対象となる撮影条件以外についてもしっかりと適切に設定する必要がある．X 線撮影において，管電圧は被写体コントラスト，散乱線の量に関係し，管電流については X 線量に関係する．例えば管電流が大きすぎると，撮影時間を短時間でしか制御できなくなるため，前述した短時間特性の影響が大きく表れてしまう．逆に管電流が小さいと，撮影時間を長時間で制御することになるため，前述した長時間特性や，体動による影響が大きくなってしまう．AEC は便利なシステムであるが，AEC に頼り切るのではなく，しっかりと撮影条件を確認しながら，検査を施行することが非常に重要である．

章 末 問 題

問 1　無負荷時において一次電圧 200 V で管電圧 100 kV を発生する単相 2 ピーク形 X 線高電圧装置がある．この装置で管電流 400 mA 通電した時の一次電流[A]に最も近いものを選べ．ただし，励起電流は無視するものとする．

1) 141
2) 157
3) 200
4) 222
5) 314

【解答】　2

無負荷時の場合は，$V_2/V_1 = I_1/I_2$ の関係が成り立つ（V_1：一次電圧，V_2：二次電圧，I_1：一次電流，I_2：二次電流）．ただし，二次電圧である管電圧は最大値，二次電流である管電流は平均値にそれぞれ換算して計算する．$I_1 = I_2 \cdot \dfrac{V_2}{V_1} = 400$ [mA] $\cdot$ $1.11 \cdot \dfrac{100 \ [\mathrm{kV}]/\sqrt{2}}{200 \ [\mathrm{V}]} = 157$ [A]

（p.31　**1）高電圧変圧器**を参照）

問 2　容量 $1.0 \ \mu$F のコンデンサ式 X 線装置において，充電電圧 100 kV で 30 mAs 放出した時の波尾切断電圧 [kV] を選べ．なお，保護抵抗による電圧降下は無視するものとする．

1) 0
2) 30
3) 50
4) 70
5) 100

【解答】 4

放電電荷量(管電流時間積)を Q_d とすると,$Q_d = C(V_0 - V_c)$ の関係が成り立つ(C:コンデンサ容量,V_0:充電電圧,V_c:波尾切断電圧).

$30\ [\mathrm{mAs}] = 1.0\ [\mu \mathrm{F}] \cdot (100\ [\mathrm{kV}] - V_c)$

$V_c = 70\ [\mathrm{kV}]$

(p.40 **5 コンデンサ式 X 線装置**を参照)

問3 インバータ式 X 線高電圧装置で正しいのはどれか.

1) 直列共振形は小容量 X 線装置に適している.
2) X 線の発生および遮断は電源周期に合わせて行う.
3) 非共振形インバータ式装置にはチョッパ回路が必要である.
4) インバータ周波数が低いほど電磁障害対策の必要性が高い.
5) 高電圧ケーブルが長いほど管電圧のリプル百分率は大きい.

【解答】 3

1) 直列共振形は大容量 X 線装置に適している.2) X 線の発生および遮断は電源周期に関係なく行うことができる.3) 非共振形インバータ式装置は,チョッパ回路とインバータ回路によって一次側の電圧制御が行われる.4) インバータ周波数が高いほど電磁障害対策の必要性が高い.5) 高電圧ケーブルが長いほど,ケーブルの静電容量による平滑効果によって管電圧のリプル百分率は小さくなる.

(p.42 **6 インバータ式 X 線装置**を参照)

問4 自動露出制御装置について正しいのはどれか.**2 つ選べ**.

1) 増感紙・フィルム系においてのみ適用される.
2) イオンタイマのセンサには半導体検出器を用いる.
3) 前面採光方式では後面採光方式に比べ,画質が良好である.
4) フォトタイマによる自動露出制御では,光電子増倍管を用いる.
5) X 線透視検査装置においては管電流,管電圧についても調整可能である.

【解答】 4, 5

1) デジタル系においても用いられている,2) 気体電離箱をセンサとして用いる,3) センサ部分を透過後画像検出器に X 線は入射するため,ボケ等の影響が出やすい.

(p.50 **2 各形式における原理**,p.52 **3 自動露出制御におけるセンサ**を参照)

第3章　X線高電圧装置

> **問5**　自動露出制御装置の特性について正しいのはどれか.
>
> 1) 短時間特性には暗電流が影響する.
> 2) 長時間特性には体厚が大きな被検者で影響が大きくなる.
> 3) 被覆特性とは,体格が大きい被検者を撮影対象とするときの特性である.
> 4) 前面採光方式では低管電圧で画像検出器に入射するX線量が増加する
> 5) 応答時間特性とは撮影時間が長くなることで被検者の体動が影響して生じる.
>
> **【解答】　2**
> 1) 応答時間特性(X線遮断までのタイムラグ)による影響である, 3) 造影剤等X線高吸収体が,センサの占有面積を大きくしめることで発生する, 4) X線量は低下する, 5) AEC が設定した線量と判断してから,実際にX線が遮断されるまでの時間のことである.
> (p.55 **4** **自動露出制御における各種特性**を参照)

第 4 章　X 線機械装置

第4章　X線機械装置

本章の目的
- X線機械装置の装置分類およびその特徴，関連する規格の内容も合わせて理解する．

1　X線機械装置の分類

医用X線機械装置はJIS規格[*1]（JIS Z 4703）によって使用方法による分類（図4-1-1）と移動方法による分類（図4-1-2）があり，使用方法ではX線透視撮影台，X線撮影台，保持装置に分類され，移動方法では据置形，固定形，可搬形に分類されている．

2　X線透視撮影台

X線透視撮影台とは，X線診断のために人体の位置づけ[*2]ができ，患者の頭から足までの任意の部位を透視できるようにした装置であり，透視したX線像をX線撮影することもできる．X線透視撮影台はさらに一般透視撮影台と特殊透視撮影台に分類される．

1　一般透視撮影台

おもに消化管検査や整形外科領域や泌尿器科領域での検査，さらに血管造影検査に使用される撮影台で，透視動画を見ながら体位や位置決めを行いながら撮影を行う．撮影

> **Sidememo**
>
> [*1] **JIS 規格（Japanese Industrial Standards）**
> 日本の産業製品に関する規格や測定法などを定めた国家規格．産業標準化法に基づき，製品の品質の向上や生活の利便性などを目的として制定される．
>
> [*2] **人体の位置づけ**
> 患者を立位や臥位など様々な姿勢で固定すること．

図4-1-1　使用方法による分類

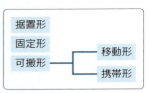

図4-1-2　移動方法による分類

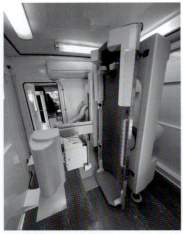
図 4-2-1 デジタル X 線 I.I 式透視撮影台

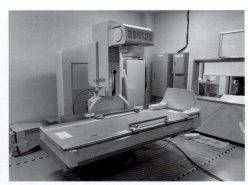
図 4-2-2 デジタル X 線 FPD 透視撮影台（FPD 搭載型）

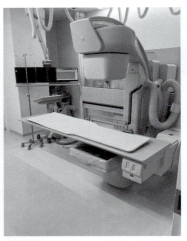
図 4-2-3 デジタル X 線 FPD 透視撮影台（C アーム型）

台の操作は検査室内で撮影台の脇で行う近接式と，検査室外で X 線防護窓を通して行う遠隔式がある．

1）X 線 I.I. 式透視撮影台

受像部に I.I.[*3] を用いて透視撮影を行う撮影台をいう（図 4-2-1）．

2）X 線 FPD 透視撮影台

受像部に FPD[*4] を用いて透視撮影を行う撮影台をいう．撮影台に FPD が搭載されているもの（図 4-2-2）と，撮影台に受像部はなく C アームに FPD が装着されているもの（図 4-2-3）がある．

3　X 線撮影台

X 線撮影台は，X 線診断のために，人体の位置決めができ，X 線像を IP[*5] や FPD などの記録媒体に記録する撮影台をいい，直接撮影台，間接撮影台，断層撮影台，X 線 CT 撮影台，特殊撮影台に分類されている．

1　直接撮影台

直接撮影台は，水平位だけで使用する水平式撮影台，天板部を水平位から傾斜位にすることができる傾斜式撮影台，天板部を水平位から立位および逆傾斜位にすることができる起倒式撮影台，立位だけで使用する立位式撮影台の 4 種類に分類され，さらに立位式撮影台の一種でカセッテホルダだけを取り付けたリーダー撮影台がある（JIS Z 4904）．

1）水平式撮影台

水平位だけで使用する直接撮影台をいい，おもに患者が臥位の状態で撮影するのに用いる．天板が 4 本の脚で支持されている**天板固定形**（図 4-3-1a），天板をフットスイッチによって前後左右に動かして位置決めが可能な**天板移動形**（図 4-3-1b），天板移動形に加えて天板が上下にも移動できる**天板昇降形**（図 4-3-1c）などがある．これらの撮影台にはブッキー装置が組み込まれており，IP の入ったカセッテや FPD を挿入して用い

Sidememo

[*3] I.I.（イメージインテンシファイア：image intensifier）
→ p.75 参照

[*4] FPD（フラットパネルディテクタ：flat panel detector）
→ p.77 参照

Sidememo

[*5] IP（イメージングプレート：imaging plate）
→ p.88 参照

第4章　X線機械装置

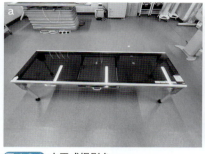 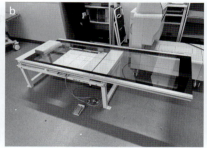 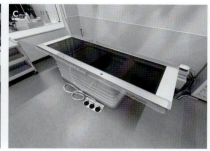

図 4-3-1　水平式撮影台
a：天板固定形，b：天板移動形，c：天板昇降形

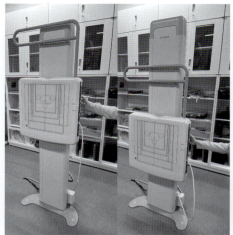

図 4-3-2　立位ブッキー装置
左：上，右：下

図 4-3-3　リーダー撮影台
左：上，右：下

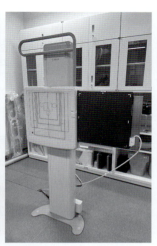

図 4-3-4　立位ブッキー装置（open）

る．

2）立位式撮影台

立位だけで使用する直接撮影台をいい，受像部移動形と受像部固定形に分類される．受像部移動形は**立位ブッキー装置**[*6]（図 4-3-2）や**リーダー撮影台**[*7]（図 4-3-3）などがあり，いずれも受像面を被写体の高さに合わせて調節できる．IP の入ったカセッテや FPD を挿入して用いる（図 4-3-4）．

受像部固定形は受像部は固定されており，立位または座位の状態において被検者を電動で昇降させて位置決めを行う．

2　間接撮影台

間接撮影を行うための撮影台で，おもにミラーカメラとよばれるアナログ方式を用いた撮影に用いられ，施設内だけでなく検診車に積載されて集団検診用 X 線装置として使用されていたが近年ではデジタル化されたことでほとんど使われていない．

3　断層撮影台

断層撮影を行うための撮影台で，**臥位断層撮影台**と**起倒式断層撮影台**がある．

Sidememo

[*6] **立位ブッキー装置**
一般にブッキースタンドともよばれる．受像部内にブッキー装置が組み込まれている．

[*7] **リーダー撮影台**
おもに支柱部，カセッテホルダ，上部連結部，渡し板，基台，ワイヤなどから構成されていて，IP の入ったカセッテや FPD とグリッドをカセッテホルダに挿入して上下に移動することができる．

63

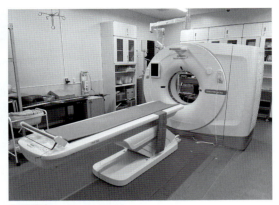

図 4-3-5 X線CT撮影台

4 X線CT撮影台

X線CT装置の寝台に用いられる撮影台をいう（図4-3-5）．電動で前後および上下に移動することができ，ヘリカルスキャンでは撮影中に撮影台が連動しながら撮影する．

4 保持装置

保持装置は，人体の位置づけ手段をもたず，X線管装置，X線映像装置などを保持する装置をいう．X線管装置，X線映像装置を保持する構造として天井式，床上式，天井・床上式，壁掛式，台車式などに分類される（p.61 図4-1-1）．また，X線管装置，X線映像装置とI.I.またはFPDを支持するCまたはUアーム形保持装置（図4-4-1）や可搬形の災害用保持装置（図4-4-2）もある．

天井式はおもに一般撮影検査や血管造影検査に使われるX線管装置やCアーム形保持装置に用いられる．天井式は床面スペースを有効に使うことができ，電磁ロックを解除して手動でレールに沿ったX線管装置やCアーム形保持装置の移動や回転が容易にできる．電動で移動できるものもある．保持装置を含めたX線機械装置は人体に近接し，または人体の上を移動・回転するため，電気的，機械的安全の確保が重要である（5 規格を参照）

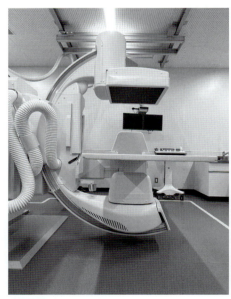

図 4-4-1 Cアーム形保持装置

第4章 X線機械装置

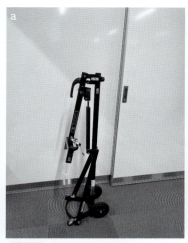
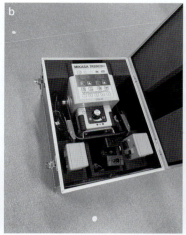
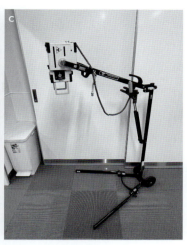

図 4-4-2 災害用保持装置
a：支持装置，b：X線装置，c：組み立て後

5 規　格

1 性　能

表 4-5-1　X線機械装置のおもな規格：性能（JIS Z 4703）

負荷質量	少なくとも 100 kg の体重まで正常に動作する（成人）．
騒音	継続音は正常使用状態において A 特性[*8]で 60 dB 以下であることが望ましく，65 dB を超えてはならない．ただし，3 秒以内の非継続音は含まない．
衝撃	車載用装置を含む可搬形装置は，通常の取扱い，運搬および移動時の衝撃に耐えうる．
許容差	移動　　　最大移動量が 1000 mm 以下のとき　　：最終停止位置は＋ 20 〜－ 10 mm 　　　　　　　　　　1000 mm を超えるとき　　：最終停止位置は＋ 40 〜－ 10 mm 装置の質量　定格値に対し± 10 ％ 移動速度　　定格値に対し± 20 ％ 角度目盛　　真値に対し± 2° 長さ目盛　　真値に対し± 2 ％
安定性	・装置の質量に相当する力の 25 ％または 220 N のどちらか小さいほうの力を，最も不利な方向に加えたとき転倒しない． ・正常な使用時に 10°以下の角度で転倒しない，または次の規定をすべて満たす． 　　正常な使用時にどのような姿勢においても 5°以下の傾斜で転倒しない 　　指定した移動時の姿勢において 10°以下の角度で転倒しない 　　移動時の姿勢について取扱説明書に記載し，装置には注意銘板で図示する

Sidememo

[*8] **A 特性**
　人間が聴こえる範囲の周波数に重みづけをしたもの．人間の耳の感度は 1,000 Hz 前後の周波数で最も高くなるといわれている．一方で 1,000 Hz よりも低い周波数や高い周波数では感度が悪くなるという特徴がある．このような人間特有の感覚を考慮し，重みづけがされたのが A 特性である．

第4章 X線機械装置

2 構　造

表 4-5-2 X線機械装置のおもな規格：構造（JIS Z 4703）

患者の支持および固定		・患者が動いても緩んだり患者を傷つけたりせず，かつ，簡単に固定が解除できる ・患者がもつ握りおよびハンドルは，容易に滑らない構造とする ・位置調整が可能な患者踏台は，正常な使用時のあらゆる角度においてロックが外れない構造とし，患者が踏み間違えるような段差があってはならず，また，取りつけたときに装置との間に危険なすきまが生じない.
懸垂保持機構		・切断によって患者または操作者に危害を及ぼすおそれがある懸垂保持機構に使用するワイヤロープと滑車の直径との関係は次式を満たす. $$\frac{D}{d} \geqq 300, \quad \frac{D}{d_r} \geqq 20$$ d：ワイヤーロープ素直径，d_r：ワイヤーロープ直径，D：滑車の有効直径 ・懸垂機構が破損して安全装置が動作した後でも装置の使用が可能な場合（例えば，予備のワイヤロープを備えている場合）には，操作者に故障の発生を明確に知らせる手段を講じる.
動く部分	保護	次の場所には保護カバーまたはガードを備える. ・身体または着衣が引き込まれるおそれがある場所. ・身体または身体の一部が挟み込まれたり，傷つけられたりする恐れがある場所. ・ワイヤロープ，チェーン，ベルトなどが外れたとき，患者や操作者に危険を与えるおそれがある場所.
	制御	患者に危害を与えるおそれがある部分の操作は，**デッドマン形制御**[*9]にすること.
	危害を与えるおそれがある動き	動力駆動部による圧迫においては次を満たすこと. ・特別に必要な場合を除き，患者に対する圧力は最大 70 kPa，力は 200 N 以下に制限する. ただし，X線透視撮影台の圧迫筒の圧迫の強さは，80 N を超えない. ・動力によって補助される圧迫機構では，動きに抵抗する力よりも 10 N 以上上回る力が加わらないことが望ましい. ・電動圧迫機構には，患者に加える力を，取扱説明書に記載した値に制限する手段を備えている. ・圧迫中は，患者に危害を与えるおそれがあり，かつ，診断に必要のない動きは**インターロック**[*10]する. 非常停止スイッチは次を満たすこと. ・患者または操作者に危害を与えるおそれがあるすべての動力駆動の動きには，非常停止スイッチを備えること. ・赤色で示して他の制御器と区別し，かつ，"切（OFF）"の状態を維持すること. 動きの再開には，意図的に異なった操作を必要とすること. ・一つの操作で作動できること.
	電気的ロック	停電または電源電圧の降下時にロックが外れても，患者または操作者に危害を生じてはならない.
	停電または電源の遮断時	・電源が切れたり復帰したりしても，患者または操作者に危害を及ぼすおそれがないような手段を講じる. ・停電時および故障時に患者に加えられる機械的圧力（例えば，透視撮影台の圧迫など）または不安定な状態をすみやかに除去する手段を備える.
移動形装置		・質量が 45 kg を超える移動形装置の車輪は，直径 70 mm 以上. ただし，移動時に二つの車輪で装置の質量の 70 % 以上を支える場合には，その二つの車輪の直径が 70 mm 以上. ・動力によって走行する移動形装置には，デッドマン形のブレーキを備える. ・5°以下の傾斜で不用意に動くことのないように，車輪固定機構またはブレーキを備える.

Sidememo

[*9] デッドマン形制御

デッドマンスイッチともよばれ，操作者が機械や装置を操作している間だけその回路を作動状態に保ち，操作を止めるとただちに自動的に停止する開閉回路の制御方式（スイッチ）.

[*10] インターロック

安全装置・保安装置の考え方の一つで，ある一定の条件が整わないと他の動作ができなくなるような機構のこと.

第 4 章 | X 線機械装置

3 安 全

表 4-5-3　X 線機械装置のおもな規格：安全（JIS Z 4703）

機械的安全	機械的強度	・少なくとも 135 kg の体重を安全に指示する強度（成人）. ・安全を維持するために必要な場合には，装置を構成する部品の交換時期を取扱説明書に明記する.
	安全率[*11]	金属部品の静的な荷重に対する安全率は， ・材料の特性と予測されるすべての外力がわかっている場合の**破断強度**[*12]：2.5 以上 ・それ以外の場合の破断強度：4.0 以上
懸垂保持機構	安全装置を備えない機構の安全率	表面の欠陥，材料の損傷などによる事故の危険をできる限り少なくするために**静安全率**[*13] は次による. ①摩耗，腐食・材料疲労および経時変化によって支持機能が劣化するおそれがない場合：4 以上 ②摩耗，腐食，材料疲労および経時変化による損傷があると考えられる場合：8 以上（初期） ③破断伸び 5 % 未満の金属を使用する場合：①②の 1.5 倍
	安全装置を備えた機構の安全率	安全装置を備えない機構の安全率で規定した値以上
	安全装置	落下防止機構を備えている場合には，落下開始後 30 mm 以内で停止する.

Sidememo

[*11] **安全率**
　許容できる力の何倍まで耐えられるかを示した数値で，システムや機械，部品などが破壊または正常に作動しなくなる最小の負荷と，予測される最大の負荷との比のこと.

[*12] **破断強度**
　その材料を破断させるために必要な引張荷重や力のこと.

[*13] **静安全率**
　最大静荷重に対する安全動作荷重の比. 安全動作荷重とは，その部分が安全に動作する限界の荷重，または製造業者が指定する破断荷重.

章 末 問 題

問1　次のうち X 線機械装置に**含まれない**のはどれか.

1) X 線 CT 撮影台
2) 一般透視撮影台
3) 特殊透視撮影台
4) 天井式保持装置
5) 造影剤自動注入器

【解答】　5
5) X 線機械装置には X 線透視撮影台，X 線撮影台と保持装置が含まれ，造影剤自動注入器は含まれない.
（p.61 図 4-1-1 **使用方法による分類**を参照）

問2　X 線機械装置の構造の規格について**誤っている**のはどれか.

1) 患者がもつ握りおよびハンドルは，容易に滑らない構造とする.
2) 患者に危害を与えるおそれがある動く部分の操作は，デッドマン形制御にする.
3) 動く部分は停電または電源電圧の降下時にはロックが自動で外れるようにする.
4) 患者または操作者に危害を与えるおそれがあるすべての動力駆動の動きには，非常停止スイッチを備える.
5) 動力駆動部による圧迫においては，特別に必要な場合を除き，患者に対する圧力は最大 70 kPa，力は 200 N 以下に制限する.

第4章 X線機械装置

【解答】 3

動く部分は停電または電源電圧の降下時にロックが外れても，患者または操作者に危害を生じてはならない．

(p.66 表4-5-2 X線機械装置のおもな規格：構造（JIS Z 4703）を参照)

問3　X線機械装置の性能の規格について正しいのはどれか．

1) 少なくとも 150 kg の体重まで正常に動作する．
2) 移動の許容差は，最大移動量が 1,000 mm 以下のときは最終停止位置は＋20から－10 mm であること．
3) 装置の質量の許容差は定格値に対して±3% であること．
4) 正常な使用時に 30°以下の角度で転倒しない．
5) 継続音は正常使用状態において A 特性で 60 dB 以下であることが望ましく，90 dB を超えてはならない．

【解答】 2

1) 100 kg
3) 10 %
4) 10°
5) 65 dB

(p.65 表4-5-1 X線機械装置のおもな規格：性能（JIS Z 4703）を参照)

問4　X線機械装置の安全の規格について**誤っている**のはどれか．

1) 少なくとも 135 kg の体重を安全に支持する強度．
2) 安全を維持するために必要な場合には，装置を構成する部品の交換時期を取扱説明書に明記する．
3) 懸垂保持機構に落下防止機構を備えている場合には，落下開始後 50 mm 以内で停止すること．
4) 金属部品の静的な荷重に対する安全率は，材料の特性と予測されるすべての外力がわかっている場合の破断強度は 2.5 以上であること．
5) 懸垂保持機構の静安全率は，摩耗，腐食・材料疲労および経時変化によって支持機能が劣化するおそれがない場合は 4 以上であること．

【解答】 3

30 mm 以内

(p.67 表4-5-3 X線機械装置のおもな規格：安全（JIS Z 4703）を参照)

第5章 X線映像装置

> **本章の目的**
> - X線透視装置，X線イメージインテンシファイア(I.I.)などのX線映像装置の装置構成およびその特徴を理解する．

1 X線映像装置の概要

　X線映像装置は，X線を用いて人体内部の画像を得るための装置であり，画像診断において重要な役割を果たしている．X線が人体を透過する際の組織によって吸収される割合が異なることを利用し，人体内部の構造を可視化することができる．

　X線映像装置は，X線の発生から画像の表示までの一連の過程を担っている．まず，X線管球からX線が発生され，人体を透過する．透過したX線は，X線映像装置の入力系で検出される．入力系では，X線の強度分布を電気信号に変換する．次に，変換された電気信号は，変換系で増幅・処理され，出力系で画像として表示される（**図 5-1-1**）．

　X線映像装置は，時代とともに進化を遂げてきた．初期のX線映像装置は，X線フィルムを用いたアナログ式のものであったが，現在ではデジタル式のX線映像装置が主流となっている．デジタル式のX線映像装置は，アナログ式と比較して，画像の質が向上し，画像処理が容易になるなどの利点がある．また，X線映像装置は，用途に応じて様々な種類がある．代表的なものとしては，X線透視装置，X線撮影装置，X線CT装置などがある．X線透視装置は，リアルタイムでX線画像を観察することができ，消化管検査などに用いられる．

　X線撮影装置は，静止画像を撮影するための装置で，胸部や骨などの撮影に用いられる．X線CT装置は，人体の断層画像を得ることができ，がんの診断などに用いられる．

> **Sidememo**
> **X線の減弱係数**
> 人体中の組織ごとの線減弱係数の差異がX線画像のコントラストを生み出す．

> **Sidememo**
> **デジタル画像処理**
> フーリエ変換を用いた空間周波数フィルタリングにより，エッジ強調やノイズ除去を実現．ウィナーフィルタやアンシャープマスクなどの手法が一般的．

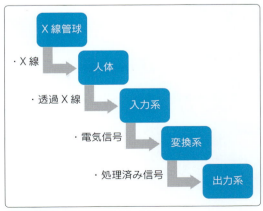

図 5-1-1 X線映像装置のしくみ

第5章 X線映像装置

X線映像装置は，医療現場において必要不可欠な装置であり，常に高い性能と安全性が求められる．そのため，X線映像装置の開発・製造には，高度な技術と厳しい品質管理が必要とされている．また，X線映像装置を扱う診療放射線技師は，十分な知識と技術が必要とされる．

2 X線映像装置の種類(表5-2-1)

1 X線イメージインテンシファイア(I.I.)

X線イメージインテンシファイア(I.I.)は，X線映像装置の一種であり，X線の可視光変換と光学的な輝度増強を行う装置である．I.I.は，1950年代に開発され，X線透視検査や血管造影検査などに広く用いられてきた．

I.I.の基本的な構造は，**入力蛍光面**，**光電子増倍管**，**出力蛍光面**の3つの主要部分からなる．入力蛍光面は，X線を可視光に変換する役割を担っている．入力蛍光面に到達したX線は，蛍光体によって可視光に変換される．変換された可視光は，光電子に変換され，光電子増倍管に入力される．光電子増倍管では，光電子が電子増倍されることで，輝度が増強される．増倍された電子は，出力蛍光面で再び可視光に変換され，高輝度のX線画像が得られる．

I.I.は，X線の検出効率が高く，リアルタイムでの画像観察が可能であるという利点を有している．また，I.I.は，コンパクトな設計が可能であり，装置の小型化に貢献してきた．しかし，I.I.は，画像の歪みやコントラストの低下，大視野化の困難さなどの課題も抱えていた．

1990年代後半から2000年初頭にかけて**フラットパネルディテクタ(FPD)**がI.I.に代わる新たなX線検出器として開発され，急速に普及が進んできた．FPDは，I.I.と

Sidememo

光電子増倍の量子効率

I.I.の光電面における光電子変換効率と，ダイノード間の二次電子放出係数が総合的な輝度増強に寄与．NEA(Negative Electron Affinity)材料の採用により，量子効率の向上が図られている．

Sidememo

I.I.とFPDの検出量子効率(DQE)比較

I.I.はエネルギー領域によってはFPDより高いDQEを示すことがある．特に低線量域での性能差は，散乱線除去グリッドの使用有無も含めて評価が必要．

表5-2-1 X線映像装置の種類と特徴

X線テレビ装置	・リアルタイム観察可能 ・動的検査に適している ・透視条件調整が容易 ・被ばく線量の最適化可能 ・FPD導入で画質向上 ・立位撮影可能(チルト機能)
血管撮影装置	・心臓や血管系の動的画像化 ・IVRに適している ・FPDとデジタル記録媒体使用 ・アームの自由な動き ・3D画像構築可能(IVR-CT) ・ハイブリッド手術対応
X線デジタル画像システム	・デジタル化されたX線画像の取得，処理，保管，表示 ・高画質(低ノイズ，高コントラスト) ・容易な画像処理 ・管理・医療機関での画像共有が容易 ・一般撮影，透視検査，血管造影検査，CT検査，マンモグラフィなど幅広い用途 ・FPD使用で高空間分解能と低ノイズ特性

比較して，画像の歪みが少なく，コントラストが高く，大視野化が容易であるという利点を有している．また，FPD は，低線量での撮影が可能であり，被ばく低減にも寄与している．現在では，多くの X 線透視装置や X 線撮影装置において，I.I. から FPD への移行が進んでいる．

ただし，I.I. は，FPD と比較して，コストが安いという利点もあり，一部の用途では依然として使用されている．また，I.I. は，長年にわたって蓄積された知見や技術を有しており，それらの知見や技術は，FPD の開発にも活かされている．

1）X 線テレビ装置

X 線テレビ装置は，X 線透視検査において使用される装置であり，X 線の透過画像をリアルタイムで観察することができる．X 線テレビ装置は，I.I. または FPD を用いて，X 線画像を可視化する．

X 線テレビ装置の基本的な構成は，X 線管球，X 線検出器(I.I. または FPD)，テレビカメラ，モニタからなる．X 線管球から発生した X 線は，被検者を透過した後，X 線検出器で検出される．X 線検出器で検出された画像信号は，テレビカメラを介して，モニタ上に画像として表示される．

X 線テレビ装置は，リアルタイムでの画像観察が可能であるため，消化管検査や血管造影検査などの動的な検査に適している．また，X 線テレビ装置は，透視条件の調整が容易であり，被ばく線量の最適化が図れるという利点もある．

従来の X 線テレビ装置では，I.I. が広く用いられてきた．I.I. を用いた X 線テレビ装置は，コンパクトな設計が可能であり，装置の小型化に貢献してきた．しかし，I.I. を用いた X 線テレビ装置は，画像の歪みやコントラストの低下，大視野化の困難さなどの課題も抱えていた．近年では，FPD を受像部とした X 線テレビ装置が開発され，急速に普及が進んでいる．FPD を用いた X 線テレビ装置は，I.I. を用いた装置と比較して，画像の歪みが少なく，コントラストが高く，大視野化が容易であるという利点を有している．また，FPD を用いた X 線テレビ装置は，低線量での撮影が可能であり，被ばく低減にも寄与している．

X 線テレビ装置は，現在 FPD を中心とした技術開発が進んでおり，高精細化，低被ばく化などの技術革新により，より高度な診断が可能となっている．また，X 線テレビ装置は，手術支援や治療支援などの分野にも応用されつつあり，その適用範囲は拡大しており，画像診断や治療において欠かせない装置の一つとなっている．

2）血管撮影装置

血管撮影装置は，X 線テレビ装置と機器構成は同一であるが，かつては X 線透視画像をシネカメラを介して連続的に記録し，シネフィルム動画として再生することができる装置として，シネ撮影装置とよばれた時代がある．現在は血管撮影装置と呼称されており，おもに心臓や血管系の動的な画像化のみならず，画像診断および IVR に用いられる．

従来の血管撮影装置では，I.I. とフィルムを用いたシネフィルム撮影が主流であった．I.I. とシネフィルムを用いた撮影は，高い時間分解能と空間分解能を有しており，心臓や血管系の動的な診断に適していた．しかし，フィルムを用いた撮影は，現像処理が必要であり，即時性に欠けるという課題があった．近年では，FPD とデジタル記録媒体を用いて画像モニタ上で観察するのが一般的となり，特殊な表示装置がなくても診察室

Sidememo

パルス透視技術
X 線の間欠的照射により被ばく低減を図る．パルス幅と周波数の最適化が鍵．高速シャッター機構とフレーム補間アルゴリズムの組み合わせにより，動画質を維持しつつ線量を大幅に低減．

Sidememo

シネフィルムからデジタルへの移行
シネフィルムの高い時間分解能（〜60 fps）と空間分解能（〜5 lp/mm）を，デジタルシステムで再現・凌駕する技術．高速読み出し FPD と画像処理アルゴリズムの進化が鍵となっている．

の病院情報システム上で即時に観察することができる.

装置の構成として,X線管球とX線検出器(I.I.またはFPD)が1組のシングルプレーン血管撮影装置,X線管球とX線検出器(I.I.またはFPD)が2組のバイプレーン装置が存在する.加えて,血管撮影装置の技術進歩により,より高度な画像診断と治療が可能になってきている.例えば,CTとの組み合わせにより,血管内治療中にリアルタイムで三次元画像を取得し,より正確な治療が行えるようになった.これは,**IVR-CT装置**とよばれ,CTとアンギオ装置が一体化したシステムである.IVR-CT装置では,CT画像とアンギオ画像を同時に取得し,リアルタイムで三次元画像を構築することができる.これにより,カテーテルやガイドワイヤなどの位置をより正確に把握でき,より安全で効果的な治療が可能となる.また,X線テレビ装置と異なるのは,X線テレビ装置は多くはX線管球とX線検出器(I.I.またはFPD)が平行移動するが,血管撮影装置のアームが自由に動くことで,より柔軟な撮影が可能になっている.これにより,様々な角度からの撮影が可能となり,より詳細な血管の観察が行える.加えて,手術室に血管撮影装置を備えることで,ハイブリッド手術が可能となる.ハイブリッド手術とは,外科手術とカテーテル治療を組み合わせた治療法であり,より低侵襲な治療が可能となる.逆にX線テレビ装置は寝台をチルトすることができるため,立位の撮影ができる点は血管撮影装置とは構造が大きく異なる.

3)X線デジタル画像システム

X線デジタル画像システムは,X線画像をデジタル化して取得,処理,保管,表示する一連のシステムである.X線デジタル画像システムは,従来のアナログ式のX線画像システムと比較して,画像の品質や操作性,保管性などの面で優れており,現在の医療現場において広く普及している.

X線デジタル画像システムの基本的な構成は,X線画像の取得部,画像処理部,画像保管部,画像表示部からなる.X線画像の取得部では,FPDやコンピューテッドラジオグラフィ(CR)などのデジタルX線検出器を用いて,X線画像をデジタル信号として取得する.画像処理部では,取得されたデジタル画像に対して,階調処理や周波数処理などの画像処理を施し,診断に適した画像を生成する.画像保管部では,処理された画像を,**PACS**(picture archiving and communication system)などの医用画像保管・通信システムを用いて,デジタル形式で保管する.画像表示部では,保管された画像を,高精細なモニタやプリンタを用いて,診断に適した形式で表示する.

X線デジタル画像システムは,アナログ式のX線画像システムと比較して,多くの利点を有している.まず,デジタル画像は,アナログ画像と比較して,ノイズが少なく,コントラストや階調の再現性に優れている.また,デジタル画像は,画像処理が容易であり,診断に適した画像を生成することができる.さらに,デジタル画像は,PACSなどを用いて,容易に保管・管理することができ,複数の医療機関間での画像の共有も可能である.

X線デジタル画像システムは,一般撮影,透視検査,血管造影検査,CT検査,マンモグラフィなど,様々なX線検査に用いられている.特に,FPDを用いたデジタル一般撮影システムは,従来のCRシステムと比較して,高い空間分解能と低ノイズ特性を有しており,胸部や骨などの撮影に適している.また,FPDを用いた透視検査システムは,リアルタイム性と高画質を両立しており,消化管検査や血管造影検査などに用い

Sidememo

IVR-CT融合技術 CTとアンギオ画像の位置合わせ(レジストレーション)アルゴリズム

呼吸や心拍による臓器移動の補正が課題.AI技術を用いたリアルタイム位置推定の研究も進展しており今後さらにアプリケーションとしての発達が期待されている.

Sidememo

デジタル画像の量子ノイズ低減 FPDの量子検出効率(DQE)向上技術

シンチレータ層の最適化や光電変換過程の改善により,低線量撮影時のノイズ特性を改善.適応型ノイズ低減アルゴリズムとの併用で診断能を維持しつつ被ばく低減を実現している.

第5章　X線映像装置

3 X線映像装置の構成要素（表5-3-1）

1 入力系

　X線映像装置の入力系は，X線を検出し，電気信号に変換する部分である．入力系は，X線検出器とX線検出器の駆動機構から構成される．

　X線検出器は，X線を可視光や電気信号に変換する役割を担っている．X線検出器には，フィルム，I.I.，FPDなどがある．

　フィルムは，アナログ式のX線検出器であり，X線をフィルム上の感光剤に直接露光することで画像を得る．フィルムは，高い空間分解能を有しているが，感度が低く，現像処理が必要であるという欠点がある．

　I.I.は，X線を可視光に変換し，光電子増倍管で増幅することで，高感度かつリアルタイムな画像を得ることができる．I.I.は，コンパクトな設計が可能であるが，画像の歪みやコントラストの低下などの課題がある．

　FPDは，X線を直接電気信号に変換するデジタル式のX線検出器である．FPDは，**間接変換方式**と**直接変換方式**の2種類がある．間接変換方式のFPDは，X線をいったん可視光に変換し，その可視光をフォトダイオードアレイで電気信号に変換する．直接変換方式のFPDは，X線を直接電気信号に変換する．FPDは，高い空間分解能と感度を有しており，低ノイズ，高コントラストな画像を得ることができる．また，FPDは，大視野化が容易であり，リアルタイム性にも優れている．

　X線検出器の駆動機構は，X線検出器を移動させるための機構である．X線検出器の駆動機構には，X線管球と連動して移動するCアームがある．Cアームは，X線管球とX線検出器を一体化した構造であり，任意の角度からの撮影が可能である．

　入力系は，X線映像装置の性能を左右する重要な構成要素である．入力系の性能は，

Sidememo

FPDの変換効率と空間分解能のトレードオフ：間接変換方式FPDにおけるシンチレータ層の厚さと空間分解能の関係

　CsI:Tl柱状結晶構造による光の導波効果と，その最適化技術．直接変換方式での電荷収集効率と空間分解能のバランスが重要である．

Sidememo

動的撮影におけるFPDの時間分解能：高フレームレートFPDの読み出し回路設計

　TFTアレイの並列読み出しと信号処理の高速化．残像低減のための光電変換層材料の選択と，残像補正アルゴリズムの開発が高時間分解能に寄与している．

表5-3-1　X線映像装置の構成要素

入力系	変換系	出力系
X線検出器： ・フィルム（アナログ） ・I.I. ・FPD 　−間接変換方式 　−直接変換方式 **X線検出器の駆動機構：** ・Cアーム **特徴：** ・X線を電気信号に変換 ・高空間分解能（FPD） ・高感度（FPD） ・低ノイズ（FPD） ・リアルタイム性（FPD, I.I.）	**アナログ式（I.I.用）：** ・テレビカメラ ・ビデオ信号処理回路 **デジタル式（FPD用）：** ・デジタル信号処理回路 ・画像メモリ ・画像処理回路 **おもな処理：** ・増幅 ・ノイズ除去 ・階調変換 ・ウィンドウ処理 ・エッジ強調 ・ダイナミックレンジ圧縮	**表示系：** ・医用高精細モニタ 　−高輝度 　−高コントラスト 　−高解像度 　−DICOM規格準拠 　−表示パラメータ調整 **記録系：** ・フィルム（レーザーイメージャ） ・デジタル記録媒体（PACS） **特徴：** ・高品質画像表示 ・画像の保存と管理 ・医療機関間での画像共有

X線 → 電気信号 → 画像処理 → 表示/記録

73

第5章 X線映像装置

X線検出器の種類や駆動機構の設計によって決定される。高性能なX線検出器と最適な駆動機構の組み合わせにより、高画質かつ低被ばくなX線画像を得ることができる。

近年では、FPDを用いた入力系が主流となっており、技術開発が進められているが、さらなる高精細化、高感度化、低ノイズ化などの技術革新がさらに進んでいる。

2 変換系

X線映像装置の**変換系**は、入力系で得られたX線画像信号を、診断に適した画像信号に変換する部分である。変換系は、**アナログ式**と**デジタル式**に大別される。

アナログ式の変換系は、おもにI.I.を用いたX線映像装置に用いられる。I.I.で得られた可視光画像は、光学系を介して、テレビカメラの撮像面に結像される。テレビカメラは、可視光画像を電気信号に変換し、アナログのビデオ信号として出力する。アナログのビデオ信号は、ビデオ信号処理回路で増幅、ガンマ補正、ノイズ除去などの処理が施された後、モニタに表示される。

デジタル式の変換系は、FPDを用いたX線映像装置に用いられる。FPDで得られたデジタルのX線画像信号は、デジタル信号処理回路で増幅、ノイズ除去、階調変換などの処理が施される。処理されたデジタル画像信号は、画像メモリに一時的に格納された後、画像処理回路で、ウィンドウ処理、エッジ強調、ダイナミックレンジ圧縮などの画像処理が施される。画像処理された画像は、デジタルビデオ信号に変換され、モニタに表示される。

変換系では、入力系で得られたX線画像信号を、ノイズの少ない高コントラストな画像信号に変換することが重要である。アナログ式の変換系では、テレビカメラや信号処理回路の性能が画質を左右する。テレビカメラは、高感度、低ノイズ、高解像度であることが求められる。また、信号処理回路は、ノイズ除去や階調再現性に優れていることが必要である。

デジタル式の変換系では、デジタル信号処理回路や画像処理回路の性能が画質を左右する。デジタル信号処理回路は、量子化ノイズの低減や、ダイナミックレンジの拡大に寄与する。画像処理回路は、ウィンドウ処理による最適なコントラストの実現や、エッジ強調による微細構造の描出に寄与する。また、画像処理回路では、ダイナミックレンジ圧縮により、広いダイナミックレンジを有する画像を、モニタの表示範囲内で適切に表示することができる。

変換系は、入力系で得られたX線画像信号を、診断に適した画像信号に変換することで、X線映像装置の性能を左右する重要な構成要素である。近年では、デジタル式の変換系が主流となっており、高度な画像処理技術の開発が進められている。特に、AI技術を用いた画像処理により、より高度な診断支援が可能となることが期待されている。

3 出力系

X線映像装置の**出力系**は、変換系で得られた画像信号を、診断に適した形で表示または記録する部分である。出力系は、表示系と記録系に大別される。

表示系は、変換系で得られた画像信号を、モニタ上に画像として表示する部分である。表示系では、医用高精細モニタが用いられる。医用高精細モニタは、高輝度、高コントラスト、高解像度であり、微細な構造や低コントラストな病変を描出するのに適してい

Sidememo

AI技術の画像処理への応用：深層学習を用いた画像処理が注目される

　CNNによるノイズ除去、GANを用いた超解像技術などが従来手法を凌駕している。画像の自動認識や病変検出にも応用され、診断支援機能の実現が期待される。ただし、学習データの確保や解釈可能性など課題も多い。

第5章　X線映像装置

る．また，医用高精細モニタは，DICOM 規格に準拠しており，階調特性や輝度特性が標準化されている．これにより，異なる機器間での画像表示の互換性が確保されている．

　表示系では，画像処理による表示パラメータの最適化も重要である．ウィンドウ幅やウィンドウレベルの調整により，診断に適したコントラストを得ることができる．また，ガンマ補正により，モニタの階調特性を補正することができる．さらに，表示系では，画像の拡大・縮小，回転，反転などの操作が可能であり，診断に適した画像表示が行える．

　記録系は，変換系で得られた画像信号を，フィルムやデジタル記録媒体に記録する部分である．かつて行われていたフィルムに記録する場合は，レーザーイメージャが用いられる．レーザーイメージャは，高解像度かつ高階調な画像をフィルムに記録することができる．フィルムは，高い空間分解能を有しており，微細な構造の描出に優れている．また，フィルムは，長期の保存が可能であったが管理と保管場所や検査検索が容易でないなど諸問題は多かった媒体である．

　デジタル記録媒体に記録する場合は，**PACS** が用いられる．PACS は，医用画像をデジタルデータとして保管・管理するシステムである．PACS では，DICOM 規格に準拠した画像データが用いられ，ネットワークを介して，複数の医療機関間で画像データを共有することができる．デジタル記録媒体は，フィルムと比較して，保管スペースを削減できる利点がある．また，デジタル画像は，画像処理が容易であり，診断に適した画像を提供することができる．しかし，サーバの容量など近年の画像高解像度化にともない，サーバ容量の問題や，サーバに保管されているデータの二重化など情報の保全やセキュリティーの問題などデジタル化に伴う別の問題も存在する．

> **Sidememo**
>
> **医用高精細モニタの特性：高輝度・高コントラスト・高解像度を実現**
>
> 　DICOM 規格に準拠し，階調・輝度特性を標準化．異機種間の表示互換性を確保．ただし，環境光の影響や経時劣化への対策が必要である．

> **Sidememo**
>
> **PACS とデジタル画像管理：DICOM 規格準拠でデータを管理・共有**
>
> 　保管スペース削減や画像処理の容易さが利点．一方，サーバ容量，データの二重化，セキュリティーなど新たな課題も存在．長期保存と即時アクセスの両立が課題である．

4　X線受像部の構造と原理（図 5-4-1）

1　I.I. の構造

　X線イメージインテンシファイア（I.I.）は，X線を可視光に変換し，光学的に輝度増強を行うことで，高感度かつリアルタイムなX線透視画像を提供する装置である．I.I. は，X線の検出から可視光の出力までを真空封止された容器内で行う構造を有してい

I.I.	FPD
構造： ・真空封止容器内で処理 ・入力蛍光面→光電子変換面→ 　電子レンズ系→出力蛍光面 **原理**： 1. X線検出（入力蛍光面） 2. 光電子変換 3. 電子増倍（電子レンズ系） 4. 可視光変換（出力蛍光面）	**構造**： ・平面状の検出器 ・変換層→スイッチング素子→読み出し回路 **原理**： 1. X線検出（変換層） 　間接変換：X線→可視光→電荷 　直接変換：X線→電荷 2. 信号読み出し（スイッチング素子） 3. 信号増幅・変換（読み出し回路）
・画像歪みあり　　　　　比較 ・高感度	・大視野化容易 ・高解像度

図 5-4-1　X線受像部の構造と原理：I.I. と FPD の比較

第5章　X線映像装置

る.

I.I. の主要な構成要素は，**入力蛍光面**，**光電子変換面**，**電子レンズ系**，**出力蛍光面**である．これらの構成要素は，真空封止された容器内に配置されている．

入力蛍光面は，X線を可視光に変換する役割を担っている．入力蛍光面には，CsIやGd_2O_2S等の蛍光体が用いられる．これらの蛍光体は，X線を吸収し，可視光を発光する．入力蛍光面は，X線の入射方向に対して斜めに配置されており，これにより，X線の利用効率が向上している．

光電子変換面は，入力蛍光面で発光された可視光を光電子に変換する役割を担っている．光電子変換面には，Sb-Cs等の光電面が用いられる．光電面は，可視光を吸収し，光電子を放出する．放出された光電子は，電子レンズ系に入力される．

電子レンズ系は，光電子変換面で放出された光電子を加速・集束する役割を担っている．電子レンズ系は，電極と磁界により構成されている．電極には，フォーカス電極とアノード電極がある．フォーカス電極は，光電子の集束を制御し，アノード電極は，光電子を加速する．磁界は，光電子の収差を補正し，高解像度な電子像を形成する．

出力蛍光面は，電子レンズ系で加速・集束された光電子を可視光に変換する役割を担っている．出力蛍光面には，ZnCdS等の蛍光体が用いられる．これらの蛍光体は，光電子を吸収し，可視光を発光する．出力蛍光面で発光された可視光は，光学系を介して，カメラやモニタに伝送される．

I.I. の構造は，X線の検出から可視光の出力までを一体化することで，高感度かつ高解像度なX線透視画像を提供することができる．また，I.I. は，コンパクトな設計が可能であり，装置の小型化に寄与している．

しかし，I.I. は，画像の歪みやコントラストの低下，大視野化の困難さなどの課題も抱えている．また，I.I. は，真空封止された構造を有しているため，故障した場合の修理が困難であるという欠点もある．

近年では，これらの課題を解決するために，FPD が開発され，I.I. に代わる新たなX線検出器として普及が進んだ．しかし，I.I. は，長年にわたって蓄積された知見や技術を有しており，それらの知見や技術は，FPD の開発にも活かされている．

2　I.I. の原理

I.I. は，X線を可視光に変換し，光学的に輝度増強を行うことで，高感度かつリアルタイムなX線透視画像を提供する装置である．I.I. の原理は，**X線の検出**，**光電子変換**，**電子増倍**，**可視光変換**の4つの過程に分けられる．

第一の過程は，X線の検出である．I.I. の入力蛍光面に入射したX線は，蛍光体によって吸収され，可視光に変換される．蛍光体は，X線を効率的に吸収し，可視光を発光する性質を有している．入力蛍光面で発光された可視光は，光電子変換面に向けて放出される．

第二の過程は，光電子変換である．光電子変換面に到達した可視光は，光電面によって吸収され，光電子に変換される．光電面は，可視光を吸収し，光電子を放出する性質を有している．放出された光電子は，電子レンズ系に入力される．

第三の過程は，電子増倍である．電子レンズ系に入力された光電子は，電界と磁界によって加速・集束される．加速された光電子は，そのエネルギーが増大し，出力蛍光面

Sidememo

入力蛍光面の構造と効率
CsIやGd_2O_2S蛍光体を使用．斜め配置でX線利用効率を向上．蛍光体の厚さと空間分解能のトレードオフが課題．構造化蛍光体による光の閉じ込めも重要である．

Sidememo

I.I. の課題とFPDへの移行
画像歪み，コントラスト低下，大視野化の困難さが課題．真空封止構造で修理困難．FPD が代替として普及．ただし，I.I. の知見はFPD 開発にも活用．低コストな利点で一部用途では継続使用．

Sidememo

X線検出と光電子変換
入力蛍光面でX線を可視光に変換．CsIやGd_2O_2Sなどの高効率蛍光体を使用．光電面（Sb-Cs等）で光電子に変換．量子効率と空間分解能のバランスが重要である．

に到達する．この過程で，光電子の数は増倍される．電子増倍の度合いは，I.I. の利得とよばれ，数百倍から数千倍に達する．

第四の過程は，可視光変換である．出力蛍光面に到達した光電子は，蛍光体によって吸収され，可視光に変換される．出力蛍光面で発光された可視光は，光学系を介して，カメラやモニタに伝送される．この可視光は，入力蛍光面で発光された可視光と比べて，輝度が数百倍から数千倍に増強されている．

以上の4つの過程を経ることで，I.I. は，X線を高感度かつリアルタイムに可視化することができる．I.I. の原理は，光電子変換と電子増倍を利用することで，X線画像の高感度化を実現している．また，真空封止された構造を採用することで，光電子の散乱や吸収を抑制し，高解像度な画像を得ることができる．

ただし，I.I. の原理には，いくつかの限界もある．まず，入力蛍光面や出力蛍光面の構造に起因する画像の歪みが生じる．また，電子レンズ系の収差により，画像の周辺部でボケが生じる．さらに，出力蛍光面のサイズが限定されるため，大視野化が困難である．

これらの限界を解決するために，FPD が開発された．FPD は，X線を直接電気信号に変換することで，I.I. の原理とは異なる方式でX線画像を取得する．FPD は，I.I. と比べて，画像の歪みが少なく，大視野化が容易であるという利点を有している．

3 FPD の構造

フラットパネルディテクタ（**FPD**）は，X線を直接電気信号に変換する平面状のX線検出器である．FPD は，薄型で大面積の検出器を実現することができ，X線画像の歪みが少なく，高解像度な画像を取得することができる．

FPD の基本的な構造は，X線を検出する**変換層**，信号を読み出す**スイッチング素子**，信号を増幅する**読み出し回路**から成る．これらの構成要素は，ガラス基板上に薄膜として形成されている．

変換層は，X線を直接電気信号に変換する役割を担っている．変換層には，**間接変換方式**と**直接変換方式**の2種類がある．間接変換方式では，X線をいったん可視光に変換し，その可視光を光電変換層で電気信号に変換する．間接変換方式では，シンチレータ（Gd_2O_2S 等）と非晶質シリコン（a-Si）の組み合わせが用いられる．直接変換方式では，X線を直接電気信号に変換する．直接変換方式では，アモルファスセレン（a-Se）が用いられる．

スイッチング素子は，変換層で生成された電気信号を読み出す役割を担っている．スイッチング素子には，**薄膜トランジスタ**（**TFT**）が用いられる．TFT は，変換層で生成された電気信号を蓄積し，読み出し回路に伝送する．TFT は，アモルファスシリコン（a-Si）または低温ポリシリコン（LTPS）で作製される．

読み出し回路は，スイッチング素子から伝送された電気信号を増幅し，デジタル信号に変換する役割を担っている．読み出し回路には，電荷増幅器とアナログ-デジタル変換器（ADC）が含まれる．読み出し回路は，FPD の画素ピッチに合わせて集積化されている．

FPD の画素は，変換層，スイッチング素子，読み出し回路が一体化された構造を有している．画素は，マトリックス状に配列されており，それぞれの画素が独立して動作

Sidememo

電子増倍プロセス
　電界と磁界で光電子を加速・集束．数百倍から数千倍の利得を実現．空間電荷効果による解像度低下が課題．電子軌道の最適化が高画質化の鍵である．

Sidememo

変換層の設計と性能
　間接変換方式（Gd_2O_2S/a-Si）と直接変換方式（a-Se）を比較．空間分解能とX線吸収効率のトレードオフが課題．シンチレータの構造化や光閉じ込め効果の最適化が重要である．

Sidememo

TFT アレイ技術
　a-Si または LTPS TFT を使用．画素ピッチ $100 \sim 200\,\mu m$ 実現．寄生容量低減と読み出し速度向上が課題．大面積製造技術と歩留まり向上が鍵となっている．

第5章 X線映像装置

する．FPDの画素ピッチは，100〜200 μm程度であり，高解像度な画像を取得することができる．

FPDの大面積化は，画素数を増やすことで実現される．FPDの画素数は，数百万から数千万に達する．大面積化により，FPDは，従来のI.I.と比べて，広い視野を確保することができる．

FPDは，薄型・軽量であり，コンパクトな設計が可能である．また，FPDは，デジタル出力を有しているため，画像処理が容易であり，ネットワークを介した画像の伝送・保管が可能である．

以上のように，FPDは，X線を直接電気信号に変換する平面状の検出器であり，変換層，スイッチング素子，読み出し回路から構成されている．FPDは，高解像度，大面積，薄型・軽量，デジタル出力などの特徴を有しており，現在のX線画像診断において重要な役割を果たしている．

4 FPDの原理

FPDは，X線を直接電気信号に変換することで，X線画像を取得する装置である．FPDの原理は，**X線の検出**，**信号の読み出し**，**信号の増幅・変換**の3つの過程に分けられる．

第一の過程は，X線の検出である．FPDの変換層に入射したX線は，変換層の材料によって吸収され，電荷に変換される．間接変換方式では，X線がシンチレータで可視光に変換され，その可視光が光電変換層で電荷に変換される．直接変換方式では，X線がアモルファスセレンで直接電荷に変換される．変換層で生成された電荷は，画素ごとに蓄積される．

第二の過程は，信号の読み出しである．変換層で生成された電荷は，スイッチング素子によって読み出される．スイッチング素子には，TFTが用いられる．TFTは，ゲート電極に電圧を印加することで，ソース電極とドレイン電極間の電流を制御する．TFTのゲート電極に読み出し信号を印加することで，変換層で蓄積された電荷が，TFTを介して読み出し回路に伝送される．

第三の過程は，信号の増幅・変換である．読み出し回路に伝送された電荷は，電荷増幅器で増幅される．増幅された信号は，アナログ-デジタル変換器（ADC）でデジタル信号に変換される．デジタル信号は，画像処理回路に送られ，各種の画像処理が施される．

FPDの原理では，変換層とスイッチング素子の性能が重要な役割を果たす．変換層は，X線を効率的に吸収し，電荷に変換する必要がある．また，変換層は，高い空間分解能を有する必要がある．スイッチング素子は，変換層で生成された電荷を効率的に読み出す必要がある．また，スイッチング素子は，低ノイズで動作する必要がある．

間接変換方式と直接変換方式は，変換層の材料が異なるだけでなく，それぞれ固有の利点と欠点を有している．間接変換方式は，シンチレータの発光効率が高いため，高感度な検出が可能である．また，シンチレータの材料選択の自由度が高いため，用途に応じた最適化が可能である．一方，間接変換方式は，シンチレータと光電変換層の間の光学的なクロストークにより，空間分解能が制限される．

直接変換方式は，X線を直接電荷に変換するため，高い空間分解能が得られる．また，

Sidememo

読み出し回路の集積化
　電荷増幅器とADCを高集積化．低ノイズ設計と高速読み出しが重要．動的範囲の拡大と消費電力削減が課題．ASICによる多機能化も進展している．

Sidememo

変換層の材料特性と効率
　間接変換方式（シンチレータ＋光電変換）と直接変換方式（a-Se）を比較．X線吸収効率，空間分解能，感度のトレードオフが課題．材料選択と構造最適化が重要である．

Sidememo

信号処理回路の設計
　電荷増幅器とADCの高性能化．広ダイナミックレンジと低ノイズ化が重要．デジタル信号処理による画質向上．リアルタイム処理能力と消費電力のバランスが課題となっている．

第5章 X線映像装置

直接変換方式は，変換層が薄いため，X線の吸収効率が高い．一方，直接変換方式は，アモルファスセレンの電荷輸送特性が低いため，感度が低くなる傾向がある．

　以上のように，FPDの原理は，X線の検出，信号の読み出し，信号の増幅・変換の3つの過程からなり，変換層とスイッチング素子の性能が重要な役割を果たしている．間接変換方式と直接変換方式は，それぞれ固有の利点と欠点を有しており，用途に応じて選択される．

5 X線映像装置の構成と特徴

1 X線テレビ装置と血管撮影装置の構成（図5-5-1）

　X線テレビ装置と血管撮影装置は，X線を利用した画像診断装置であり，リアルタイムでの画像観察が可能である．両装置は，**X線発生装置**，**X線検出器**，**画像処理系**，**モニタ**から構成される．

　X線発生装置は，X線管球と高電圧発生装置から構成される．X線管球は，ターゲットに電子を照射することでX線を発生する．高電圧発生装置は，X線管球に高電圧を印加し，X線の発生を制御する．X線発生装置は，両装置の性能を左右する重要な構成要素である．

　X線検出器は，X線をリアルタイムで検出し，電気信号に変換する．従来のX線テレビ装置では，I.I. が用いられてきたが，近年ではFPDを用いた装置が主流となっている．血管撮影装置においても，FPDが用いられることが多い．FPDは，X線を直接電気信号に変換することで，高解像度かつ低ノイズの画像を取得することができる．

　画像処理系は，X線検出器で得られた電気信号を画像信号に変換し，各種の画像処理を施す．画像処理系では，アナログ-デジタル変換，ノイズ除去，コントラスト調整，エッジ強調などの処理が行われる．また，画像処理系では，画像の保存や転送のための信号変換も行われる．近年では，デジタル信号処理技術の進歩により，高度な画像処理が可能となっている．

Sidememo

X線発生装置の最適化

　X線管球の熱容量と冷却効率が課題．高電圧発生装置の安定性と波形制御が重要．パルスX線技術による被ばく低減と画質向上．デュアルエナジー撮影への対応も進展している．

共通構成要素
1．X線発生装置：X線管球，高電圧発生装置
2．X線検出器：FPD
3．画像処理系：A/D変換，ノイズ除去，コントラスト調整，エッジ強調
4．モニタ：高精細，高輝度，高コントラスト
5．ネットワーク機能：画像転送

X線テレビ装置の特徴	血管撮影装置の特徴
・消化管検査に適している	・心臓や血管系の動的画像化に特化
・立位撮影が可能（チルト機能）	・IVR（治療）に適している
・透視条件の調整が容易	・Cアームの自由な動き
・被ばく線量の最適化	・3D画像構築可能（回転DSA）
・一般的な動態観察に使用	・ハイブリッド手術対応

共通の特徴：リアルタイム性，高解像度，低ノイズ，広いダイナミックレンジ，優れた操作性

図5-5-1 X線テレビ装置と血管撮影装置の構成と特徴

モニタは，画像処理系で処理された画像を表示する．X線テレビ装置と血管撮影装置では，高精細なモニタが用いられる．モニタには，医療用の高輝度・高コントラストのCRTモニタや液晶モニタが用いられる．

また，モニタには，各種の表示機能が付加されている．例えば，ピクチャーインピクチャー表示により，透視画像と撮影画像を同時に表示することができる．

X線テレビ装置と血管撮影装置では，これらの構成要素が一体化され，システムとして動作する．X線発生装置とX線検出器は，Cアームなどの機構で連結され，一体的に動作する．また，画像処理系とモニタは，コンソール上に配置され，操作性を高めている．

近年の両装置では，ネットワーク機能も重要な構成要素となっている．X線テレビ装置や血管撮影装置で得られた画像は，院内ネットワークを介して，他の診断装置や画像保管庫に転送される．これにより，効率的な診療が可能となる．

2 X線テレビ装置と血管撮影装置の特徴

X線テレビ装置と血管撮影装置は，それぞれの検査において重要な役割を果たしており，以下のような特徴を有している．

1）リアルタイム性

両装置は，X線画像をリアルタイムで観察することができる．これにより，体内の動的な変化を連続的に捉えることができる．リアルタイム性は，消化管検査や血管造影検査などの動的な検査に不可欠である．また，リアルタイム性は，インターベンション治療においても重要である．カテーテルや治療デバイスの操作を，リアルタイムの画像を見ながら行うことができる．

2）高解像度

両装置は，高解像度の画像を提供することができる．特に，FPDを用いた装置は，高い空間分解能を有している．これにより，微細な構造や病変を描出することができる．高解像度は，精密な診断や治療計画の立案に役立つ．

3）低ノイズ

両装置は，低ノイズの画像を提供することができる．特に，FPDを用いた装置は，X線量子ノイズが低減されている．これにより，低線量でも高画質な画像が得られる．低ノイズは，被ばく低減や高コントラスト分解能の向上に寄与する．

4）広いダイナミックレンジ

両装置は，広いダイナミックレンジを有している．ダイナミックレンジとは，検出可能な信号の強度範囲のことである．両装置は，低線量から高線量までの広い範囲のX線を検出することができる．これにより，様々な被写体に対応することができる．また，広いダイナミックレンジは，画像処理による階調の最適化に役立つ．

5）操作性

両装置は，優れた操作性を有している．両装置には，様々な撮影モードや画像処理機能が備えられている．これらの機能は，コンソール上のボタンやタッチパネルで簡単に操作することができる．また，両装置は，自動露出制御機能を有しており，最適な線量と画質を自動的に設定することができる．

Sidememo

FPDの大面積・高速化

大面積化と読み出し速度向上が課題．TFTアレイの高集積化と並列読み出し技術が鍵．動画対応のための残像低減も重要である．

Sidememo

リアルタイム性と画質のバランス

高フレームレート撮影と画質維持の両立が課題．動き補正アルゴリズムやAIを用いたノイズ低減技術が重要．インターベンション時の被ばく低減と視認性向上が鍵となる．

高解像度・低ノイズ化技術

FPDの画素微細化と感度向上のトレードオフ．逐次近似再構成法やディープラーニング応用による超解像技術．量子ノイズ低減と空間分解能維持の最適化が課題となっている．

6) ネットワーク接続

両装置は，ネットワークに接続することができる．これにより，両装置で得られた画像を，院内の他の診断装置や画像保管庫に転送することができる．また，ネットワーク接続により，遠隔地からの画像参照や診断支援が可能となる．

以上のように，X線テレビ装置と血管撮影装置は，リアルタイム性，高解像度，低ノイズ，広いダイナミックレンジ，操作性，ネットワーク接続などの特徴を有している．

6 X線デジタル画像システムの構成と特徴（図5-6-1）

1 X線デジタル画像システムの構成

X線デジタル画像システムは，X線画像をデジタル化して取得，処理，保管，表示する一連のシステムである．X線デジタル画像システムは，**X線発生装置**，**X線検出器**，**画像処理ワークステーション**，**画像表示モニタ**，**画像保管サーバ**，**ネットワーク**から構成される．

X線発生装置は，X線管球と高電圧発生装置から構成される．X線デジタル画像システムでは，パルスX線や連続X線が用いられる．X線発生装置は，X線のエネルギーや線量を制御する機能を有している．

X線検出器は，X線をデジタル信号に変換する．X線デジタル画像システムでは，FPDやCRが用いられる．FPDは，X線を直接電気信号に変換するのに対し，CRは，輝尽性蛍光体を用いて，X線をいったん潜像として記録し，その後，レーザー走査により電気信号に変換する．

画像処理ワークステーションは，X線検出器から取得されたデジタル画像データに対して，各種の画像処理を行う．画像処理ワークステーションは，高性能なCPUとGPU，大容量のメモリを搭載したコンピュータである．画像処理ワークステーションでは，画像の再構成，ノイズ除去，コントラスト調整，エッジ強調などの処理が行われ

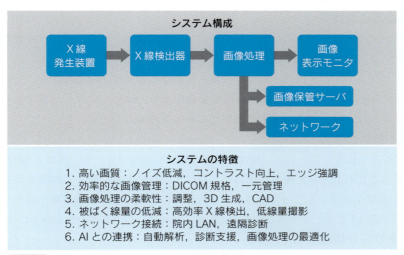

図 5-6-1 X線デジタル画像システムの構成と特徴

第5章 X線映像装置

る．また，三次元画像の生成や，CADによる病変検出なども行われる．

画像表示モニタは，処理された画像を表示する．X線デジタル画像システムでは，高精細な医療用モニタが用いられる．医療用モニタは，高輝度，高コントラスト，広視野角などの特性を有している．また，医療用モニタは，キャリブレーション機能を有しており，安定した画質を維持することができる．

画像保管サーバは，処理された画像データを保管する．画像保管サーバは，大容量のハードディスクを搭載したコンピュータである．画像保管サーバでは，DICOM規格に準拠した画像データが保管される．DICOMは，医用画像のフォーマットや通信プロトコルを規定した国際標準規格である．

ネットワークは，X線デジタル画像システムの各構成要素を接続する．X線デジタル画像システムでは，院内LANが用いられる．院内LANは，高速かつ大容量のデータ通信を可能にする．また，院内LANは，他の医療機器やシステムとの連携を図ることができる．

2 X線デジタル画像システムの特徴

X線デジタル画像システムは，X線画像をデジタル化して取得，処理，保管，表示する一連のシステムであり，以下のような特徴を有している．

1）高い画質

X線デジタル画像システムは，高い画質を実現することができる．アナログ系と比較して，ノイズが少なく，コントラストや階調の再現性に優れている．また，デジタル画像処理により，エッジ強調やノイズ除去などを行うことで，さらに高画質化することができる．高い画質は，微細な病変の検出や質的診断の向上に寄与する．

2）効率的な画像管理

X線デジタル画像システムは，効率的な画像管理を可能にする．デジタル画像は，DICOM規格に準拠して保管される．これにより，画像データの互換性が確保され，他の医療機関との画像交換が容易になる．また，画像保管サーバを用いることで，大量の画像データを一元的に管理することができる．効率的な画像管理は，診療の効率化や診断の迅速化に寄与する．

3）画像処理の柔軟性

X線デジタル画像システムは，画像処理の柔軟性に優れている．デジタル画像は，画像処理ワークステーションで自在に処理することができる．例えば，ウィンドウ幅やウィンドウレベルの調整，拡大・縮小，回転，反転などの基本的な処理から，三次元画像の生成やCADによる病変検出などの高度な処理まで，様々な処理が可能である．画像処理の柔軟性は，診断の質の向上と効率化に寄与する．

4）被ばく線量の低減

X線デジタル画像システムは，被ばく線量の低減に寄与する．デジタルX線検出器は，アナログ系と比較して，X線の利用効率が高い．これにより，同等の画質を得るために必要なX線量を低減することができる．また，画像処理により，低線量で撮影した画像のノイズを低減することができる．被ばく線量の低減は，患者の安全性の向上に寄与する．

5）ネットワーク接続

X線デジタル画像システムは，ネットワークに接続することができる．これにより，

Sidememo

医療情報システムとの統合

DICOM規格に基づく相互運用性確保が重要である．近年の医療情報のDX化に伴い，クラウドPACSの普及と情報セキュリティー対策も付随する課題となっている．ビッグデータ解析による診断支援と医療quality improvement，遠隔診断・遠隔治療への対応が必要となってきている．

第5章　X線映像装置

X線デジタル画像システムで得られた画像を，院内の他の診断装置や画像保管サーバに転送することができる．また，ネットワーク接続により，遠隔地からの画像参照や診断支援が可能となる．ネットワーク接続は，診療の効率化や診断の迅速化に寄与する．

6）AI との連携

　X線デジタル画像システムは，AI技術との連携が期待されている．AIを用いることで，画像の自動解析や診断支援が可能となる．例えば，AIによる病変の検出や，解剖学的構造の自動抽出などが行われる．また，AIを用いることで，画像処理の自動化や最適化が図られる．AIとの連携は，診断の質の向上と効率化に寄与すると考えられる．

　以上のように，X線デジタル画像システムは，高い画質，効率的な画像管理，画像処理の柔軟性，被ばく線量の低減，ネットワーク接続，AIとの連携などの特徴を有している．これらの特徴は，X線画像診断の高度化と効率化に大きく貢献している．

章 末 問 題

問 1　以下の文章について正しいのはどれか．2 つ選べ．

1）X線映像装置は，人体内部の構造を可視化するためにX線の吸収率を利用している．
2）X線イメージインテンシファイア（I.I.）は，X線を直接電気信号に変換する．
3）フラットパネルディテクタ（FPD）は，X線を可視光に変換することで画像を得る．
4）X線映像装置は，入力系，変換系，出力系の3つの主要な部分で構成される．
5）X線テレビ装置は，X線画像をリアルタイムで観察するための装置である．

【解答】　1，4
2）I.I. は，X線を可視光に変換し，光電子増倍管で増幅して画像を得るものであり，直接電気信号には変換しない．（p.75 **1** **I.I. の構造**を参照）
3）FPD は，X線を直接電気信号に変換するデジタル式のX線検出器であり，可視光には変換しない．（p.77 **3** **FPD の構造**を参照）

問 2　以下の文章について誤っているのはどれか．2 つ選べ．

1）X線イメージインテンシファイア（I.I.）は，入力蛍光面，光電子増倍管，出力蛍光面の3つの主要部分からなる．
2）FPD は，I.I. と比較して画像の歪みが少なく，コントラストが高い．
3）I.I. は，FPD と比較して高コストであり，一部の用途で依然として使用されている．
4）X線テレビ装置は，おもに静止画像を撮影するために用いられる．
5）血管撮影装置は，X線透視画像をリアルタイムで観察するために用いられる．

【解答】　3，4
3）I.I. は，FPD と比較して低コストであるため，一部の用途で依然として使用されている．したがって，「高コスト」という記述は誤りである．（p.70 **1** **X線イメージインテンシファイア（I.I.）**を参照）

第5章 X線映像装置

4) X線テレビ装置は，リアルタイムでX線画像を観察するために用いられる．静止画像を撮影するのはX線撮影装置である．（p.71 **1) X線テレビ装置**を参照）

問3 以下の文章について正しいのはどれか．**2つ選べ**．

1) X線デジタル画像システムは，アナログ式のX線画像システムと比較してノイズが多い．
2) FPDは，X線を直接電気信号に変換するデジタル式のX線検出器である．
3) X線デジタル画像システムは，DICOM規格に準拠して画像データを保管する．
4) I.I.の利得は数倍から数十倍に達する．
5) X線検出器の駆動機構には，X線管球と連動して移動するCアームが含まれる．

【解答】 2, 3
1) X線デジタル画像システムは，アナログ式のX線画像システムと比較してノイズが少なく，より高品質な画像を提供する．（p.72 **3) X線デジタル画像システム**を参照）
4) I.I.の利得は，数百倍から数千倍に達する．したがって，「数倍から数十倍」という記述は誤りである．（p.76 **2 I.I.の原理**を参照）
5) X線検出器の駆動機構には，Cアームが含まれることもあるが，これはすべてのX線検出器に共通する特徴ではないため，他の選択肢と比較して正答とはならない．（p.73 **1 入力系**を参照）

問4 以下の文章について正しいのはどれか．**2つ選べ**．

1) フラットパネルディテクタ（FPD）の変換層には，間接変換方式と直接変換方式がある．
2) X線テレビ装置と血管撮影装置は，X線フィルムを用いて画像を記録する．
3) X線デジタル画像システムは，被ばく線量の増加につながる．
4) PACSは，X線画像を紙のフィルムとして保管するシステムである．
5) 血管撮影装置は，Cアームを用いて任意の角度からの撮影が可能である．

【解答】 1, 5
1) 正しい．FPDの変換層には間接変換方式と直接変換方式がある．（p.73 **1 入力系**を参照）
2) 誤り．X線テレビ装置と血管撮影装置は，デジタル方式で画像を記録する．（p.71 **2) 血管撮影装置**を参照）
3) 誤り．X線デジタル画像システムは，被ばく線量の低減に寄与する．（p.70 **1 X線イメージインテンシファイア（I.I.）**を参照）
4) 誤り．PACSは，医用画像をデジタルデータとして保管・管理するシステムである．（p.74 **3 出力系**を参照）
5) 正しい．血管撮影装置は，Cアームを用いて任意の角度からの撮影が可能である．（p.73 **1 入力系**を参照）

第5章 X線映像装置

問5 以下の文章について**誤っている**のはどれか.**2つ選べ**.

1)X線イメージインテンシファイア(I.I.)は,真空封止された構造を有している.
2)フラットパネルディテクタ(FPD)は,大視野化が困難である.
3)X線デジタル画像システムは,AI技術との連携が期待されている.
4)コンピューテッドラジオグラフィ(CR)は,輝尽性蛍光体を用いてX線画像を取得する.
5)X線テレビ装置は,消化管検査に用いられることがある.

【解答】 2, 4
1)正しい.I.I.は真空封止された構造を有している.(p.75 ① **I.I.の構造**を参照)
2)誤り.FPDは大視野化が容易である.(p.73 ① **入力系**を参照)
3)正しい.X線デジタル画像システムは,AI技術との連携が期待されている.(p.74 ② **変換系**を参照)
4)正しい.CRは輝尽性蛍光体を用いてX線画像を取得する.(p.81 ① **X線デジタル画像システムの構成**を参照)
5)正しい.X線テレビ装置は消化管検査に用いられることがある.(p.71 **1)X線テレビ装置**を参照)

問6 以下の文章について正しいのはどれか.**2つ選べ**.

1)X線イメージインテンシファイア(I.I.)の電子増倍の度合いは,数百倍から数千倍に達する.
2)フラットパネルディテクタ(FPD)の画素ピッチは,通常1mm程度である.
3)X線デジタル画像システムは,JPEG形式で画像を保存する.
4)血管撮影装置は,IVR-CT装置としてCTと組み合わせて使用されることがある.
5)X線テレビ装置は,常に被写体を固定して撮影を行う.

【解答】 1, 4
1)正しい.I.I.の電子増倍の度合い(利得)は数百倍から数千倍に達する.(p.76 ② **I.I.の原理**を参照)
2)誤り.FPDの画素ピッチは通常100～200μm程度である.(p.77 ③ **FPDの構造**を参照)
3)誤り.X線デジタル画像システムは,DICOM規格に準拠して画像データを保管する.(p.81 ① **X線デジタル画像システムの構成**を参照)
4)正しい.血管撮影装置は,IVR-CT装置としてCTと組み合わせて使用されることがある.(p.71 **2)血管撮影装置**を参照)

第6章 診断用X線画像処理装置

第6章 診断用X線画像処理装置

本章の目的

●診断用X線画像処理装置であるコンピューテッドラジオグラフィ（CR），フラットパネルディテクタ（FPD）の基本原理およびそれぞれの特徴，特性を理解する.

1 コンピューテッドラジオグラフィ（CR）

1 画像のデジタル化

1）デジタル画像の特徴

現在，臨床現場で用いられている医用画像のほとんどがデジタル化されている.
アナログ信号をデジタル信号に変換（A/D変換）するためには，**標本化**（sampling）と**量子化**（quantization）という2つのステップが必要である．このデジタル信号により作られるデジタル画像は，演算処理に強く様々な画像処理を行える，画像圧縮処理で画像保管を経済的に行える，**PACS**[*1]（picture archiving and communication system）の利用を可能にする等，さまざまな利点を有する.

2）標本化

標本化とは，空間的・時間的に連続したデータを離散データに変換することである．画像においては，アナログ画像を $n \times m$ **画素（ピクセル）** に区画化する作業のことである．1画素の大きさ（**画素サイズ**）が小さければ小さいほど元のアナログ画像を忠実に再現できるが，画像のデータ量は大きくなる．表現可能な構造の細かさ（つまり，表現可能な空間周波数）と画素サイズの関係は**標本化定理**[*2]（または**サンプリング定理**）で表される．図6-1-1に画素サイズを変化させた画像を示す．画素サイズが大きくなるにつれ画像が粗くなり，細かな構造が描出できていないことがわかる．画素サイズは画像の空間分解能に大きな影響を与える.

3）量子化

量子化とは，本来の画像がもつ連続量としての濃度を離散化する作業のことである．量子化された値を**画素値（ピクセル値）** とよび，画素値の最大値を量子化レベル数，濃度分解能レベル，または**階調数**とよぶ．一般的に量子化レベル数は2の n 乗となるように値が割り当てられる．例えば，8ビット画像であれば $2^8 = 256$ の量子化レベル数をもつ画像である．図6-1-2に量子化レベル数を変化させた画像を示す．量子化レベル数が小さくなるにつれて淡いコントラストが失われ，十分な量子化レベル数がないと等高線状のアーチファクトが生じていることがわかる[*3].

2 CR装置の原理と構成

1）CR装置の原理

CR（computed radiography）**装置**とは，X線検出器として**輝尽性蛍光体**を用いたイ

Sidememo

[*1] PACS
　デジタル化された医用画像の電子保存と共有を可能とし，医療サービスの質を向上させるシステム．PACSの要素には，画像入力，画像保存，画像伝送，画像表示がある.

[*2] 標本化定理
　画素サイズ Δx（mm）とするとき，表現可能な空間周波数 u（cycle/mm）は以下の式で表される.
$$u \leq 1/(2 \cdot \Delta x)$$
この空間周波数をナイキスト（Nyquist）周波数という．例えば，$100\,\mu m$ の大きさの構造物をデジタル画像で表現するためには $50\,\mu m$ 以下の画素サイズである必要がある.

[*3] 画像の情報量
　画像の情報量は画素数と量子化レベル数の積である．例えば画素数が $4,096 \times 4,096$ で量子化レベル数が8bitの場合，その画像の情報量は $4,096 \times 4,096 \times 8$ となる．通常情報量はMbyte（メガバイト）で表され，1M（メガ）＝1,024k（キロ），1k＝1,024 byte（バイト），1 byte＝8 bit（ビット）であるので，この場合 $4 \times 4 \times 1 = 16$ Mbyteとなる.

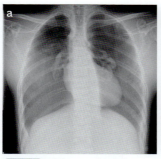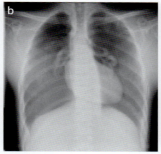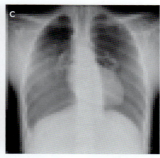

図 6-1-1 画素サイズを変化させたときの画像
a：512×512，b：128×128，c：64×64

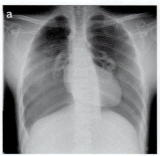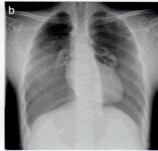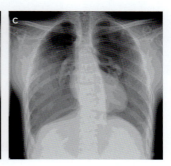

図 6-1-2 量子化レベル数を変化させた時の画像
a：8 bit，b：5 bit，c：4 bit

　イメージングプレート(IP)を利用し，読み取り装置でX線量に応じた発光をデジタル情報として取り出し，コンピュータで処理する装置である．被写体を透過したX線は，輝尽性蛍光体を用いたIPにアナログ情報として蓄積される．この情報は少しずつ減少するものの，1週間以上保存される．次に，照射されたIPを赤色のレーザーで高精度に走査すると，蓄積されたX線エネルギーが青色の蛍光として取り出される．蛍光の強さはX線照射線量に比例しており，この蛍光を光電子増倍管で検出して時系列の電気信号とし，それをA/D変換することでデジタル信号化する．得られたデジタル信号は読影，診断に適した画像処理が行われたのち，フィルム上に出力されるかディスプレイ上に表示される．

　CR装置はX線検出部(IPとカセッテ)と画像情報読み出し部の分離が可能であるため，X線検出部を小型化・軽量化できるという特徴がある．図 6-1-3 にカセッテを用いたCR装置の外観を示す．また，図 6-1-4 にIPを読み取り装置の中に組み込み効率化を図ったCR装置を示す．

　X線照射から画像出力までの信号の入出力の関係を図 6-1-5 に示す．

　第1象限はX線照射線量とIPから取り出される輝尽発光量の関係を示したもので，IPの特性を表す．X線による露光量と輝尽発光量は，一定の光量で読み取った場合，5桁以上の非常に広い範囲で比例関係にある．このような広いダイナミックレンジは，通常の増感紙－フィルム系が1.5～2桁程度しか露光域がないことに比べ大きな特徴である．ダイナミックレンジが広いことによって，被写体中のそれぞれの組織がもつ微小なX線吸収差を正しく検出するとともに，あらゆるX線撮影条件においても常に安定し

第 6 章　診断用 X 線画像処理装置

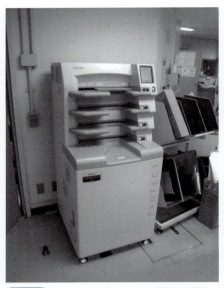

図 6-1-3　カセッテを用いた CR 装置の外観

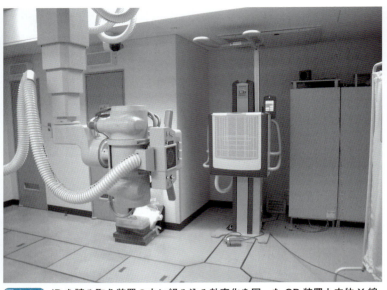

図 6-1-4　IP を読み取り装置の中に組み込み効率化を図った CR 装置と立位 X 線

Sidememo

[*4] 自動感度補正機能（EDR）

　IP の特性は X 線露光量と輝尽発光量が広い範囲で比例関係にあることであるが，この広い輝尽発光量をそのまま画像データとして量子化してしまうと濃度分解能が悪くなってしまう．EDR とは読み取られたデータからヒストグラムを作成し解析することで，必要な情報のみを画像データとして量子化することであり，X 線量や X 線エネルギーが変化しても一定の範囲内に量子化され最適化された画像データが生成される．

た濃度の画像が得られる**自動感度補正機能**[*4]（exposure data recognizer：**EDR**）を可能にしている．

　第 2 象限は読み取り装置の特性，つまり EDR による変換過程を示す．読み取られた IP の発光量のうち画像に必要な領域を選択することで，量子化レベル数を有効に利用することが可能となる．図 6-1-6 に X 線照射量が多い場合の X 線照射から画像出力までの信号の入出力の関係を示す．EDR により必要な情報のみが画像データとして量子化され，出力される画像濃度も適切なものとなっていることがわかる．

　第 3 象限は画像処理機能における変換過程を示す．読み取り装置の出力であるデジタル信号は画像処理装置で撮影部位や目的に応じた画像処理が行われる．画像処理には階調処理，周波数強調処理，ダイナミックレンジ圧縮処理など様々なものがある．

　第 4 象限は CR 装置の総合特性を表す．つまり出力フィルムおよびディスプレイに表示される画像の X 線照射量に対する特性を示す．図 6-1-5 と図 6-1-6 を比較してわかるように，X 線照射量が異なる場合においても最終的な画像の濃度はほぼ同じ濃度領域の画像となっている．

2）イメージングプレート（IP）

(1) IP の構造

　IP は支持体，蛍光体層，表面保護層などから構成される．IP 断面の模式図を図 6-1-7 に示す．支持体には，外力から蛍光体層を保護できること，良好な平面性を保てることが要求される．200〜350 μm のポリエチレンテレフタレート（PET）などが用いられる．

　蛍光体層は輝尽性蛍光体を有機ポリマで結合，保持したものである．一般の増感紙・フィルムシステムでは感度を上げるために両面に増感紙を使用しているが，IP は十分な感度があることと読み取り装置で走査する必要があることから，片面のみに蛍光体が塗布されている．このため，増感紙・フィルムシステムで見られた**クロスオーバー効**

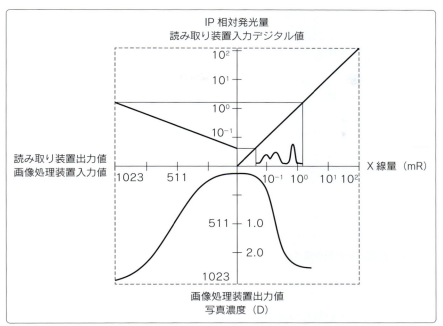

図 6-1-5　X線照射から画像出力までの信号の入出力の関係

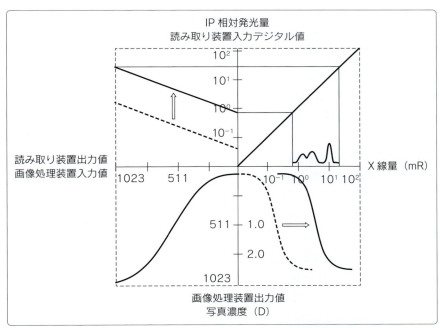

図 6-1-6　X線照射量が多い場合のX線照射から画像出力までの信号の入出力の関係

果[*5]は起きない．

　表面保護層は取り扱い時に蛍光体が損傷しないように設けられており，光やX線に対して物理特性の変化がないことや，光透過性が高く薄い素材であることが望まれる．一般的には PET フィルムやフッ素系樹脂が用いられる．導電層は，静電気による読み取り装置内搬送上あるいは画質上の不都合を取り除くために設けられている．

Sidememo

[*5] **クロスオーバー効果**
　増感紙・フィルムシステムでは一般的に，感度を増加させるために増感紙でフィルムを両面から挟んで使用する．感度の増大というメリットの反面，前面の増感紙からの蛍光が後面の増感紙を感光させ，画像にボケを生じるというデメリットがあり，この現象をクロスオーバー効果とよぶ．

第6章　診断用X線画像処理装置

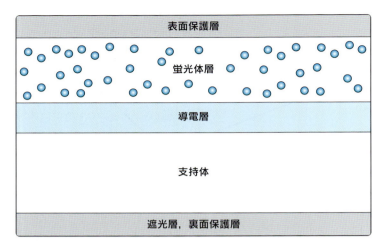

図 6-1-7　IP断面の模式図

Sidememo

＊6 両面集光システム

X線画像の信号雑音比(SN比)を改善するためには，X線吸収量を増加させることに加えて，輝尽発光を検出器で効率良く検出することが必要である．IPの蛍光体層を厚くすることでX線吸収量は増加するが，検出器で検出される発光自体の増加は少なく，SN比の改善効果は乏しい．それは，読み取りレーザー側から遠い(支持体側の)発光は，散乱体である蛍光体層を通過して検出器に到達する必要があり，検出器で検出される確率が低くなるためである．そこで，支持体を透明にするとともに，支持体側にも検出器を設けて蛍光体からの発光を検出するシステムが考案され，両面集光システムとして利用されている．それぞれの検出器で検出されたデータは，最適な加算比で加算されて最終的な画像データとして用いられる．このシステムでは，厚い蛍光体層のIPを組み合わせることでX線吸収量も増やすことが可能である．

IPの支持体を透明にして読み取り時に支持体側から発光する蛍光も検出することで，高感度化実現した，**両面集光システム**＊6 も開発され実用化されている．

(2) 輝尽性蛍光体

輝尽発光(photo stimulated luminescence：**PSL**)はX線，電子線，紫外線などの放射線で蛍光体を励起して発光させた後，発光波長よりも長い波長の光を照射すると再び光を出す現象である．PSLを示す物質は**輝尽性蛍光体**とよばれ，硫化亜鉛，アルカリハライド，酸化物系化合物などが知られている．PSLによって一次励起の情報が輝尽蛍光体中に記憶され，その後の二次励起により一次励起の情報を読み出すことが可能となる．IPに最も一般的に用いられている輝尽性蛍光体は，2価のユーロピウムイオンを微量に含有させたバリウムフロロハイド化合物($BaFX:Eu^{2+}$, $X = Cl$, Br, I)である．

ユーロピウムイオンは付活剤とよばれ，蛍光体合成の際にバリウムイオンと置換することで発光中心を形成する．蛍光体にX線や紫外線などを照射すると，発光中心であるEu^{2+}の励起状態からの発光(**瞬時発光**)を起こす．さらに，蛍光体中には最初からハロゲンイオンの空格子点(F^+中心)が形成されており，同様にX線や紫外線などを照射すると，F^+中心に電子が捕えられ準安定状態である色中心(**F中心**)を生成する．これはすなわち，X線画像情報が記憶された状態である．このとき同時に，Eu^{2+}に正孔が捕獲される．次に，このF中心が吸収する波長の光(二次励起光，読み取り光)を照射すると，F中心に捕えられていた電子が解放されEu^{2+}に捕獲された正孔と再結合し，Eu^{2+}の励起状態からの発光(輝尽発光)が起こる．

(3) IPの発光特性

①発光スペクトルと輝尽スペクトル

IPに用いられている輝尽性蛍光体は読み取り光(励起光)を照射されると青紫色の光を発(輝尽発光)し，その発光スペクトルは400 nm付近にある．この発光は発光中心の2価のユーロピウムイオンによるものである．**発光寿命**＊7 は約 0.7 μsec と短い．発光の強度は読み取り光の波長によって変化し，この輝尽発光強度の波長依存性は**輝尽励起スペクトル**とよばれる．IPに用いられている輝尽性蛍光体の輝

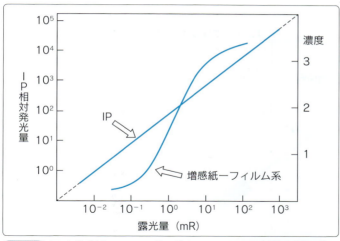

図 6-1-8　IP と増感紙－フィルム系のダイナミックレンジ（露光域）の違い

Sidememo

*7 発光寿命

X線照射下 IP にレーザーなどの輝尽励起光を照射すると直ちに輝尽発光が生じるのだが，輝尽励起光の照射を停止した後，発光が $1/e (e ≒ 2.718)$ に減衰するのにかかる時間を発光寿命とよび発光の減衰特性を表す．この減衰特性は，高速で IP から情報を読み取る際に重要な意義をもっている．なぜなら，減衰が遅い場合はレーザー光を点走査して情報を読み取る際，読み取っている画素の発光だけでなくその直前の発光（ノイズ）も検出してしまうことになり，画質の低下に繋がるためである．

尽発光は，600 nm 付近の赤色の読み取り光で最も効率的に得られ，この輝尽励起スペクトルは蛍光体内に生成された F 中心の光吸収スペクトルとよく一致する．CR 装置では，輝尽発光の波長と輝尽励起の波長が十分にはなれており，かつ輝尽発光スペクトルのピークが検出器である**光電子増倍管**（photomultiplier tube：PMT）の検出特性に合った 400 nm 付近であることが必要である．

②ダイナミックレンジ

IP に X 線を照射したとき，X 線による励起量と輝尽発光量は，一定の光量で読み取った場合 5 桁以上の非常に広い範囲で比例関係（図 6-1-8）にある．

③フェーディング

フェーディングとは，X 線照射によって IP 内に記憶された情報が，読み取りまでの時間経過に従って減少していく現象である．これは，F 中心に捕獲されている電子が時間経過とともに熱的に解放され，輝尽発光に寄与しなくなることに対応する．X 線照射後読み取りまでの時間が経過するほど，輝尽発光量は減少し，読み取りまで 8 時間経過した場合，約 25% 減少する．またフェーディングは，IP の保管温度が高くなると影響が大きくなる．

④自然放射線の影響

IP は高感度の検出器であるため，X 線だけでなく，紫外線，$α$ 線，電子線などにも感度を有する．このことは，建物や地殻に含まれている自然放射性元素や，地球に降り注ぐ宇宙線の影響も受けるということを意味する．使用せず長期間放置されていた IP を使用する場合は，事前に消去する必要がある[*8]．

3) 読み取り装置

(1) 読み取り装置の構成

読み取り装置には，X 線情報を正確にデジタル化すること，実用に耐えうる処理速度をもつことが求められる．読み取り装置は図 6-1-9 に示すような構成要素から成り立ち，以下にこれらの構成要素について特徴を記載する．

①IP

IP は前述のように，X 線吸収が大きく輝尽発光が高い性質をもつ輝尽発光体が用

Sidememo

*8 IP の消去

IP には読み取り光を照射した後もわずかにエネルギーが残っている．読み取りが終了した IP の全面に消去光を照射して，一部残留した X 線エネルギーを完全に消去することで，IP は繰り返し使用することができる．

第6章 診断用X線画像処理装置

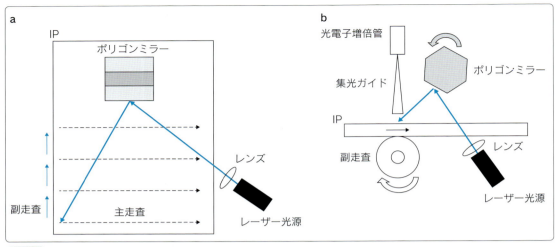

図 6-1-9 読み取り装置の構成
a：IPを上面から見た図，b：IPを側面から見た図

いられ，また処理速度を維持するために発光時間も短い必要がある．一般的にはバリウムフロロハイド化合物（$BaFX:Eu^{2+}$，$X = Cl$，Br，I）などが用いられる．

②励起用レーザー

IPに記憶されたX線情報を輝尽発光として効率よく読み出すためには，十分な強度をもち，輝尽励起スペクトルと波長の合ったレーザーを用いる必要がある．また，レーザーの強度が不安定であると画像にノイズが生じるため，安定性の高いレーザーが求められる．CR装置ではHe-Neレーザーや半導体レーザーが用いられる．これらのレーザーは波長が約 650 nm の**赤色**のレーザーであり，輝尽発光（**青紫色**）の波長と十分にはなれている．

これらのレーザーは数枚のレンズとミラーによって絞られ，IPを1方向に精密に移動（**副走査**）させながら，その直角方向にレーザーを経時的に走査する（**主走査**）．レーザーの位置に対応する画像情報（位置情報）を取得するため，レーザー走査の正確性は重要である．正確なレーザー走査を実現するために，CR装置ではポリゴンミラー（回転多面鏡）を用いてレーザー走査を行っている．

主走査の特徴として，**$f\theta$ 性**[*9]という機能が挙げられる．これは，IP面上でのレーザー走査の等速性を実現し，X線画像データから正確に位置情報を読み取るために必要な機能である．

副走査は，レーザー走査の直角方向にIPを移動させ，IP全面がレーザーによって読み取られるようにする機構である．IPを送る精度が不十分であると画像に歪みが生じることとなる．また，送り速度が変化すると，画像上にすじ状のアーチファクトが現れる．

③光検出器

励起用レーザーによってIPから発生した輝尽発光を検出し，電気信号に変換するための検出器として，CR装置では光電子増倍管が用いられる．光電子増倍管は，微弱な光に対しても高い信号雑音比をもち，高速の信号の変化にも対応できる特性をもつ．また，光電子増倍管に輝尽発光を導くために，光ファイバでできた集光ガ

Sidememo

[*9] **$f\theta$ 性**
　レーザー走査ビームがIP面上で等速に移動するような機能で，この機能を実現するために用いられるレンズを$f\theta$レンズとよぶ．$f\theta$レンズを使用せずにポリゴンミラーで反射したレーザーをIP面上で走査すると，時間あたりの走査角度が一定であるために，IP中央部に比べて周辺部は操作速度が速くなる．そのため，1画素のIP上のサイズ（単位時間あたりのレーザーの移動量）が周辺ほど大きくなり，結果として画像に歪みが生じてしまう．これを補正するために$f\theta$レンズが用いられる．

第6章　診断用X線画像処理装置

イドが用いられる．集光ガイドは，光透過性の優れたアクリル板を加熱加工して作られ，アクリル板断面から入射した光は全反射によって効率的に光電子増倍管に集められる．

④信号処理系

光電子増倍管から出力される電気信号は，非常に広いダイナミックレンジをもち，高い分解能が要求されるため，対数変換された後デジタル化される．信号を対数変換することにより，信号強度の大小にかかわらず，ある比率の変化は同じデジタル値の変化として表現することが可能になる．

また，信号処理の過程におけるノイズの発生を抑えるために，対数変換増幅器とA/D変換器の間にはローパスフィルタが設けられている．このローパスフィルタはデジタル化の際に生じるエリアシングを防ぐアンチエリアシングフィルタの役割をもっている．

3　CR装置の画質特性

CR装置により生成されるX線画像の画質は，IPの特性，読み取り装置の特性，読み取り装置の電気系ノイズ，画像処理の条件に依存する．CR装置の各構成要素が画質に与える影響について以下に述べる．

1）ノイズ特性

CR装置により生成されるX線画像に影響するノイズは，大きく分類するとX線照射量や輝尽発光量に依存する成分（**量子ノイズ**）と依存しない成分（**固定ノイズ**）とに分けられる．

(1)固定ノイズ

固定ノイズにはIPの構造に起因するもの，読み取りレーザーのノイズ，アナログ回路系のノイズ，A/D変換時における量子化ノイズがあるが，CR装置のノイズ要因としては影響が少ない．IPの構造に起因する固定ノイズは，蛍光体層内での蛍光体の空間的な分布の不均一性に伴い，輝尽発光量の面内の不均一性が生じるために発生する．このノイズは，蛍光体粒子のサイズと分布状態が関与し，低減するためには蛍光体の微粒子化が有効である[*10]．

(2)X線量子ノイズ

X線量子ノイズは，X線がIPに吸収される過程で発生するノイズである．X線撮影で使用するX線量では検出される光量子の数が少ないため，一様に露光したとしても均一にならず**空間的に揺らぎ**を生じる．この揺らぎはポアソン分布に従い，そのノイズパワーはIPの吸収線量に反比例する．通常診断に使用されるX線量では，**X線量子ノイズが支配的**であり，特に低空間周波数では大部分がX線量子ノイズの影響である．

(3)光量子ノイズ

光量子ノイズは，蛍光体から発した光量子が検出される際に発生するノイズである．おもに輝尽発光光が光電子増倍管で光電変換される過程における光電子の時間的な揺らぎに起因する．その揺らぎはポアソン分布に従い，そのノイズパワーは光電子数に反比例する．光電子数はIPへのX線入射線量にも依存するが，それ以外にもIPのX線吸収効率，輝尽発光量，集光ガイドの集光効率，光電子増倍管の光電変換効率など，多くの読み取り装置の構成要素に依存する．IPのX線吸収効率の向上，高出力の読み取り

Sidememo

[*10] **蛍光体の微粒子化**

蛍光体の微粒子化によって固定ノイズは低減されるが，同時に蛍光体自体の発光量の低下と，蛍光体充填密度の低下を招く．発光量の低下は光量子ノイズ増加の原因となり，蛍光体充填密度の低下はX線量子ノイズ増加の原因となる．

93

レーザー，効率の良い集光ガイドと光電子増倍管により，光量子ノイズは低減する．光量子ノイズは空間周波数依存性が小さいため，X線量子ノイズの寄与率が小さい高空間周波数領域において光量子ノイズの影響が大きくなる．

2)周波数応答特性

周波数応答特性とは，画像の空間周波数に対する応答である．画像において，高周波数成分はエッジ成分や微細な構造の情報量のことであり，低周波成分は低コントラストの情報量に対応する．高周波成分の応答が高い画像は微細な構造を表現した画像となるが，同時にノイズも強調された画像となる．CR装置の周波数応答特性を決定する要因について以下に記載する．

(1)蛍光体層内でのX線の散乱

IPに入射したX線は，蛍光体に吸収されるとともに，一部は散乱し入射位置とは異なる場所の蛍光体に吸収される．そのため，画像にボケが生じる(空間周波数応答特性に影響を与える)．この周波数応答特性の変化はX線の管電圧や蛍光体，支持体の材質によっても影響されうるが，CR装置全体の周波数応答特性に与える影響は比較的少ない．

(2)蛍光体層内でのレーザー光の広がり

CR装置の周波数応答特性はおもにこのIP内でのレーザー光の広がりで決定される．IP内でのレーザー光の広がりは，レーザー光のビーム径とIP内でのレーザー光の拡散特性に依存する．レーザー光のビーム径はIPの周波数応答特性を最大に引き出すように設計されているため，IP内でのレーザー光の拡散特性がCR装置の周波数応答特性を決定することになる．高鮮鋭度化(高周波数応答特性の向上)の実現のためには，蛍光体層にレーザー光を吸収し発光光は吸収しないように着色を施すこと，微粒子蛍光体を用いることが有効である．また，蛍光体層や保護層を薄くすることも有用である．しかしIPの周波数応答特性を良くすることは，一般的にIPの発光量の低下，画像の粒状性の悪化につながる．このためCR装置においては，標準型のIPと高鮮鋭度型のIPが用意されており，使用目的に合わせた選択が可能である．

3)信号伝達系および信号処理系の周波数応答特性

光電子増倍管から出力されたアナログ信号は，対数変換増幅器，ローパスフィルタを通りA/D変換器でデジタル信号に変換されるが，その際も周波数応答特性が低減しないように設計される必要がある．A/D変換時にナイキスト周波数以上の高周波成分をアナログ信号がもっていると，エリアシングノイズとよばれるノイズが発生する．ローパスフィルタはこのような高周波成分の応答を低くするために用いられる．CR装置では，デジタル画像処理により画像の周波数応答特性を変更することも可能である．一つのボケマスクを使用して，ある特定の周波数領域を強調する周波数強調処理に加え，複数のボケマスクを使用し任意の周波数領域を強調するマルチ周波数処理も実用化されている．

2 フラットパネルディテクタ(FPD)

X線の発見以来，X線検出器および画像記録媒体として増感紙-フィルム系(以下，screen-film：S/F系)が使用されてきた．1980年代からはイメージングプレート

(imaging plate：IP)を用いたコンピューテッドラジオグラフィ(computed radiography：CR)が導入され，X線画像診断におけるデジタル化が進んだ．そして，1990年代に**フラットパネルディテクタ(flat-panel detector：FPD，X線平面検出器)**が開発され，X線画像診断の分野は新しい時代を迎えた．その後，2001年にワイヤ接続の可搬型，2002年に動画対応FPDを実用化し，ワイヤレス化，薄型＆軽量化，検出器サイズの拡充，高精細化，耐久性強化などが行われ，臨床で広く使用されるようになった．

1 FPDの原理と特徴

FPD方式のデジタル一般X線撮影装置は，X線発生装置，X線管，FPD，制御システム，操作および画像確認画面から構成される(図6-2-1)．そして，センサ部はS/F系の増感紙に相当する一次センサと，フィルムに相当する二次センサから構成される．一次センサはX線を検出後，光もしくは電子に変換し，二次センサがその光もしくは電子を検出する．この一次センサの方式によって，間接変換方式(間接型FPD)と直接変換方式(直接型FPD)に大別される(図6-2-2)．従来の撮影システムとの原理比較を図6-2-3に示す．

1）間接型FPD

間接型FPDは一次センサに蛍光体を利用した方式で，二次センサになる**光電変換素子**[*11]とキャパシタの対が**アモルファスシリコン**[*12]**薄膜トランジスタ**[*13](a-Si TFT)基板上の各画素に設けられている．間接型FPDでは，X線を蛍光体で光に変換し，蛍光体から出た光を光電変換素子で電荷に変換したあと，キャパシタに蓄積する(図6-2-2a)．いったん光に変換する過程が含まれるために，間接変換方式とよばれる．蛍光体には希土類蛍光体(GOS：$Gd_2O_2S:Tb^{3+}$)またはヨウ化セシウム蛍光体(CsI:Tl)が使用されている．柱状結晶であるヨウ化セシウム蛍光体は，蛍光を拡散させることなく光電変換素子に伝達するのでボケが生じにくい特徴がある．また，TFTの部分にスマートフォンやタブレット機器などで使用されているフィルム型素材を使用するタイプも開発され，軽量化に貢献している．

Sidememo

[*11] **光電変換素子(photoelectric converter)**
光を電子・正孔などの電荷に変換する素子．

[*12] **アモルファスシリコン(amorphous silicon：a-Si)**
ガラス基板などの基板上にシリコンを薄膜蒸着して生成される．

[*13] **薄膜トランジスタ(thin-film transistor：TFT)**
a-Si薄膜上に形成されるトランジスタ．FPDでは画素と信号線をつなぐスイッチとして機能する．

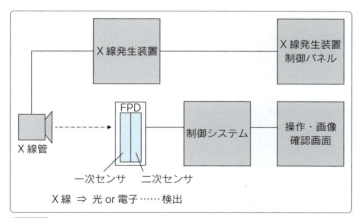

図6-2-1 基本的なシステム構成
FPDシステムはX線を発生するためのX線発生装置制御パネル，X線発生装置，X線管と，デジタル画像を生成するためのFPD，制御システム，操作・画像確認画面から構成される．

第6章 診断用X線画像処理装置

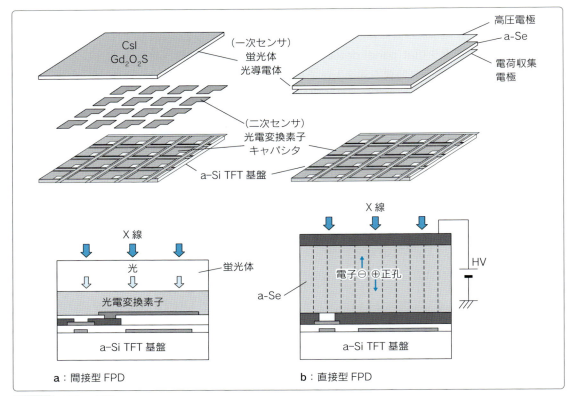

図6-2-2 FPDの原理
（山﨑達也：新・医用放射線科学講座 診療画像機器学 第2版，p.492 図7-16，医歯薬出版より引用）

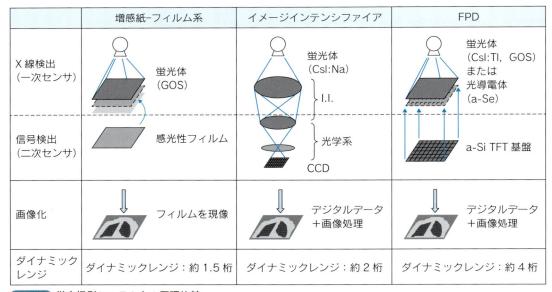

図6-2-3 従来撮影システムとの原理比較
（山﨑達也：新・医用放射線科学講座 診療画像機器学 第2版，p.493 図7-18，医歯薬出版より引用）

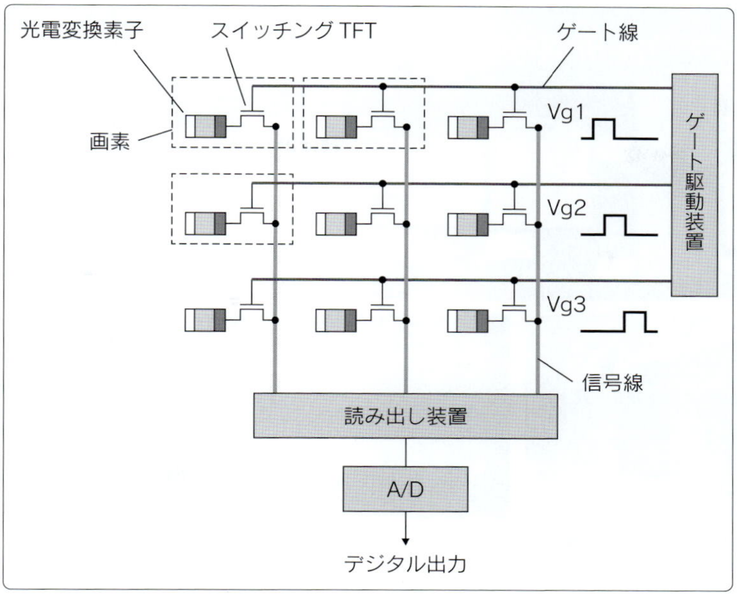

第6章 診断用X線画像処理装置

図6-2-4 a-Siセンサの動作原理
（山﨑達也：新・医用放射線科学講座 診療画像機器学 第2版, p.496 図7-23, 医歯薬出版より引用）

2)直接型FPD

直接型FPDは一次センサに**光導電体**[*14](a-Se)を利用した方式で，二次センサとしてa-Si TFT基板上の各画素にキャパシタが設けられている．X線を光導電体で電荷に変換し，a-Seに高電界を印加することで，s-Se内に発生した電荷をキャパシタで収集する（[図6-2-2b]）．X線との相互作用で生じた電荷をそのまま検出するため直接変換方式とよばれる．直接型FPDは高電界によって電荷を収集するため，電荷の拡散がなく一次センサではほとんどボケが生じない特徴がある．ただし，セレンの性能を維持するために常時温度管理が必要となる．また，X線検出感度を得るために厚膜化が必要である．

変換方式によらず，キャパシタに蓄積された電荷はTFTのスイッチ切替でTFTおよび信号線を通じて読み取られる．[図6-2-4]にa-Siセンサの動作原理を示す．1本のゲート線がONになると，このゲート線に接続されている横方向1行のTFTすべてがONになり，各画素に蓄積された信号は信号線にはき出される．そして，読み出し装置が選択した信号線の信号が順番に読み取られる．ゲート信号を次々ONになることで，すべての画素の信号が読み取られる．読み取られた信号は**A/D変換器**[*15]によってデジタル信号に変換され，メモリに記憶される．

2 FPDの仕様

FPD開発はCRカセッテを目標に行われ，従来のカセッテと同等の外観・重量を達成した（[図6-2-5]）．現在市販されているFPDのおもな仕様を以下に示す．

1)サイズと重量

パネルサイズ／重量は，10×12インチ／1.6 kg程度（最軽量は1.5 kg），12×14インチ／1.8 kg程度，14×17インチ／2.5 kg程度（最軽量は1.9 kg），17×17インチ／3.0 kg程度（最軽量は2.3 kg），さらに，長尺撮影用として17×32インチ，

Sidememo

[*14] **光導電体**
（photoconductor）
　光を受けると電荷を生じて導電率が変化する物質

Sidememo

[*15] **A/D変換器**
（analog/digital converter）
　アナログ信号をデジタル信号に変換する変換器

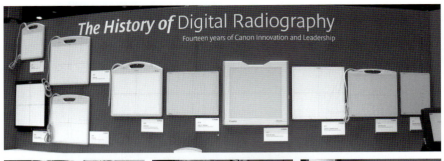
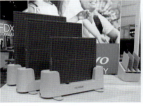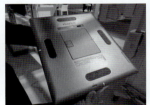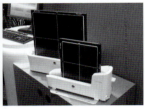

図 6-2-5 FPD のラインナップ
（田中利恵：臨床応用が広がるワイヤレス FPD 最前線『ワイヤレス FPD の最新動向と今後の展望』図 1-3，INNERVISION 30（10）：2-5，2015 より引用）

17×49 インチが市販され，用途に応じて使い分けられている．初期のワイヤレスFPDは，14×17 インチサイズで 4 kg を超える重量と約 25 mm の厚さが一般的だったが，最新のワイヤレス FPD は，IP を挿入したカセッテとほぼ同等の重量となっている．厚さはパネルサイズによらず 15 mm 程度である．

2）画素サイズ

開発当時の画素サイズは 200 μm 程度であったが，現在は一般撮影用の高精細タイプで 100～150 μm 程度，マンモグラフィ用で 50～100 μm 程度の高精細化を実現している．また，ビニング処理で画素サイズを 100 μm と 200 μm に切り替えて使用可能な FPD もある．胸部撮影では 200 μm，骨梁など微細構造の描出が求められる整形領域では 100 μm といったように，部位に応じて使い分けられている．

3）動画対応／透視機能

2002 年に動画対応 FPD が製品化されると，I.I.-X 線 TV システムとの置き換えが進められた．2009 年には動画対応ワイヤレス FPD，2017 年にはカセッテタイプの動画対応ワイヤレス FPD の販売が始まり，一般撮影室・病室・手術室での動画／透視撮影が可能になった．静止画モードと動画モード（もしくは透視撮影モード）を切り替えて利用可能な動画対応／透視機能付きのワイヤレス FPD も開発されている．6～30 フレーム/秒のパルス X 線を用いて，胸部や整形領域を対象とした X 線動態撮影が行われている．

4）自動露出機能（AEC）

被写体の厚さによらず最適な撮影線量で撮影できる技術として AEC がある．しかし，その使用は据置型撮影装置に限られてきた．しかし近年，AEC 埋め込みタイプのワイヤレス FPD が実用化された．照射線量に応じた画素値をリアルタイムに取得し，あらかじめ設定してある基準値に到達した時点で X 線発生装置へ通知し，X 線照射を自動停止するしくみになっている．これにより，天板・ベッド・ストレッチャーの上にワイヤレス FPD を置いた撮影でも AEC の利用が可能になった．

5）画像表示までの時間

　FPD方式のデジタル一般X線撮影装置では，撮影から画像が表示されるまでの時間は2〜5秒と短く，再撮影の判断をすみやかに下すことができる．また，つぎの撮影までの時間（撮影間隔）は4〜6秒と短いのも特徴の一つである．さらにS/F系やCRのワークフローと比べ，カセッテ交換，現像あるいはIPの読み取りといった工程が不要となり，検査時間の短縮に貢献している．

6）バッテリー性能

　1枚のワイヤレスFPDで救急や病棟へのポータブル撮影に安心して出かけられる性能を有するようになった．パネルサイズやメーカー間で差はみられるものの，30分程度で充電完了するタイプや，フル充電後50〜800枚撮影可能なタイプも開発されている。

7）パネルの堅牢性

　臨床での過酷な使用環境に耐えうるよう，耐荷重，耐落下，耐水を追求した様々なワイヤレスFPDが開発されている．感染防止対策として表面を抗菌コーティングしたタイプや，撮影者がハンドリングしやすくするために，パネル背面にグリッド部や各辺に凹型のホールド部分を設けたタイプも開発され，広く普及している．

3　FPD方式のデジタル一般X線撮影装置

　FPDを搭載した様々なデジタル一般X線撮影システムが実用化されている．S/F系やCRの後継としての役割を果たしつつ，画像診断におけるX線検査の高度化を推し進めている．

1）一般撮影装置

　FPDが発売された当初は，据置型の立位／臥位専用装置しかなかったため，CRとの併用が一般的だった．その後，可搬型FPDが開発され，CRに頼らずFPDだけで一般撮影全般に対応できるようになった．FPDの効率運用を目的に，カセッテタイプのワイヤレスFPDを立位・臥位・回診撮影で共有する運用も可能になった．カセッテタイプのワイヤレスFPDは，従来のS/F系やCRのカセッテとほぼ同様の取り扱いができるため，整形領域で要求されるあらゆる角度からの撮影に対応可能である．X線管とFPDの連動機能の装備も進み，照射野とFPDのずれによる撮影ミス防止と作業効率の向上に貢献している（p.121 第8章 **1 一般撮影装置** を参照）．

2）乳房用X線撮影装置（マンモグラフィ）

　マンモグラフィは，微小石灰化を描出するために高い空間分解能が求められる．そのため，デジタル化が最も遅かった領域である．しかし，FPDの高精細化にともないマンモグラフィ装置へのFPD搭載が急速に進んだ．現在は，画素サイズが50〜100 μm程度の高精細FPDが使用されている．また，デジタル画像処理によって高いコントラスト分解能を実現し，乳腺に重なる病変の検出能を向上させた．従来の撮影法に加え，断層面の観察を可能にする**デジタルトモシンセシス**も広く普及している（p.146 **4 乳房用X線診断装置**を参照）．

3）回診撮影装置（ポータブル撮影装置）

　従来のS/F系やCRによる**回診撮影装置（ポータブル撮影装置）**では，現像あるいはIPの読み取りの工程があるため，1回のポータブル撮影で撮影可能な枚数は，ポータ

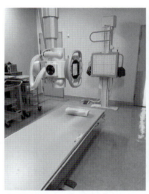
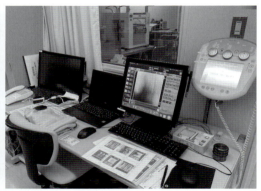

図 6-2-6 X線動態撮影システムの外観(写真提供：金沢大学附属病院放射線部)

ブル撮影装置に収納可能なカセッテ枚数によって制限されていた．しかし，カセッテタイプのワイヤレスFPDを搭載したポータブル撮影装置では，撮影後ただちに画像読み出しと搭載メモリ内への保存が行われるため，撮影可能枚数の制約から解放された．画像の即時確認が可能となり，再撮影の判断と対応をすぐ行えることは大きな利点である．また，FPDを取り外すことなく再撮影できるため，被検者への負担軽減に貢献している．重量3.5 kgのポータブルX線発生装置も開発されており，救急・災害現場，診療所など，撮影スペースが限られた状況での使用も可能になっている(p.156 **7 可搬型X線撮影装置**を参照)．

4) X線動態撮影システム

高いX線検出効率を誇るFPDは，従来の単純X線撮影と同等の被ばく線量でのX線動画検査を実現した．**X線動態撮影**は，パルスX線を連続照射できるX線撮影装置と動画対応FPDによって実施される(図 6-2-6)．胸部領域では，肺面積や気管径の変化，横隔膜・肋骨・心壁などの動き，気管支や肺血管などの肺内構造物の動き，呼吸や肺循環にともなう肺野や縦隔部の濃度変化にもとづき機能評価が行われている．2022年に回診車タイプが実用化され，病室や手術室での実施も可能になった．胸部領域での利用が先行しているが，整形領域や放射線治療への応用も模索されている．

4 FPDの物理的画像特性と線量指標

デジタル画像に影響を与える因子には，撮像システム(読み取り方式，変換方式，画素サイズ)，撮影条件(入射線量，管電圧，グリッド)，画像処理(階調処理，周波数処理)などがある．撮影は撮像システムの特性を把握したうえで，画質と被ばく線量を考慮した撮影条件の設定や画像処理の選択が重要である．

1) 物理的画像特性

FPDはCRよりも優れた鮮鋭性，粒状性，**量子検出効率**(detective quantum efficiency：**DQE**)をもつことが報告されている．特に，蛍光体にCsIを採用している間接型FPDはDQEが高く，Gd_2O_2Sを採用しているタイプと比べ50 %程度の線量低減が可能とされている．FPDを使用することで，日本診療放射線技師会のガイダンスレベルの1/4程度まで線量低減が可能であるとの報告もある．ただし，FPDでは，電荷を電気信号に変換する際に電気ノイズが加算されるため，低線量域で粒状性の低下が

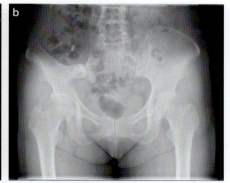

図 6-2-7 ゲイン補正（キャリブレーション）の効果
a：ゲイン補正前の画像にはセンサの欠損による白い点や読み取りラインの欠損による線状のアーチファクト（矢印）がみられる．
b：ゲイン補正によって欠損素子の補間が行われ，アーチファクトが改善された．
（岸本健治：一般撮影においてのフラットパネルディテクタの評価．日放技学誌，58(4)；455-461, 2002）

目立つ傾向がある．その対策としてノイズ低減回路を導入し，低線量域の粒状性の改善とDQE向上を図っている．

2）線量指標

デジタル画像の画質と線量の最適化を図るために3つの指標，**線量指標**（exposure index：**EI**），**目標線量指標**（target exposure index：**EIT**），**偏差指標**（deviation index：**DI**）がある．EIは検出器表面に到達する線量の指標，EITはEIの目標値，DIはEITとEIの偏差（目標線量から実際の撮影線量の差の程度）であり，DIの正負から目標線量に対する実際の撮影線量の大小を知ることができる．メーカー間で異なる線量指標（S値，REX，lgM，EIなど）の統一や，異機種間での画質・撮影線量の最適化を達成する指標として利用されている．

5 画像処理技術

CRやFPDで取得されたデジタル画像は，当初，S/F系で取得されたフィルム画像に近づくような画像処理が施されてきた．しかし，FPDや画像処理技術の進歩に伴い，デジタル画像の特徴を活かす画像処理に変化を遂げた．現在は，検査目的や用途に応じて様々な画像処理が施されている．ここでは，FPDで取得したデジタル画像に行われている基本的な画像処理（前処理，階調処理，周波数処理）を紹介する．

1）前処理

前処理は画素ごとのセンサ特性を補正するための処理で，FPDから出力された原画像に対して行われる．まず，暗電流の影響を低減する処理が行われ（**オフセット補正**），暗電流成分のみからなる画像信号を取得し，原画像から減算することで，画素ごとに異なる暗電流の影響が補正される．次に，信号レスポンスの差を低減する処理が行われる（**ゲイン補正**）（図 6-2-7）．始業前に行う**キャリブレーション**とよばれる作業がこれに相当し，X管球-FPD間に何も配置せず，空気のみを撮影して得たゲイン基準画像を用いることで，センサの欠損，画素ごとに異なるセンサ特性，X線強度分布の不均一性が補正される．最後に，①周囲物質や入射X線強度にとらわれずに関心物質を描出する（画

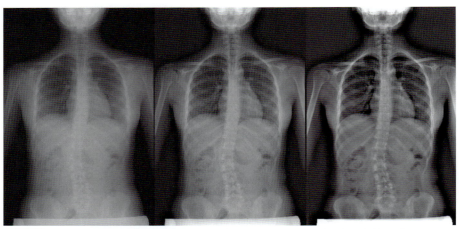

図 6-2-8 FPD による長尺撮影で取得した側弯症症例（写真提供：株式会社島津製作所）

素値の差と被写体コントラストの差の対応づけ），②信号を効率的に量子化する，③ダイナミックレンジを圧縮して観察しやすくするなどの処理が行われる．

2）画像解析

画像解析は画像処理パラメータを決定するための処理であり，照射野認識処理や濃度解析処理からなる．照射野認識処理は，照射野を形成する各辺をエッジ検出および直線抽出により決定し，その辺に囲まれた領域を照射野として認識する処理である．また，濃度解析処理では，ダイナミックレンジのどの領域が画像生成に使用されているかを調べ，X 線照射野内の素抜け領域や X 線遮へい物体（例：金属）の除去，やヒストグラム解析に基づく関心領域（例：骨，軟部，皮膚）の推定などが行われる．最近は，機械学習や深層学習を用いた手法も導入されている．ここで得た基準画素値は，次の階調処理に利用される．

3）階調処理

画像解析の結果を利用した**階調処理**により，検査目的に応じた画像が生成される．階調処理は 4 桁にも及ぶ FPD のダイナミックレンジを，表示装置の限定されたダイナミックレンジに縮退させる処理である．あらかじめ用意された階調曲線を用いて，画素値を人間の視覚特性に適した濃度値に変換する．また，画像解析（濃度解析処理）によって得られた基準画素値に基づいて，出力濃度が自動的に調整される．これにより，個体差やポジショニングに左右されず安定した濃度で画像の出力が可能となる．また，階調曲線の傾き（ガンマ値）を変えることで画像全体のコントラストを調整することができる．

4）ダイナミックレンジ圧縮

階調処理の一種に**ダイナミックレンジ圧縮**がある．上述した単純な階調処理は画像全体に対する処理である．それに対し，ダイナミックレンジ圧縮は観察領域のコントラストを優先し，その他の領域のコントラストを落とす局所的な階調処理である．**ローパスフィルタ**[*16] 画像に画素値に依存した係数を乗じて，原画像に加算することで実現される．係数は観察領域の画素値よりも大きいときは負の値，小さいときは正の値となる関数で設定される．細かな信号変化を損なうことなく，信号の強度差を圧縮伸張できる点に特徴がある．ダイナミックレンジ圧縮をかけることで，被写体の厚いところから薄い

> **Sidememo**
>
> [*16] **ローパスフィルタ**
> （low-pass filter）
> 空間周波数領域で高周波成分をカットし低周波成分のみを通す（＝パス）フィルタである．平滑化画像の作成に用いられる．

ところまで一様に観察可能になる(図 6-2-8).

5)周波数処理

医療画像に対し頻繁に用いられる鮮鋭化手法に**ボケマスク処理**がある.ボケマスク処理では,原画像からその平滑化画像を差分して得られた高周波成分に**重み係数(強調係数**ともいう)を乗じ,原画像に加算することで鮮鋭化画像を生成する.重み係数で強調の度合いを決定する.一方,**マスクサイズ**によって強調したい空間周波数領域を選ぶことができる.具体的には,平滑化画像を作成する際に注目画素を含む**局所領域**(マスクサイズ)を大きくすると,おおまかな構造パターンが強調される.マスクサイズを小さくすれば細かな構造パターンが強調される.ただし,単一のボケマスクを用いて特定の周波数を選択的に強調すると,アンダーシュートやオーバーシュートが出て違和感の原因になることがある.この問題を解決したのが**マルチ周波数処理**である.マルチ周波数処理では,画像を周波数帯域別に分解し,それぞれの帯域で個別の画像処理を行う.平滑化の度合いを変えて複数の平滑化画像から複数の差分画像を作成し,それらを重みづけ加算した画像を原画像に加えることで高度な鮮鋭化画像を生成する.周波数特性を自由に調整でき,なだらかな周波数特性を構成できるため,アーチファクトが発生しにくいという利点がある.

6 画像処理と応用技術

FPD にみられる技術革新は,アナログシステムの技術的制約を解消し,X 線撮影の可能性を大きく広げた.S/F 系や CR の単なる後継ではなく,FPD の特徴を活かしたアプリケーションの付加が,FPD の利便性の向上と情報量の増加に大きく貢献している.その一例として,アナログシステム時代に開発されたトモシンセシスやエネルギーサブトラクション法がある.今や,新たな診断情報を得る撮影法として活用されている.デジタル画像の特徴を活かす様々な画像処理技術も開発された.以下に代表的な画像処理と応用技術を示す.

1)散乱線補正処理

画像コントラスト低下の要因である散乱線は,散乱 X 線除去用グリッドを使用することで低減される.しかし,グリッド撮影では,X 線束の射入やミスアライメントによって,濃度ムラが発生することがある.そこで,散乱線の影響を画像処理で低減させる散乱線補正処理技術が開発された(図 6-2-9).この画像処理技術は,撮影画像から推定された散乱線成分を,元の撮影画像から差分することで画像コントラストを改善し,さらにノイズ抑制処理によって粒状性の改善をはかる.2014 年の販売当初,適応領域は胸部と腹部に限定されていたが,現在は,適応範囲が全身に拡張されている.特に X 線射入のリスクの高い病棟や救急でのポータブル撮影において,有用な画像処理である.

2)エネルギーサブトラクション法

エネルギーサブトラクション法とは,異なる撮影条件の 2 回ばく射と取得画像間での差分処理により,骨陰影を消去した軟組織画像と,逆に軟組織を消去した骨画像を作成する手法である.軟組織画像では肋骨と重なる結節状陰影が見やすくなり,また,石灰化陰影などは骨画像で明瞭に描出される.CR では,2 枚のイメージングプレートの間に厚さ 0.5～1.0 mm の銅板を挟んで撮影する 1 回ばく射法が頻用されていた.一方,FPD では,2 種類の異なったエネルギーで短時間撮影する**デュアルエネルギーサブト**

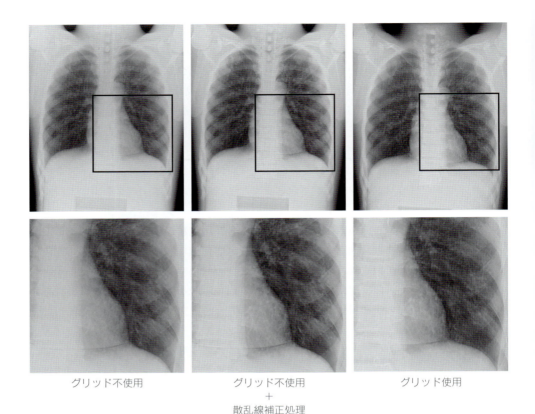

グリッド不使用　　　　　　グリッド不使用　　　　　　グリッド使用
　　　　　　　　　　　　　　＋
　　　　　　　　　　　散乱線補正処理

図 6-2-9 グリッドレス撮影画像(左)に散乱線補正処理を行った画像(中央)とグリッド撮影の人体ファントム画像(右)の比較(写真提供：奈良県立医科大学附属病院中央放射線部)

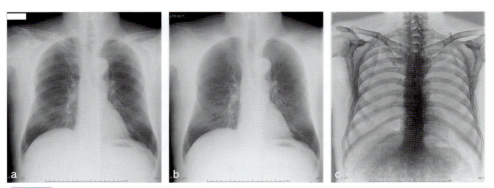

図 6-2-10 FPDシステムによるエネルギーサブトラクションで取得した画像(写真提供：愛媛大学医学部附属病院放射線部)
a：標準画像，b：軟部組織画像，c：骨画像

ラクション(**Two shot 法**)が主流である．現在，市場に出ている機種では，200 msの間に60〜80 kVと110〜150 kVの管電圧を用いて2回照射を行い，画像処理にて3枚の画像(標準画像，軟部組織画像，骨画像)を作成する(図6-2-10)．この手法の特徴は，高エネルギーおよび低エネルギーのそれぞれのばく射が単独で行われるため，エネルギー差の大きい十分な光子数の画像が得られる点である．欠点として，2回のばく射が0.2秒の間隔で行われるため，軟部組織画像の心臓周辺にモーションアーチファク

第6章 診断用X線画像処理装置

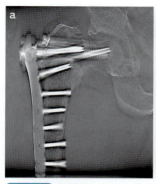
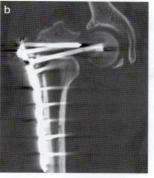

図6-2-11 股関節におけるデジタルシンセシスとCTの比較
（写真提供：中央医療技術専門学校）
a：トモシンセシス，b：CTコロナル像

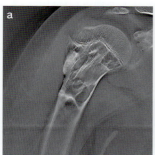
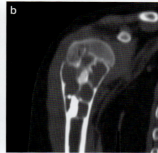
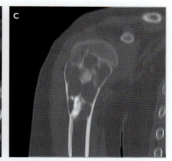

図6-2-12 上肢（骨腫瘍）におけるデジタルシンセシスとCTの比較（写真提供：中央医療技術専門学校）
a：トモシンセシス，b：CT MPR 軟部条件，c：CT MPR 骨条件

トが出現することがあげられる．この問題を改善する目的で，2018年に1回のX線照射で2枚の画像を取得できるFPDが実用化された．これは蛍光体にX線エネルギーの吸収感度が異なるCsIとGOSを積層することで実現された技術である．得られた2枚の画像を用いて，1回ばく射法によるエネルギーサブトラクションや，DXA法による骨密度測定が可能になる．また，X線照射で通常のX線画像，軟組織画像，骨画像を同時生成する3層構造のセンサを搭載したワイヤレスFPDも実用化されている．検出器内部でエネルギースペクトル分離が完結するため，X線源の制約がなく，既存のシステムにも導入しやすい点に特徴がある．

3）デジタルトモシンセシス

　従来のS/F系やCRによる断層撮影は，1回のスキャンで1断面の画像しか得られなかった．また，流れ像とよばれる障害陰影が生じるという欠点があった．**デジタルトモシンセシス**は1回のスキャンで多くの異なった断層像を再構成するもので，画像処理により障害陰影のない画像を提供することができる（図6-2-11，図6-2-12）．再構成法は従来の逆投影に加えて逐次近似も可能であり，体内金属の辺縁をよりシャープに描出可能となった．金属アーチファクトを抑えた断層像をCTに比べて約1/20の低線量かつ高解像度で提供できることから，整形外科領域で活用されている．一方，乳房の画像診断においては，乳腺と重なる腫瘍や構築の乱れの検出，それらの広がり診断や鑑別診断などに有効として広く普及している．デジタルX線撮影で得られる画像情報を

第6章 診断用X線画像処理装置

二次元から三次元に拡張する技術である.

4)骨陰影低減処理(bone suppression technique)

画像処理技術の高度化により,上述のエネルギーサブトラクション法で得られる軟組織画像を,画像処理で作成可能になった.2013年に米国のベンチャー企業 Riverain Technologeis 社により実用化され,現在は複数メーカーのX線撮影装置やポータブル撮影装置に搭載されている.エネルギーサブトラクション法と比べて,特殊な撮影装置を必要としない,患者被ばくの増加を伴わない,という利点がある.腫瘤陰影の検出能向上と読影時間短縮などの効果がある.肋骨陰影に重なる病変やチューブの観察が容易になるため,階調処理や読影にかかる時間の短縮と読影精度の向上も期待できる.

7 将来展望

FPD の臨床導入から約20年になる.FPD と関連技術の進化は,X線画像検査による既存の診療業務の効率化のみならず,X線検査に新たな撮影体系を創出し続けている.また,医療における人工知能(AI)が注目される中,FPD システムによる検査や診断を支援する AI 技術の臨床応用も進められている.FPD と関連技術の合わせ技で,画像診断における X線検査の高度化が今後も進むであろう.

章 末 問 題

問1 CR 装置で**誤っている**のはどれか.

1)フェーディング現象により画質が向上する.
2)イメージングプレートの潜像を赤色のレーザーで読み取る.
3)読み取りを終えたイメージングプレートは,白色光を照射することで繰り返し使用可能である.
4)イメージングプレートは 400 nm 付近の青紫色の光を発する.
5)両面集光方式は輝尽発光の集光効率を改善する.

【解答】 1
フェーディング現象により画質低下する.
(p.88 **2)イメージングプレート(IP)**を参照)

問2 CR 装置の構成で**必要ない**のはどれか.

1)ポリゴンミラー
2)輝尽性蛍光プレート
3)光電子増倍管
4)スリップリング機構
5)集光ガイド

第6章 診断用X線画像処理装置

【解答】 4

スリップリング機構はCR装置の構成要素ではない.

(p.91 **3) 読み取り装置**を参照)

問3 CR装置のノイズ特性の説明として**誤っている**のはどれか.

1) 光量子ノイズは,蛍光体から発した光量子が検出される際に発生するノイズである.
2) 低空間周波数領域において光量子ノイズの影響が大きくなる.
3) 量子ノイズは輝尽発光量に依存するノイズ成分である.
4) X線量子ノイズは,X線がイメージングプレートに吸収される過程で発生するノイズである.
5) 蛍光体の微粒子化により固定ノイズが低減される.

【解答】 2

光量子ノイズは空間周波数依存性が小さいため,X線量子ノイズの寄与率が小さい高空間周波数領域において光量子ノイズの影響が大きくなる.

(p.93 **1) ノイズ特性**を参照)

問4 間接型FPDに**関係ない**のはどれか.

1) 電荷
2) 蛍光体
3) 光導電体
4) 柱状結晶
5) 光電変換素子

【解答】 3

選択肢3)以外は関連する.光導電体(a-Se)は直接型FPDの一次センサである.

(p.95 **1) 間接型FPD**を参照)

問5 FPDの画素ごとのセンサ特性を補正するための前処理はどれか.**2つ選べ**.

1) ゲイン補正
2) オフセット補正
3) 散乱線補正処理
4) マルチ周波数処理
5) ダイナミックレンジ圧縮処理

【解答】 1, 2

1, 2は正しい.FPDから出力された原画像に対し,画素ごとのセンサ特性を補正するための前処理である,3, 4, 5はFPDの利便性の向上と情報量の増加を目的に行われる後処理である.

(p.101 **5 画像処理技術**, p.103 **6 画像処理と応用技術**を参照)

第6章 診断用 X 線画像処理装置

問6 FPD 変換方式によらずキャパシタに蓄積されるのはどれか.

1) 光
2) 電荷
3) X 線
4) ピクセル値
5) 高電界

【解答】 2
変換方式によらず,キャパシタに蓄積された電荷は TFT のスイッチ切り替えで TFT および信号線を通じて読み取られる.
(p.97 **2) 直接型 FPD** を参照)

第7章 関連機器

第7章 関連機器

✅ 本章の目的

● カセッテ・グリッド・X線写真観察機器などの関連機器の装置構成およびその特徴，点検項目等を理解する．

1 カセッテ・グリッド・X線写真観察機器

1 カセッテ

カセッテとは，X線を検出してX線画像を形成するための画像検出器の外枠の役割を果たす薄い箱状の容器である．X線フィルムと増感紙，または**イメージングプレート**（**IP**）を内部に装填して使用する．従来はカセッテの内側に増感紙を貼り付け，X線フィルムをカセッテ内部に挿入して使用するアナログシステムが一般的であったが，近年ではデジタルシステムが主流となり，カセッテ内部にIPを挿入して使用されている．本項目では，デジタルシステムにおけるカセッテとその関連機器システムについて概説する．

1）カセッテの構造と大きさ

カセッテは，X線透過性が高く，適切な強度と耐久性をもつ必要があるため，**炭素繊維強化プラスチック**（**CFRP**[*1]）が材質に用いられることが多い．図 7-1-1 にカセッテ内部の構造例を示す．カセッテ内にはIPが配置され，その配置位置がずれないようにスペーサーがカセッテ内側に貼り付けられている．図 7-1-2 にはカセッテの裏蓋を開いて，中からIPを取り出した状態を示す．

カセッテの最も大きいサイズは半切サイズ（14×17インチ）で，その他には大角サイズ（14×14インチ），大四切サイズ（11×14インチ），四切サイズ（10×12インチ），六切サイズ（8×10インチ），さらに乳房撮影用カセッテサイズ（18×24センチメートルが主流）など，様々な大きさのものがある．被写体の関心領域の大きさに合わせて，最適なサイズのカセッテを選択する．

2）イメージングプレート（IP）

IPは支持体の上に**輝尽性蛍光体**（photostimulable phosphor）が塗布され，その表面

> **Sidememo**
>
> [*1] **CFRP**
> carbon fiber reinforced plastics の略．炭素繊維（カーボンファイバー）で補強，強化されたプラスチック．強度や剛性が高く，X線透過性も高い．導電性や耐熱性にも優れている．

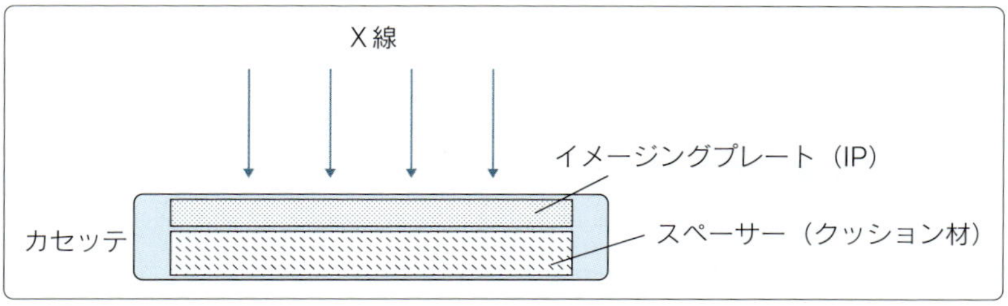

図 7-1-1 デジタルシステムにおけるカセッテ内部の構造

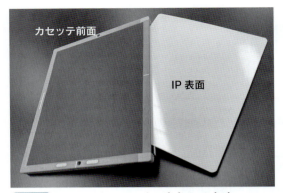

図 7-1-2 カセッテとイメージングプレート（IP）
カセッテの裏蓋を開けて IP を取り出した状態.

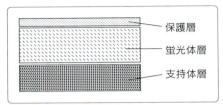

図 7-1-3 イメージングプレート（IP）の構造

は保護層で覆われた構造をしている（図 7-1-3）．輝尽性蛍光体は，X 線や電子線などの放射線を受光すると励起され，受光した放射線量に比例した数の電子と正孔対を生成する．その電子と正孔対のうち，一部はすぐに再結合し，励起状態からエネルギーを失うと同時に光を放つ（**瞬時発光**）．また，一部の電子正孔対は蛍光体内でトラップされて準安定状態となる．次に，励起状態にある輝尽性蛍光体にレーザー光を照射すると，電子正孔対は再結合して励起状態からエネルギーを失い，発光する．この光を**輝尽発光**または**輝尽蛍光**という．

支持体は外からの圧力や衝撃に対して蛍光体層を支持できる柔軟性と強度を有すること，平面性を保てること，などが要求され，厚手（250〜350 μm）の **PET**[*2] フィルムがよく用いられる．

保護層は外部からの刺激（摩擦，引っ掻き，湾曲，温度や湿度変化，光など）によって蛍光体層が損傷しないようにするための役割を果たしており，PET フィルムやフッ素樹脂などが使用されている．また読み取りレーザー光と輝尽発光の透過率が高いことも重要であり，透明性が求められる．

そして輝尽性蛍光体には，ユーロピウム賦活ハロゲン化フッ化バリウム $BaFX:Eu^{2+}$ が広く用いられている（X = Cl, Br, I）．蛍光体層は，ポリウレタンやアクリル等の有機ポリマーによって輝尽性蛍光体を結合，保持している．ポリマーはバインダーともよばれ，支持体と同様に適度の柔軟性と強度が必要である．また保護層と同様に透明性と科学的安定性も重要である．$BaFX:Eu^{2+}$ の他に，臭化セシウム（CsBr）を用いた輝尽性蛍光体もある．

3）コンピューテッドラジオグラフィ（CR）システム

輝尽発光の強度は受光した放射線量に比例するため，その発光強度を光電子増倍管（**PMT**[*3]）で増幅したのちに，アナログ - デジタル変換（**ADC**[*4]，または A/D 変換）することで，X 線強度分布を二次元データとして画像化することができる．この手法を用いてデジタル X 線画像を形成するシステムを**コンピューテッドラジオグラフィ（CR）システム**とよぶ．図 7-1-4 は CR システムで画像を読み取る流れを示す．図 7-1-4 のように IP の表面側（保護層側）のみにレーザー光を当てて発光を集める片面集光読み取り方式と，支持体を透明にして支持体側からも発光を集める両面集光読み取り方式がある．一般的に両面集光読み取り方式のほうが，画像の雑音特性がよくなる．

Sidememo

[*2] PET
poly ethylene terephthalate（ポリエチレンテレフタレート）の略．テレフタル酸とエチレングリコールを結合させた樹脂．ペットボトルや食品用容器，合成繊維などにも使用されている．

[*3] PMT
photomultiplier tube の略．光電効果を利用して光を電子に変換し，この電子をダイノードに衝突させると複数の二次電子が放出される．次にこの二次電子は隣り合うダイノードとの電位差によって加速され，第二ダイノードに衝突するとさらに電子数が増倍する．最終的に数十万倍から数千万倍に電子数が増幅される．

[*4] ADC
analog-to-digital converter の略．アナログ信号をサンプリングして離散的なデジタル信号に変換する処理装置または処理回路．

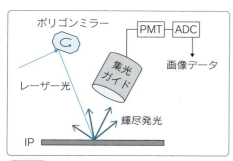

図 7-1-4 コンピューテッドラジオグラフィ（CR）システムの画像読み取り機構

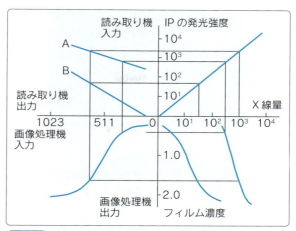

図 7-1-5 CR システムのオーバーオール特性曲線

図 7-1-5 に CR システムのオーバーオール特性曲線を示す．第 1 象限は IP の特性を表しており，X 線量と IP の輝尽発光強度が比例関係にあることがわかる．どちらも対数を取った値であることに留意されたい．第 2 象限は読み取り機の特性を表し，IP の発光強度を入力とする読み取り機はデジタル信号を出力する．このとき発光強度の範囲に応じて変換条件（例．図 7-1-5 の A または B）を選択し，適切なデジタル値に変換する．この第 1 象限と第 2 象限を合わせたものがデジタル特性曲線に相当する．第 3 象限は画像処理の特性を表し，読み取り機からのデジタル信号に画像処理が施される．このときの画像処理条件は，撮影部位や診断目的，さらに出力フィルムの特性などを考慮して決定される．第 4 象限は CR システムの総合的な特性を表しており，X 線量が最終的にどのようなフィルム濃度として画像化されるかを示している．

2　グリッド

物質に X 線を照射すると，光電効果の影響によって X 線はエネルギーの一部を失い，進行方向が様々に変化する．この方向が変化した X 線を**散乱 X 線**という．この散乱 X 線が画像検出器に入射すると，鮮鋭度やコントラストが低下した画像となる．この散乱 X 線を効果的に除去して画質を向上させる役割を果たすのが，**グリッド**である（図 7-1-6）．グリッドは考案者リスホルム（E.Lysholm）の名前にちなんで，"リスホルムブレンデ"，"リスホルム"，また"リス"とよばれることもある．

1）グリッドの構造

グリッドは，図 7-1-7 に示すように，被写体の後部かつ画像検出器の前面に近接させて使用する．グリッド内部には鉛箔が配列されており，その鉛箔に到達した X 線のほとんどは吸収される．散乱 X 線は直接 X 線よりもエネルギーが低く，鉛箔の配列方向に対して斜めに入射する確率が高いため，散乱 X 線の多くはグリッドで吸収されて画像検出器には入射しない．鉛箔の隙間には中間物質が存在し，X 線透過率が高いアルミニウムなどが使用されている．グリッドの大きさと形状は画像検出器にぴったり合うように，半切サイズや大角サイズなどと同じ規格で作られている．

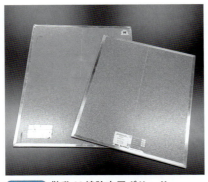

図 7-1-6 散乱 X 線除去用グリッド

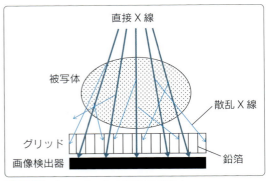

図 7-1-7 グリッドによる散乱 X 線除去

2）平行グリッドと集束グリッド

グリッドには，内部の鉛箔が平行に配置されている**平行グリッド**と，鉛箔の向きがある一点にて集束する**集束グリッド**がある（図 7-1-8）．

撮影距離 SID[*5] をグリッドの集束距離と等しくして集束グリッドを使用すれば，X 線束は鉛箔と平行になるため直接 X 線はほとんど吸収されることなく，散乱 X 線のみを効率良く除去することができる．しかしグリッドの配置位置が集束距離から外れると，直接 X 線の透過率が低下するため，集束グリッドは決められた撮影距離で使用する必要がある．

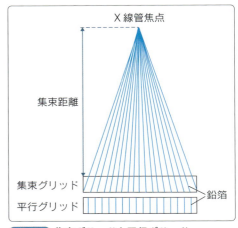

図 7-1-8 集束グリッドと平行グリッド

一方，平行グリッドは鉛箔の向きが X 線入射面と垂直であるため，ある程度は直接 X 線の吸収が避けられない．長い撮影距離が必要な場合や病室撮影など，集束グリッドが使用できない撮影では有効である．

また，2 枚のグリッドをそれらの鉛箔の面を 90°またはある角度でずらして一体化させたグリッドを**クロスグリッド**という．90°ずらしたクロスグリッドを 90°直交グリッド，それ以外の角度でずらしたクロスグリッドを斜交グリッドという．クロスグリッドは，縦横両方向からの散乱 X 線を高効率で除去することができる．

クロスグリッドのうち，2 枚のグリッドを厚み方向に重ねるタイプをダブルレイヤークリスクロスグリッドという．一方，1 枚分の厚みで 2 方向の鉛箔を一体化させるタイプをシングルレイヤークリスクロスグリッドという．ダブルレイヤークリスクロスグリッドは厚みが 2 倍になるため，直接 X 線の減衰が大きくなる．シングルレイヤークリスクロスグリッドのほうが，直接 X 線の透過率が高い．

3）固定グリッドと運動グリッド

グリッドには，固定した状態で使用する**固定グリッド**と，鉛箔の縞目（グリッドライン）が画像に描出されないようにグリッドを鉛箔の向きと直交する方向に小刻みに運動させて使用する**運動グリッド**（または**移動グリッド**）がある．このグリッドを移動させる

Sidememo

[*5] SID
source-to-image distance の略．X 線焦点から検出器までの距離のこと．FID（focus-to-image distance）とよぶこともある．

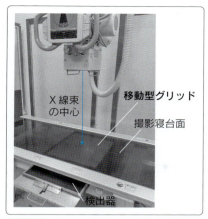

図 7-1-9 ブッキー装置

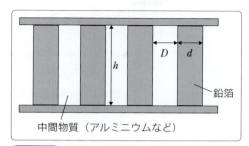

図 7-1-10 グリッドの断面図

装置を**ブッキー（Bucky）装置**とよぶ（図 7-1-9）．撮影寝台面の下部にグリッドが装備されている．半影をできるだけ小さくするために，撮影寝台面とブッキー装置は近接して設置されている．グリッドの運動中心が目視できるように，撮影寝台面が透明になっているタイプや，撮影寝台面に目印が記してあるものが一般的である．グリッドの運動中心と X 線束の中心が一致するように，X 線管球を配置してから撮影を行う必要がある．

4）グリッドの幾何学的特性

図 7-1-10 にグリッドの断面図を示す．鉛箔の幅（厚み）を d，中間物質の幅（厚み）を D，鉛箔の高さを h とする．

(1) グリッド密度

1 cm 幅あたりの鉛箔の本数を**グリッド密度**といい，$1/(D+d)$ で表される．グリッド密度が大きいほど，鉛箔の厚みが小さくなるため，グリッドラインは画像上目立たなくなる．そしてグリッド密度が大きいほど，散乱線除去効果が高くなる．しかし直接 X 線の吸収も多くなるため被ばく線量の増大に注意が必要である．

グリッド密度の種類は約 30 本/cm ～ 100 本/cm まで様々なものがあるが，40 本/cm や 60 本/cm がよく使用されている．

デジタル画像ではグリッドラインに加え，**エリアシングエラー**によるモアレや干渉縞が発生する可能性がある．画素サイズを Δx とすると，グリッド密度をアナログ信号の最大周波数 u_{max} と仮定し，u_{max} が $1/(2\Delta x)$ より小さければ，**標本化定理**[*6]を満たすため，エリアシングエラーによるグリッドのモアレは発生しない．もちろん画素サイズが小さいほど，モアレは出にくくなる．

図 7-1-11a に示すように，グリッド密度が $1/(2\Delta x)$ より大きくて，かつグリッド密度が**サンプリング周波数**（$1/\Delta x$）と近い場合，比較的低周波から高周波までの広い周波数帯域の信号がエリアシングエラーを起こして低周波数帯の信号に変化するため，画像上は特に低周波のモアレ信号（大きい縞目の反復信号）が視覚的に目立つこととなる．一方，図 7-1-11b のようにグリッド密度がサンプリング周波数よりかなり小さい場合，高周波数領域の信号のみエリアシングエラーを発生させるため，高周波のモアレ信号（細かい縞目の反復信号）が発生する．

このモアレや干渉縞の発生を防ぐために，使用するグリッドのグリッド密度を変更す

Sidememo

[*6] **標本化定理**
アナログ信号の最大周波数が u_{max} である場合，標本化間隔（サンプリングピッチ）Δx が $\Delta x \leq 1/(2u_{max})$ を満たせば，デジタル信号から元のアナログ信号を完全に再現することができる．これを標本化定理という．グリッド密度を u_{max} に置き換えると，グリッド密度 $\leq 1/(2\Delta x)$ のとき，標本化定理を満たすことになる．

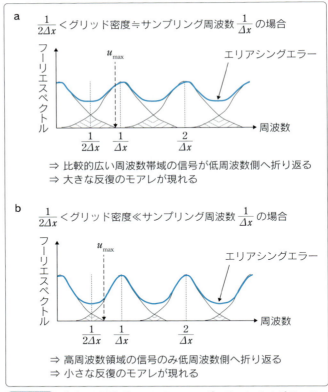

図 7-1-11 デジタル画像系でのエリアシングエラーによるグリッドモアレ出現の概念図

るなどの対処法がある．また CR システムでは，IP の読み取り走査方向と鉛箔の方向が一致するとモアレ等が発生しやすいため，グリッドラインの方向と読み取り走査方向を直角または斜めの方向に配置して撮影を行う．

(2) グリッド比

　h/D を**グリッド比**といい，グリッドの厚さの目安となる．管電圧が高いほど散乱 X 線の量は多くなるため，グリッド比の大きいグリッドを使用する．グリッド比が大きいほど，散乱線除去効果が高く，検出器への到達線量は減少する．

　グリッド比は撮影部位や被写体厚に合わせて選択するが，標準的な目安としては管電圧 80 kV 以下では 6：1～8：1，80～100 kV では 8：1～10：1，100～120 kV では 12：1，120 kV 以上では 14：1 を使用する．つまり管電圧の 1/10 がグリッド比のおよその選択基準となっている．

(3) 集束距離

　集束グリッドの鉛箔の向きが集束する点からグリッド表面までの距離を**集束距離**という．グリッドには，診断に有効な X 線画像が得られる SID の範囲が定められており，これを使用距離限界という．平行グリッドでは下限値のみが，集束グリッドでは上限値と下限値が決まっている．

5) グリッドの物理的特性

　グリッドの性能を評価する指標として，選択度，コントラスト改善度，露出倍数がある．グリッドに入射する一次 X 線の強度を I_p，グリッドを透過する一次 X 線の強度を

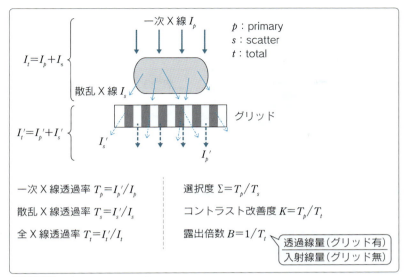

図 7-1-12 グリッドの性能評価

I_p'，グリッドに入射する散乱X線の強度をI_s，グリッドを透過する散乱X線の強度をI_s'とする（図7-1-12）．またグリッドに入射する全X線の強度を$I_t = I_p + I_s$，グリッドを透過する全X線の強度を$I_t' = I_p' + I_s'$とすると，**一次X線透過率** T_p は I_p'/I_p となる．そして**散乱X線透過率** T_s は I_s'/I_s，**全X線透過率** T_t は I_t'/I_t となる．

選択度 Σ は，T_p/T_s で求められ，値が大きいほど，散乱線をより効果的に除去して一次X線を選択的に透過させる能力が高いことを示す．

コントラスト改善度 K は T_p/T_t で求められ，一次X線が画像形成に寄与した割合を示す．この値が大きいほど画質がよいことを示す．

露出倍数 B は $1/T_t$ で求められ，全X線透過率の逆数である．全X線透過率は，ある写真効果を得る際に，グリッドなしのときに対するグリッドありのときのX線量の比を表している．露出倍数はその逆数であるから，この値が小さいほど，グリッドありのときの線量が小さくなり，高性能なグリッドであることを示す．そしてグリッド比が小さいほど全X線透過率は大きくなり，露出倍数が小さくなる．また露出倍数は管電圧によって変化する．

以上のような物理的特性の指標に加え，フィルムなどの画像検出器にX線を均一照射して画像ムラがあるかどうか調べる均一性の評価も重要である．

3　X線写真観察機器

X線写真の観察には，画像を表示する媒体が必要となる．画像表示媒体がフィルムの場合は，シャウカステンがX線写真観察機器として使用されてきた．近年はフィルムレス化が進み，画像表示媒体とX線観察機器が一体となったディスプレイが使用されるようになった．ディスプレイはモニタとよばれることもある．近年のディスプレイは，ブラウン管から液晶ディスプレイや**有機EL**[*7]ディスプレイなど薄型かつ軽量のものに置き換わっている．

フィルムを用いた画像診断を，**フィルム診断**または**ハードコピー診断**とよぶことがあ

Sidememo

[*7] **有機EL**（electro luminescence）

有機物質の自発発光現象のことを指す．有機ELを用いたディスプレイを有機ELディスプレイ，またはOLED（organic electro luminescence diode）ディスプレイとよぶ．

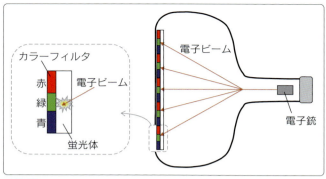

図 7-1-13 ブラウン管（CRT）の動作原理

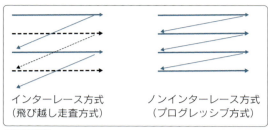

図 7-1-14 CRT の走査方式

る．一方，ディスプレイを用いた画像診断は**モニタ診断**または**ソフトコピー診断**とよばれている．

1）シャウカステン

シャウカステンとはドイツ語で，英語では X-ray viewing box や film illuminator などとよばれる．蛍光灯を内部に装備した透光性の箱型の画像表示媒体である．全面にフィルムを吊り下げ，蛍光灯の光をバックライトとして使用してフィルムを観察する．輝度が高いほど，高いコントラストで画像を表示することができる．マンモグラフィ読影用のシャウカステンの**輝度**は 3,500 cd/m^2 [*8] 以上が推奨されている．フィルムレス化が進む昨今では，シャウカステンの使用頻度は減少傾向にある．フィルムレス化により，膨大な枚数のフィルム保管や自動現像機の管理が不要となった．

2）ブラウン管

(1) ブラウン管（CRT：cathode ray tube）の動作原理

ソフトコピー診断は 1990 年代より始まり，当時は CRT の使用が一般的であった．図 7-1-13 に示すように CRT には電子銃が装填されており，電子銃から発射された電子ビームが蛍光体に衝突する際に発光する．このとき印加電圧によって電子ビームの強さを変調することで，画面の輝度を調整している．カラー表示用の CRT では，蛍光体の全面に赤，緑，青のカラーフィルタが配置され，色信号を出力できるしくみになっている．このカラーフィルタにより光の減衰が避けられないため，モノクロ CRT に比べるとやや低輝度の特性をもつ．

(2) CRT の走査方式

電子ビームを走査する方式は大きく分けて 2 種類である．**インターレース方式**は，**飛び越し走査方式**ともよばれ，奇数番目の走査線のみを先に走査し，その後に偶数番目のみの走査線を走査する（図 7-1-14）．つまり 1 枚の画像を 2 回に分けて表示するしくみとなる．

一方，**ノンインターレース方式**は**プログレッシブ方式**ともよばれ，すべての走査線を上から順に一本ずつ走査する．

ノンインターレース方式に比べて，インターレース方式のほうが 1 秒あたりに表示する画像枚数が 2 倍になるため，動画に対しては比較的なめらかに表示できる．しかし静止画の表示では，インターレース方式のほうが"ちらつき"が強く見える．また，ノンインターレース方式のほうが 1 枚の画像を構成する走査線が 2 倍多いであるため，

Sidememo

[*8] 光源から特定の方向に照射される光の強さが**光度**と定義され，その単位はカンデラ [cd] である．一方，単位面積あたりの光度を**輝度**と定義し，その単位はカンデラ毎平方メートル [cd/m^2] である．

第 7 章 関連機器

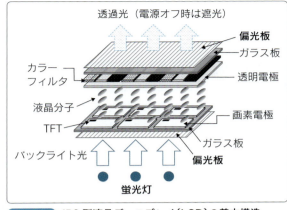

図 7-1-15 IPS 型液晶ディスプレイ（LCD）の基本構造

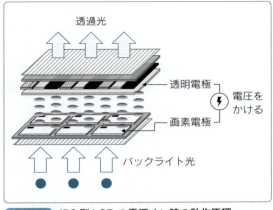

図 7-1-16 IPS 型 LCD の電源オン時の動作原理

解像度はインターレース方式よりも高くなる．

3）液晶ディスプレイ

（1）液晶ディスプレイ（LCD：liquid crystal display）の動作原理

近年ではフィルムや CRT の使用機会は激減し，医用画像の表示にはほとんど LCD が使用されている．2枚の偏光板で液晶分子層を挟み込む構造で，液晶分子に電圧をかけることで，蛍光灯からのバックライト光の透過量を調節して画面の明暗を付けている．その駆動方式には **TN（twisted nematic）型**，**VA（vertical alignment）型**，**IPS（in plane switching）型**がある．TN 型は応答速度が速く携帯型端末やパソコン用ディスプレイなどに多く採用されている駆動方式で，VA 型は TN 型よりも高コントラストな画像表示が可能でテレビなどに使用されている．VA 型の欠点は，**視野角**[*9]が狭いことである．医用画像表示用 LCD の多くは視野角の広い IPS 型を使用している．図 7-1-15 に IPS 型 LCD の基本構造を示す．

図 7-1-15 は電源オフ時の状態を示し，バックライト光は 2 枚目の偏光板によって遮断されているが，図 7-1-16 のように電源を入れて透明電極と画素電極に電圧をかけると，液晶分子が水平方向に回転して偏光板の向きと直角に配列する．このときバックライト光は偏光板を通過するため画面は明るくなる．

（2）医用画像表示用 LCD の特徴

テレビやパソコン用ディスプレイには，γ（ガンマ）2.2 や γ2.4 の階調関数が使用されているが，モノクロ医用画像表示用の LCD には**グレイスケール標準表示関数**[*10]（grayscale standard display function：**GSDF**）が階調関数として使用されている．GSDF 階調は，人間が視認する明るさの差がどの階調間でも等しく感じられる階調特性である．

GSDF 階調を採用したディスプレイを使用することで，装置間，施設間での見え方を統一することができる．

（3）CRT と比較した LCD の長所と短所

CRT は電子銃の印加電圧によって画面の輝度を調整しているため，画面を真っ暗にすることも可能である．一方，後述する LCD はバックライトの光漏れを完全に防ぐことができず，真っ暗な画面表示が困難である．その最低輝度は CRT の最低輝度よりも

Sidememo

[*9] 視野角
ディスプレイを正面ではなく上下左右にずれた位置から見るとき，大きく輝度や色調が変化せずに正面向きと同等に見える角度のことを視野角という．

Sidememo

[*10] グレイスケールの医用画像用の標準表示関数
DICOM（digital imaging and communications in medicine）Part 14 で規定されている．与えられた観察条件のもとで，平均的人間観察者が最小識別可能な輝度差が 1 JND（just noticeable difference）と定義され，最小輝度を 0.05 cd/m² として 1 から 1,023 ステップまでの JND と輝度が実験的に求められ，記述されている．

117

高くなり，高いコントラストで画像を表示する性能は CRT に比べて劣る傾向にある．しかしながら，近年は最高輝度の高い LCD が多数開発され，表示コントラストが低いという欠点が解消されつつある．

また，CRT は電子銃の存在によって奥行き方向のサイズを小さく製造することが困難である．一方，LCD は電子銃ではなく蛍光灯を後面側に配しており，薄型かつ軽量に製造することが可能で，省スペース化や携帯用端末の普及に大きく貢献している．

そして LCD のバックライトは直進方向のみに偏光されているため，画面の斜め方向からは輝度が低下して見える．つまり視野角が狭い．一方，CRT では，画面直下の蛍光体が発光しているため，視野角が比較的広い．

応答速度に関しては，LCD よりも CRT のほうが速い．そのため高速に動く動画の表示には CRT のほうが適している．

（4）LCD の品質管理

　LCD は経年劣化によって，輝度の低下や輝度ムラの発生，また色特性の変化や鮮鋭度の低下，チラつきやドット抜けなど，様々な現象が起こりうる．そのため，医用画像表示用のディスプレイは定期的な品質管理が必要となる．管理する項目や評価方法の詳細は，日本画像医療システム工業会から発刊されている『医用画像表示用モニタの品質管理に関するガイドライン』に記載されている．その中から重要な管理項目を一部抜粋して概説する．これらの評価結果がガイドライン記載の基準を満たしていなければ，キャリブレーションなどの調整を行ったり，メーカーに修理や交換を依頼したりする必要がある．

　①目視試験

　　TG18-QC（SMPTE）パターンを用いる目視試験では，画面全体の評価として，16 段階のパッチの輝度差が明瞭に判別できること，5% 輝度と 95% 輝度パッチが視認できること，などを評価する．またグレイスケール評価として，なめらかな単調連続表示がされていることを確認する．さらにアーチファクト評価として，フリッカーやクロストークがないことを確認する．

　　胸部単純 X 線画像に模擬結節が埋め込まれた基準臨床画像を表示する目視試験では，指定の模擬結節が問題なく視認できることを確認する．

　　CHEST-QC パターンによる目視試験でも同様に，指定の模擬結節が問題なく視認できること，16 段階のパッチの輝度差が明瞭に判別できること，5% 輝度と 95% 輝度パッチが視認できること，などを評価する．

　　TG19-UN80 パターンを用いる目視試験では，フリッカーや画素欠損などのアーチファクトが発生していないかを確認したり，輝度均一性の評価などを行ったりする．

　②測定試験

　　輝度計測による測定試験では，TG18-UNL80 パターンを表示し，パターンの中心の四隅の ROI（region of interest）の中心輝度を測定し，そのうちの最大輝度 L_{high} と最低輝度 L_{low} を記録し，不変性を確認する．

　　また，$200 \times (L_{high} - L_{low})/(L_{high} + L_{low})$ を算出し，輝度均一性を評価する．合格基準は 30 となっている．

　　さらに，TG18-LN01 から TG18-LN18 の各パターンの中心輝度を測定し，輝度

第7章　関連機器

階調曲線を作成する．TG18-LN01 の輝度を L_{min}，TG18-LN18 の輝度を L_{max} として，輝度比を L_{max}/L_{min} をより計算する．輝度比が 250 以上であれば管理グレード1，100 以上であれば管理グレード2と評価される．

輝度階調がどれほど GSDF から外れているか，をコントラスト応答試験によって評価する．

③精度管理試験のタイミング

ディスプレイを新規購入する際は受け入れ試験として，ガイドラインに記載のすべての項目を試験する．日常的には，不変性試験として SMPTE パターンを基準臨床画像を用いる目視試験を行うことが推奨されている．

章 末 問 題

問1　以下の文章について正しいのはどれか．2つ選べ.

1) カセッテの材質にはポリカーボネイトが用いられている．
2) IP の輝尽性蛍光体には $BaFX:Eu^{2+}$ が広く用いられている．
3) IP が X 線を受光すると，輝尽蛍光が生じる．
4) マンモグラフィ用の CR 系は両面集光読み取り方式を採用している．
5) 両面集光読み取り方式よりも片面集光読み取り方式のほうが画像の雑音特性が向上する．

【解答】　2，4
1) カセッテの材質には炭素繊維強化プラスチック (CFRP) が広く用いられる．3) X 線を受光した IP に励起光を照射すると，輝尽蛍光が生じる．5) 一般的に両面集光読み取り方式のほうが，画像の雑音特性が良くなる．
(p.109 **1) カセッテの構造と大きさ〜p.110 3) コンピューテッドラジオグラフィ(CR)システム**を参照)

問2　CR 系のオーバーオール特性曲線について正しいのはどれか.

1) 第1象限は受光した X 線量と画像のデジタル値を両対数で表す．
2) 第2象限はデジタル特性曲線に相当する．
3) 第3象限はフィルム階調の影響を受ける．
4) 第4象限は画像処理の影響を受ける．
5) 画像の raw データは，第1象限の出力に相当する．

【解答】　4
1) 第1象限は X 線量と IP の輝尽発光強度を両対数で表す．2) 第1象限と第2象限を合わせたものがデジタル特性曲線に相当する．3) 第3象限はデジタル階調処理の影響を受けるが，フィルム階調の影響は受けない．5) 画像の raw データは第2象限の出力に相当する．
(p.110 **3) コンピューテッドラジオグラフィ(CR)システム**を参照)

第7章　関連機器

問3　以下の文章について**誤っている**のはどれか.

1) 平行グリッドの集束距離は無限大である.
2) グリッド密度が大きいほど, 散乱線除去効果が高くなる.
3) グリッド比が大きいほど, 露出倍数が小さくなる.
4) 露出倍数が小さいほど, グリッドの性能が良い.
5) 選択度が大きいほど, グリッドの性能が良い.

【解答】　3
3) グリッド比が小さいほど, グリッドの厚みが薄くなり, 透過線量が多くなる.
よって露出倍数は小さくなる.
(p.113 **4) グリッドの幾何学的特性**〜p.114 **5) グリッドの物理的特性**を参照)

問4　以下の文章について正しいのはどれか. **2つ選べ.**

1) グリッド密度が大きいほどグリッド縞目が目立ちやすい.
2) 画素サイズが大きいほどモアレは出にくくなる.
3) 運動グリッドの方が固定グリッドに比べて, グリッド縞目が目立ちにくい.
4) グリッド縞目と CR の読み取り走査の方向が一致するとモアレは出にくい.
5) X 線束の中心線とグリッドが垂直でない場合, グリッド縞目が出やすくなる.

【解答】　3, 5
1) グリッド密度が大きいほど, グリッド縞目は画像上目立たなくなる. 2) 画素サイズが小さいほど, モアレは出にくくなる. 4) CR の読み取り走査方向と鉛箔の方向が一致するとモアレが発生しやすくなる. 5) グリッドが X 線中心線に対し傾いている場合, グリッド縞目が出やすくなる.
(p.113 **4) グリッドの幾何学的特性**を参照)

問5　以下の文章について正しいのはどれか.

1) LCD の駆動方式のうち, IPS 型は TN 型に比べて視野角が狭い.
2) LCD に比べて CRT のほうが, 視野角が狭い傾向にある.
3) LCD の最低輝度は CRT の最低輝度に比べて低い傾向にある.
4) モノクロ医用画像表示用 LCD の階調特性にはガンマ 2.2 が広く用いられている.
5) 医用画像表示用モニタの不変性試験のうち, SMPTE パターンの目視試験の頻度は年 1 回でよい.

【解答】　2
1) IPS 型は TN 型に比べて視野角が広い. 3) LCD はバックライト光を完全に遮光することが難しいため, 最低輝度が高くなる傾向にある. 4) モノクロ医用画像表示用 LCD の階調特性は GSDF で統一されている. 5) SMPTE パターンの目視試験は日常的に行うことが推奨されている.
(p.117 **3) 液晶ディスプレイ**を参照)

第8章 診断用X線装置システム

第8章 診断用X線装置システム

✅ 本章の目的

● 診断用X線装置システムに分類される一般撮影装置，循環器用・外科用・手術室用X線診断装置，乳房用X線診断装置，検診用装置，骨密度検査装置，歯科用装置などの特徴を理解する．

1 一般撮影装置

X線検査には，X線を照射して撮影体位および位置を決定して静止画像を得るX線撮影と，リアルタイムに動画で体内陰影を観察するX線透視撮影がある．これらを実現する診断用のX線装置システムの基本構成は，X線発生装置(X線源装置，X線高電圧装置，X線高電圧ケーブル)，X線機械装置(X線撮影台，透視撮影台，保持装置)などで構成されている．X線源装置は，X線管装置と照射野限定器(X線可能絞り)で構成され，X線装置システムの根幹である．また，X線撮影には，乳房用X線撮影装置などの特殊な利用を目的とした特殊撮影と，頭部，胸部，腹部，四肢などの撮影を目的とした一般撮影がある．

ここでは，汎用撮影を目的とした様々な撮影部位に対応した一般撮影装置などについて解説する．

1 汎用型一般撮影装置

一般撮影装置は，単純X線撮影装置ともよばれ，胸部単純撮影，腹部単純撮影，骨単純撮影などの透視撮影や，造影剤検査以外の多目的な撮影に使用される装置であり，小規模医療施設から大規模医療施設まで幅広く導入されている．撮影の種類に応じてX線機械装置に該当するX線撮影台として立位式撮影台，水平式撮影台，保持装置として，天井式保持装置(天井走行方式)で構成されている(図8-1-1)．

立位式撮影台は，イメージングプレートを用いたカセッテ交換方式(computed radiography：CR)やX線平面検出器(flat-panel detector：FPD)内蔵型が近年は多く，撮影と同時にリアルタイムに画像を観察できるメリットがある．散乱X線除去用グリッドを備え，被写体の身長に応じて立位撮影台を上下動させることができる(図8-1-2)．

水平式撮影台は，腹部や腰椎など臥位の撮影時には寝台下の挿入部にカセッテを設置した撮影や寝台の上にカセッテを利用した骨撮影などに用いられる．FPDを使用した撮影も可能である(図8-1-3)．

天井式保持装置は，天井に設けたレール上にX線管装置が保持され，自由に移動させることができ，支柱の長さを変化させることでX線管装置の上下方向の移動もできる．X線管装置の方向を変えることで，X線照射方向の選択が可能である(図8-1-4)．

121

第 8 章　診断用 X 線装置システム

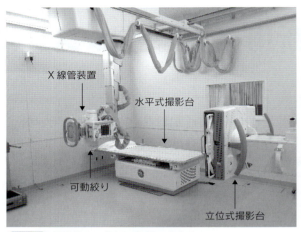

図 8-1-1　標準的な一般撮影装置の全体像

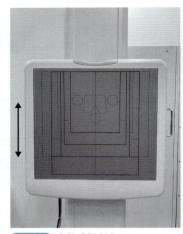

図 8-1-2　立位式撮影台
カセッテ交換方式の立位撮影台

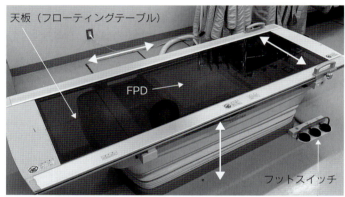

図 8-1-3　水平式撮影台
FPD 搭載の水平式撮影台

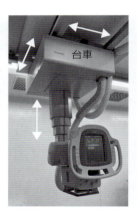

図 8-1-4　天井式保持装置

2　一般撮影装置の撮影諸条件

　標準的な一般撮影装置の撮影条件は，管電圧が 40～150 kV，管電流は 10～630 mA，撮影時間は 5～1,000 ms，焦点－検出器間距離 (source image receptor distance：SID) は立位で 100～200 cm 程度，臥位で 100～150 cm 程度の範囲で撮影されることが多い．

　X 線管装置の焦点は，大焦点 1.2 mm/ 小焦点 0.6 mm 程度が多く，陽極蓄積熱容量は，140～600 kHU 程度まである．X 線高電圧装置はインバータ式がほとんどであり，最大出力 20～80 kW 程度が一般的である．

　照射野限定器（可動絞り）には，Al，Cu の付加フィルタを挿入する挿入口があり，フィルタにより高管電圧撮影時の被ばく低減を行っている．

　X 線制御装置（一般には撮影操作パネル）には，主電源の on/off，X 線ばく射スイッチ，撮影条件設定（管電圧，管電流，撮影時間），自動露出制御機構 (AEC)，テクニック選択（X 線源装置の選択）などが制御できる（図 8-1-5）．

　近年では，X 線管装置に撮影条件設定やテクニック選択の操作パネルが搭載された装

第8章 診断用X線装置システム

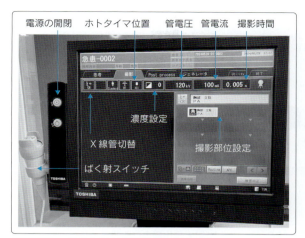

図 8-1-5 一般的なX線制御装置の操作パネル

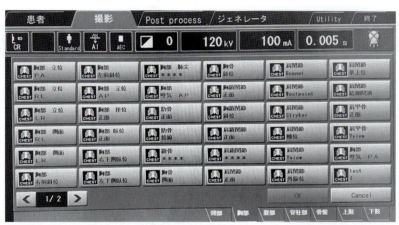

図 8-1-6 アナトミカルプログラム（APR）の例

置もあり，X線撮影室内においても操作が可能である．X線制御装置の操作パネルにおいても，対象撮影部位の最適な撮影条件をあらかじめメモリに記憶させておく**アナトミカルプログラム（APR）**[*1] が広く普及している（図 8-1-6）．

立位式撮影台，水平式撮影台ともに，CRやFPDにおいての撮影にAECを使用した撮影頻度が多く，一般撮影装置では，被写体側からグリッド，AEC，検出器の順に配置され，AECに，自動露出機構（ホトタイマ）の**前面採光方式**[*2] を採用した装置が多い（図 8-1-7）．

3 その他の一般撮影装置

1）胸部・腹部一般撮影装置

胸部撮影装置は，X線撮影の中でもっとも頻度が高い撮影であり，立位式撮影台を使用して撮影する．おもに肺野や心臓，縦隔を診断の目的とするため，高電圧撮影（120～140 kV）を行う．高電圧撮影は，X線透過力を増加して画像コントラストの低下による肺野と骨の濃度差の減少から，肋骨や心臓陰影と重複した肺野の観察に適している（図 8-1-8a）．

Sidememo

[*1] アナトミカルプログラム（APR）
　対象の撮影部位・撮影種類や患者体格ごとに管電圧，管電流，撮影時間を操作パネル上のボタンに記憶させ，X線撮影時に選択して使用することができる．近年は，撮影距離も設定できる装置もある．

[*2] 前面採光方式
　自動露出機構において，カセッテや検出器の前面にホトタイマが設置されている方式を前面採光方式という．

123

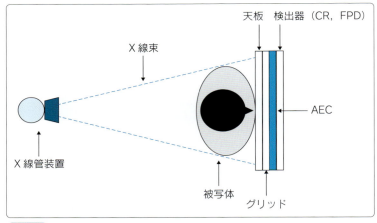

図 8-1-7　AEC（前面採光方式）と検出器の位置関係

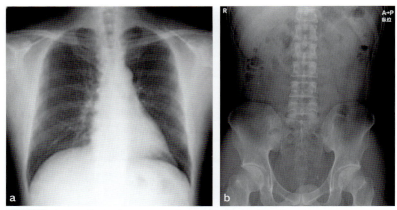

図 8-1-8　胸部 X 線画像（立位：a）と腹部 X 線画像（臥位：b）の撮影画像例

　通常，胸部撮影では呼吸停止下においても心臓の拍動の影響が大きく，5 msec 以下の短時間撮影が望ましく，拡大率や半影を小さくするために焦点 - 検出器間距離を 180～200 cm 程度に設定することが多い．立位式撮影台には，被写体からの散乱線を除去するためのグリッド（成人の胸部では，10：1～12：1 のグリッド比）が設置され，撮影時間はホトタイマによって制御されている．

　腹部撮影装置は，立位あるいは臥位で撮影されることが多く，各撮影台を使用する．立位撮影では，胸部撮影と併用した立位式撮影台の使用が多く，患者の腹部の位置に応じて撮影台を昇降させる．臥位撮影では，水平式撮影台を使用して撮影する．ともに，管電圧を 65 kV～90 kV 程度に設定して，腹部全域（横隔膜下・腎臓～恥骨結合）の範囲を撮影する（図 8-1-8b）．

2）小児一般撮影装置

　小児撮影は，成人撮影に比較して被検者の協力を得ることが困難な場合が多い．そのため，ポジショニングには介助者の協力が必要で，短時間で撮影を行うことが重要である．

　撮影装置は，汎用型一般撮影装置と同様であるが，小児のポジショニングのための小

第 8 章　診断用 X 線装置システム

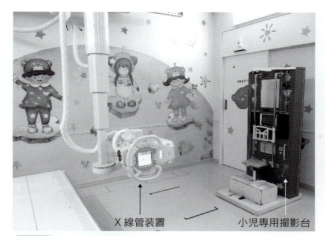

図 8-1-9 小児一般撮影装置
小児 X 線撮影室の例：不安を和らげるための壁画などの工夫

児専用撮影台や小児撮影のための撮影補助具などの使用が有効である．ポジショニングを行う際，術者の両手が塞がれてしまうことが多いため，フットスイッチによる X 線ばく射を可能とする工夫がされている（図 8-1-9）．

2　X 線透視撮影装置・インジェクタ

1　X 線透視撮影装置

　X 線透視撮影装置の利用目的は，X 線を用いて人体内部をリアルタイムに観察・撮影することである．従来の消化管検査のみならず，内科系，外科系，泌尿器系の診断や，**カテーテル**[*1]挿入，**ドレナージ**[*2]術などの各種**インターベンション**[*3]が加わり幅広く用いられている．X 線透視技術は放射線が当たると可視蛍光を放つ蛍光板にはじまり，イメージインテンシファイア（image intensifier：I.I.）の利用によりアナログ画像からデジタル画像へ移行した．さらに現在ではフラットパネルディテクタ（flat panel detector：FPD）の利用が主流となっている．機器の発展とともに，X 線透視装置の高画質化と被ばく低減技術は大きく改善され，診断精度の向上に貢献している．
　X 線透視撮影装置が設置されている部屋では各種の治療手技も必要なため，透視とともに超音波装置や内視鏡装置も併用される．限られた検査室内に合わせワークフロー改善のため X 線透視撮影装置が小型化されている（図 8-2-1）．近年では，他の検査装置が必要であった検査も X 線透視撮影装置を用いた検査に置き換え可能である．例えば通常単純撮影装置で行われる胸部撮影や長尺撮影の機能が備わっている．

1）X 線透視撮影装置の基本構成（図 8-2-2）

(1) X 線発生装置・X 線管
　X 線高電圧装置から供給されるエネルギーを X 線に変換する装置である．X 線管は陰極（カソード）と陽極（アノード）の二極が組み込まれた真空管である．陰極 - 陽極間に印加した高電圧により陰極から発生した熱電子が加速されターゲットである陽極に衝突し，相互作用により X 線が発生する．

Sidememo

[*1] **カテーテル**
　Katheter（独），catheter（英）．検査や治療などを行うための体内に挿入する細い管の総称．造影剤を用いた血管系の形態評価，拡張術などの血管形成に用いられる．

[*2] **ドレナージ**
　ドレナージ（排液）は血液，空気，膿，滲出液，消化液などの除去や減圧目的で体外に排泄する医療行為．

[*3] **インターベンション**
　インターベンショナル・ラジオロジー（interventional radiology：IVR），放射線診断技術の治療的応用である．画像支援下の低侵襲性治療であり，カテーテルや針を用いた治療法である．血管系 IVR と胆道系などの非血管系 IVR に大きく分かれる．

第8章 診断用X線装置システム

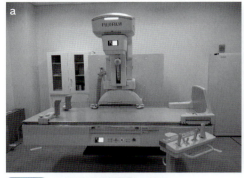
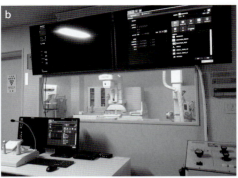
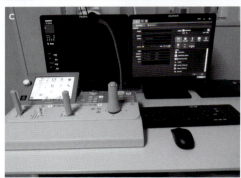

図 8-2-1 X線透視撮影装置の外観
a：X線透視撮影装置，b：操作室，c：操作卓

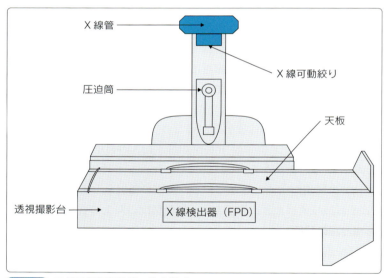

図 8-2-2 X線透視撮影装置の基本構成

(2) X線可動絞り（照射野限定器，コリメータ）
　検査部位に合わせてX線の照射範囲を調整し，照射野以外の被ばくと不要な散乱線を防ぐ．鉛板を主材料とした羽根を開閉することでX線利用ビームを制限する．

(3) 圧迫筒
　消化管撮影では圧迫筒による圧迫を加えることで，バリウムの層を薄くし病変周囲のバリウムの濃淡をつけて診断する．圧迫筒は折り込み方式で最大圧迫力は 80 N である．

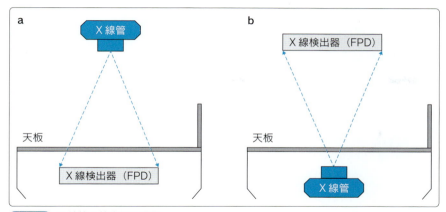

図 8-2-3　X線管と検出器の配置
a：オーバーチューブ，b：アンダーチューブ

圧迫筒使用時は，被検者に骨折などの危害を与える恐れがあるため，操作には十分観察しながら慎重に行う必要がある．

(4) 天板・透視撮影台

検査中の被検者を支持し安定した姿勢で検査を受けられるように設計されている．撮影中の快適さと安全性を提供する．透視撮影台の起倒における傾斜機能があり，立位(90°)〜水平位置(0°)〜逆傾斜(－45°)間の角度設定が可能である．被検者の安定性確保のためフットレスト，ハンドグリップ，ショルダーパッドが備わっている．天板の材質はX線が透過しやすい素材で作られ，一般的にはカーボンファイバーなどの軽量で高強度の素材が用いられる．

(5) 位置調整

天板自体が縦・横方向に動き，被検者を移動させX線透視を行う部位を調整する．近年のX線透視撮影システムでは，透視台を動かすだけではなく，映像系(X線管と検出器)を動かすことで視野を縦・横に移動させることが可能であり，被検者の安全と快適性を大幅に向上させている．多くの透視台は被検者の身長や体格に合わせて，天板の高さの調整が可能であり，被検者の乗り降りを容易にしている．上記以外にも様々な機能が搭載された透視台が開発され，より快適で安全な検査環境の実現に向けた取り組みが進んでいる．

(6) X線管と検出器の配置（図 8-2-3）

①オーバーチューブ

X線管が天板(被検者)の上に設置され，検出器が下に設置される．X線管と天板との距離があるため上部空間が広く使え，被検者観察が容易であり様々な検査や治療に対応しやすい利点がある．

②アンダーチューブ

X線管が天板(被検者)の下に設置され，検出器が上に設置される．術者が被検者に寄り添って撮像，処置や治療する場合，オーバーチューブ方式に比べて被ばくが少ない．

③Cアーム

Cアームタイプは，X線管と検出器をC字状に配置した装置で，高い機動性と汎

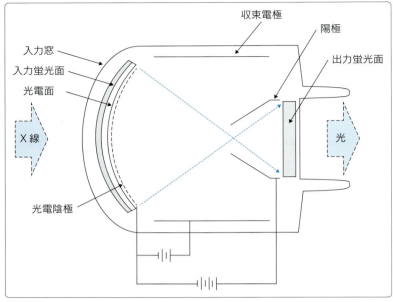

図 8-2-4 イメージインテンシファイア(I.I.)の基本構成

用性を備えている．Cアームは回転や角度調整が可能であり，様々な方向からのX線撮影を行える．汎用的であり，透視，血管撮影および外科手術中の**画像誘導**[*4]など，幅広い検査に適用可能である．

2) イメージインテンシファイア(I.I.)

I.I. は被写体を通り抜けた微弱なX線像を電気的に増幅させ可視化するX線検出器である．I.I. のおもな構成は入力蛍光面，光電面，電子レンズおよび出力蛍光面である．現在のX線透視撮影装置の検出器はほとんど FPD であるが，歴史的経緯を踏まえ，本項では I.I. の詳細を記載する．図 8-2-4 に I.I. の基本構成を示す．

(1) I.I. の原理

①微弱なX線が以下の過程を経て診断可能な可視光になる．

❶ X 線-光子変換

X線がI.I. の入力窓を透過し入力蛍光面（ヨウ化セシウム：CsI）に入射すると，光子に変換される．

❷ 光電子変換

入力蛍光面で発生した光子は，光電面で光電子に変換される．

❸ 電子増幅

光電子は収束電極と陽極で構成される電子レンズによって加速集束され，出力蛍光面（硫化亜鉛系化合物：ZnCdS）に衝突する．この過程で，光電子のエネルギーが何千倍から1万倍に増幅される．

❹ 光電子-可視光変換

出力蛍光面は，光電子の衝突によって励起されたエネルギーを可視光に変換する．

②入力窓

X線の強度を維持したまま散乱を防ぎ入力蛍光面に導く必要があり，構造の気密性と耐久性維持を考慮しアルミニウムなどの材質で構成されている．

Sidememo

[*4] **画像誘導手術**
手術中に正確な病変検出，位置把握や計測を目的とし，リアルタイムに適用部位の情報を提供する手術支援装置を用いる手技．Cアームタイプの移動型X線透視撮影装置を用いたナビゲーションと画像融合システム，心臓血管外科におけるVRイメージングなど，様々な診療科で利用されている．

③入力蛍光面

X線を光に変換する役割をもっている．入力蛍光面の性能がX線画像の画質に大きく影響するため，高いX線-光変換効率と空間分解能が必要である．ヨウ化セシウム（CsI）が最も一般的な材質であり，柱状結晶構造と厚膜化により散乱を少なく光を伝達しX線変換効率を向上させている．

④光電面

入力蛍光面で発生した光子が強度に比例した光電子に変換される．

⑤電子レンズ

陰極（カソード），収束電極，陽極（アノード）の構成により静電界が形成される．光電面に隣接する陰極から放出された光電子は電界の影響により加速・収束し出力蛍光面に結像する．光電子を加速・収束する電圧は25～30 kV程度である．電子レンズの収束電極，陽極の電圧を変化させ拡大表示（可変視野管）が可能である．

⑥出力蛍光面

微粒子の硫化亜鉛系化合物（ZnCdS）から構成される蛍光体がガラス基板に付着している．光電子が出力蛍光面に到達し再度可視光に変換される．発生する光は緑色の波長（540 nm付近）が一般的である．**出力蛍光面の輝度**[*5]は像の拡大率の逆数と陽極電圧に比例する．

(2)I.I.の特性

X線I.I.の主要な特性およびその測定方法を**表8-2-1**に示す．

3)CCD（charge coupled device）カメラ

I.I.から出力された光はタンデムレンズ（光学レンズ）を通り，電荷結合素子（CCD）に入力されることで電気信号に変換される．CCDカメラの電気信号は液晶ディスプレイ（liquid crystal display：LCD）などの画像表示装置に伝送され映像化される．

4)フラットパネルディテクタ（flat panel detector：FPD）

FPDは従来のI.I.-DRシステムに比べて，高画質，低被ばく，コンパクトといった多くの利点をもつデジタルX線検出器である．静止画像の撮影だけでなく動画像の撮

Sidememo

[*5] **出力蛍光面の輝度**

出力像の輝度 [cd/m²] は（像の拡大率の逆数＝像の縮小率）²×陽極電圧に比例する．入力視野が大きいほど，出力像が小さいほど明るくなる．入力視野が大きいほど縮小率も大きくなるため輝度が高くなる．

表8-2-1 X線I.I.の主要な特性およびその測定方法

入射面視野寸法	入射面視野の直径 [cm]，[inch]
変換係数[*6]	出力蛍光面の平均輝度／入射面の空気カーマ (cd/m²)/(μGy/s)
輝度分布	中心部に対する周辺部の輝度比．周辺部の輝度は中心部より低下する．
像歪み[*7]	I.I.の入射面上の実長とその出力面上の影像長さとの比の空間的変化．中心部と周辺部の拡大率の違い．
解像度	解像力チャート像を用いて目視によって測定する．[lp/mm]
コントラスト比	入射面の中央部に鉛円板があるときの出力像の中心輝度に対する，入射面に鉛円板がないときの出力像の中心輝度の比．ベーリンググレア指数はコントラスト比の逆数である．
MTF（modulation transfer function）	スリット像を撮像し，line spread functionをフーリエ変換しMTFを計測する．空間分解能を示す．
DQE（detective quantum efficiency）	放射線検出器の出力のSN比の二乗と放射線検出器の入力のSN比の二乗の比である．X線の量子利用効率を示す．

Sidememo

[*6] **変換係数**

おおよそ10～35の値を示し，値が高いほど高感度である．

[*7] **像歪み**

I.I.の欠点として出力像には歪みが生じる．中心部より周辺部の歪みが大きく，入力視野が大きいほど周辺部の歪みが大きい．

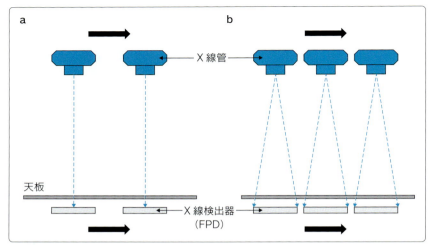

図 8-2-5 長尺撮影
a：スロット方式，b：ステップ方式

影にも適している．パネルサイズは最大 17 × 17 インチ，フレームレートは 30 fps まで設定可能であり検査によって様々な選択が可能である．医療現場での利用が拡大していて，一般撮影，消化管撮影，血管撮影などの診断・治療の質向上に貢献している．FPD には以下のような利点が挙げられる．

①高画質デジタル画像による診断能の向上

空間分解能が向上し，より鮮明な画像を得られるため微細な病変も観察可能である．

②高い DQE（検出量子効率）による被ばく線量の低減

DQE が高い FPD は X 線を効率的に検出できるため，従来の I.I. 系システムよりも少ない被ばく線量で高画質の画像を得ることができる．

③幾何学歪みおよび磁器歪みのない画像による診断能力の向上

I.I. 系システム特有の幾何学歪み（レンズやミラーによる画像の歪み）や磁器歪み（外部磁場による画像の歪み）が発生しないため，より正確な画像を得ることができる．

④小型，軽量化

設置スペースが少なく済むため，室内環境における診断・治療のワークフローが改善される．

X 線透視撮影装置における FPD の適用により大視野化，平面性の改善および再構成技術の導入などから**新たなアプリケーション**[*8] が開発されている．

(1) 長尺撮影

長尺撮影は疾患の全体像を把握するために全脊椎や下肢全長を 1 枚の画像として取得する．全脊椎撮影ではおもに側弯症に対し撮影され，脊椎の曲がりの程度を診断・計測する．下肢全長撮影ではおもに変形性膝関節症の診断に用いられる．下肢のアライメント，術前に必要な角度計測，荷重による偏位を評価している．

長尺撮影の方式として X 線管と検出器が同期して移動しながら連続撮影する**スロット方式**と撮影と移動を繰り返す**ステップ方式**がある（図 8-2-5）．スロット方式は X 線をスリット状に狭く絞り撮影を行い連続収集する方式である．ステップ方式は一般撮影系で用いられている方式で，複数の FPD で収集したデータをつなぎ合わせた画像と同

Sidememo

[*8] **新たなアプリケーション**

トモシンセシスの問題点として，金属などの高吸収体に対しアーチファクトが発生し，追加撮影となるため被ばく線量の増大が懸念される．CT 装置開発で培われた金属アーチファクト低減技術や逐次近似再構成処理を用いて被ばく線量の低減，画像の高画質化が図られている．

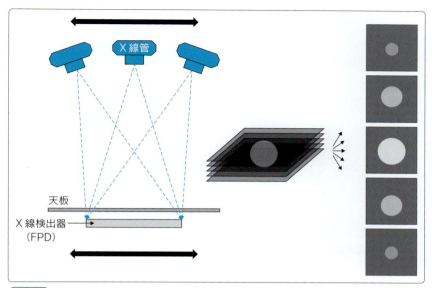

図 8-2-6 トモシンセシス

様である.

(2) トモシンセシス (図 8-2-6)

1回の撮影で得られた複数のX線投影像から画像処理により多段面の断層像を得る手法である．骨や組織などの厚み方向の重なりを避けて注目する断面のみを表示することができる．X線透視撮影装置でのトモシンセシスは，整形，胸部領域での有用性が注目されている．再構成手法としてはシフト加算法，**filtered buck projection (FBP) 法**[*9]などが用いられる．トモシンセシス撮影は診断精度向上のために追加撮影として活用されている．

> **Sidememo**
>
> [*9] filtered buck projection (FBP) 法
> CTに一般的に用いられている画像再構成法である．投影データに対し補正(フィルタ処理)した後に逆投影を行うことで画像は元データに近い状態で再構成される．

2 インジェクタ

インジェクタは造影剤や生理食塩水を自動注入する医療機器である．被検者の血管を診断装置で撮影する際に，造影剤を設定した注入速度，注入量で自動的に注入する．複雑な注入パターンの設定が可能である．血管造影，CT，MRIなどの検査において被検者の体格や検査内容に合わせた設定を行う．インジェクタの利用は手押し注入法と比較して，造影剤を一定の速度で注入でき，設定した量を正確に注入し薬剤の無駄を減らすことで被検者の負担を減らすなどの利点が挙げられる．それぞれの検査装置，目的に合わせたインジェクタが利用されている．

1) 血管造影・心カテ用インジェクタ (図 8-2-7)

動脈への高速注入に対応するため，高い圧力リミット値が設定されている．手押し感覚で注入できるハンドインジェクション機能の設定もあり，微小な流量も安定して注入することができる．

2) CT用インジェクタ

造影剤だけを注入する**シングルタイプ**と，造影剤と生理食塩水の後押しができる**デュアルタイプ**がある．デュアルタイプを用いることで体内に残存する造影剤からのアーチファクトを低減し，残存造影剤を有効利用することができる．

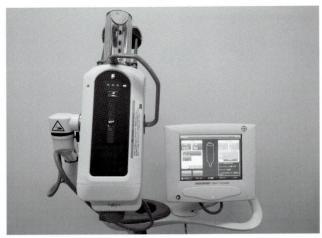

図8-2-7 血管造影用インジェクタ

3) MR 用インジェクタ

磁場環境で使用できるように設計されている．造影 MRI で使用される造影剤は投与量が少ないため，造影剤注入後に生理食塩水の後押しをすることでチューブ内に残った造影剤を体内に注入する．

①インジェクタの各種設定
　・注入速度(0.1〜45 mL/s)
　・注入量(1〜150 mL)

②圧力リミット

インジェクタに接続された被検者，消耗品(チューブ，三方活栓，カテーテル)を保護するための設定値であり，圧力リミット値以上の値を検知し自動的に注入を止める機構である．

　・血管造影用インジェクタの設定値：〜1,000 psi[*10] 程度
　・CT，MR 用インジェクタの設定値：〜150 psi 程度

> **Sidememo**
>
> [*10] psi(pounds square inch)
> 重量ポンド毎平方インチ［psi］はヤードポンド法での圧力・応力の単位．1平方インチ［inch］の面積につき1重量ポンド［lb］の力がかかる圧力である．

3 循環器用・外科用・手術室用 X 線診断装置

X 線透視検査は，患者の内部構造の動きをリアルタイムに観察することが可能であり，低侵襲的かつ合併症や感染症のリスクが低いため，幅広い疾患に対応した画像診断法である．循環器用 X 線診断装置は心大血管，頭頸部，胸腹部，四肢の血管造影および治療・IVR(interventional radiology)に使用する X 線透視装置である．対象部位に応じて求められる装置の機能やアプリケーションはそれぞれ異なるが，多方向撮影が可能な C アーム形であるなど構成するシステムはほぼ共通している．また，手術室で使用される移動形 X 線撮影装置を外科用 X 線診断装置，手術室内に設置された据置形 X 線撮影装置を手術室用 X 線診断装置とよび，外科手術などにおける X 線透視撮影の際に用いられている．

第8章 診断用X線装置システム

1 循環器用X線診断装置

図 8-3-1 に循環器用 X 線診断装置の構成を示す．装置性能は装置ごとに異なるため，以下に仕様の一例を紹介する．

1) 高電圧発生装置

動きの激しい心臓領域が検査対象に含まれるため，安定した高速繰り返しパルス X 線が必要となる．最短ばく射時間が 1.0 msec かつ最大管電圧が 125 kV の高電圧を供給する大出力装置が求められる．商用電源から高電圧へと変換する方式として，従来は三相 12 ピーク整流形の高電圧発生装置などもあったが，現在は高周波インバータ方式が主流となっている．循環器用診断装置では動きのある血管を対象とするため，透視撮影はすべてパルス X 線を使用しており，連続透視は使用されない．

2) X線管装置

手技の困難さによっては長時間の透視が必要となるため，ターゲットの熱容量が大きく，冷却率の高い X 線管装置が必要となる．最大陽極蓄積熱容量が 3.0 MHU かつ最大陽極冷却率が 0.25 MHU/min の機構が求められる．陽極の冷却率を高めるために油冷または水冷，もしくは併用の方式が採られている．陽極の回転機構には，従来のボールベアリングではなく，液体金属潤滑による液体ベアリング方式が用いられている．

被写体厚に応じて自動設定される軟線除去用付加フィルタによって，画像生成に不要な軟 X 線を除去している．付加フィルタには Cu や Al などの材質が使用されている．また，材質が含鉛ゴムである補償フィルタを X 線吸収差の大きい領域に設定することでハレーションを防ぐことができる．

X 線管装置は X 線可動絞り機能を備えている．絞りフィルタを操作し不要な X 線照射範囲を狭めることで患者および術者の被ばくを低減させる．

小焦点 (0.3 mm)，中焦点 (0.6 mm)，大焦点 (1.0 mm) を有する三焦点 X 線管や二焦点 X 線管などが存在し，手技に応じて使い分けることで画像の画質向上および被ばく低減を調節する．

心臓領域は 6 pulse/sec，胸腹部領域は 4 pulse/sec など，対象部位に応じた X 線パルス透視レートを選択することで患者および術者の不要な被ばくを防ぐ．**DA** (digital angiography) 撮影 および **DSA** (digital subtraction angiography) 撮影 は最大 30 frame/sec の設定が可能である．

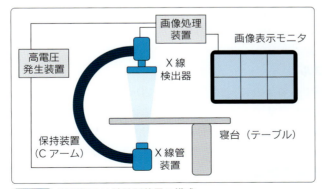

図 8-3-1 循環器用 X 線診断装置の構成

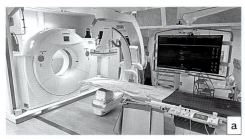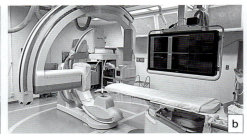

図 8-3-2 循環器用 X 線診断装置
a：IVR-CT システム（シングルプレーン方式と CT 装置を併設），b：バイプレーン方式

3) X 線検出器

　従来は I.I.（image intensifier）が使用されていたが，2000 年頃から **FPD**（flat panel detector）へと置き換わり始めており，現在では循環器用診断装置の X 線検出器のほぼすべてに FPD が使用されている．FPD は I.I.-CCD システムと比べて画像の歪みがなく，ダイナミックレンジ，検出素子サイズ，解像度，X 線吸収効率，量子検出効率に優れている．

　FPD のサイズは対象となるシステムによって異なる．心血管用システムでは，C アームを深くまで回転させる必要があり，角度づけを行いやすい 20 cm × 20 cm の小型の検出器が使用される．頭部用および胸腹部用システムでは広範囲を一度に観察できる 40 cm × 30 cm の大型サイズの FPD が求められる．

　FPD は視野サイズのズーム機能を備えている．視野サイズを拡大することで対象をより詳細に観察可能だが，拡大するほど高線量率となり患者の被ばくが増大するため，適切な視野サイズの選択が求められる．

　FPD は上下動の操作が可能である．患者の体格や手技内容に合わせて FPD を患者に近づけることで，自動露出機構により不要な被ばくを防ぐことができる．

　X 線検出器の前面には取り外し可能なグリッドが取り付けられている．小児患者や四肢血管の透視撮影など，患者の体格や検査部位に応じて適切に取り外しを行う．

4) 保持装置（C アーム）

　アイソセンタを中心に回転する機構を有する．X 線管装置と X 線検出器が一対をなした形状であり，保持機構としては床上式または天井走行式に大別される．**シングルプレーン方式**（1 方向撮影）の場合は C アーム，**バイプレーン方式**（2 方向撮影）の場合は C アームと Ω アームの組み合わせとなる（図 8-3-2）．血管走行の複雑な心血管の造影検査では多方向からの DA 撮影が必要であるためバイプレーン方式が多く用いられる．また，腎機能の悪い患者の検査では投与できる造影剤量に限りがあるためバイプレーン方式が特に有用である．

5) 寝台（テーブル）

　広範囲を観察できるように，長手方向に 120 cm，横手方向に ± 14 cm の広域のフローティング移動が可能である．寝台の被検者耐荷重は一般使用の 200 kg に加えて，緊急時の胸骨圧迫対応として 50 kg の荷重追加が可能な仕様となっている．炭素繊維（カーボン）がおもな素材であり，X 線吸収が少なく十分な強度を備えている．

6) 画像処理装置および画像処理

　大きなマトリックスサイズの透視撮影画像を高速に読み取り，リアルタイムに画像演

第 8 章　診断用 X 線装置システム

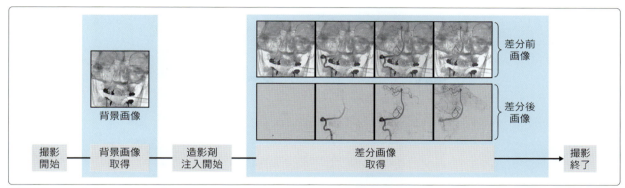

図 8-3-3　DSA 撮影におけるサブトラクション処理

算処理および画像処理をして画像モニタに表示する高性能な処理装置を必要とする．透視画像処理としては，ノイズ低減，コントラスト強調，ダイナミックレンジ圧縮およびマルチ周波数処理などが一般的に行われている．ノイズ低減の画像処理として従来ではリカーシブフィルタが使用されてきたが，最近では残像の出ないノイズ低減処理が開発されてきている．

(1) DSA (digital subtraction angiography)

造影剤を注入した画像から造影剤注入前の背景画像（マスク像）をマスク除去することで造影血管のみを連続抽出する画像処理技術である（図 8-3-3）．動きの少ない頭部または四肢および呼吸停止下の胸腹部に対して有用な血管造影撮影法である．

(2) ロードマップ機能

ライブ透視像と造影像（マスク像）をリアルタイムに差分処理することで血管走行を抽出する画像処理技術である（図 8-3-4）．複雑な血管走行に対するガイドワイヤまたはカテーテルの操作時に用いられる．DSA と同様に動きの少ない頭部や四肢に適した機能であり，たえず動きのある心臓領域や自由呼吸下の胸腹部領域において使用されることは少ない．

(3) コーンビーム CT (cone beam CT)

アイソセンタを中心に C アームを高速回転させ，取得した投影データから断層画像を作成する撮影法である．カテーテル先端の位置や患者の内部構造を手技中に確認する目的などで使用する．脳血管領域の未破裂動脈瘤や頭頸部の血管狭窄などに対しては，マスク像と造影像を連続して撮影し差分処理を行うことで造影血管のみを抽出する（回転 DSA）．

7) IVR-CT システム

血管撮影装置と CT 装置が融合したシステムである（図 8-3-2a）．両装置で寝台を共有しており，CT 撮影を行う際は床上レールを CT ガントリーが自走する．

肝動脈化学塞栓療法（transcatheter arterial chemo-embolization：TACE）における肝動脈造影下 CT 撮影（CT during hepatic arteriography：CT-HA）など，カテーテル先端からの造影剤注入と CT 撮影を同時に行うことで造影血管の断層画像の取得が可能である．肝細胞癌に供血する栄養血管をナビゲーションする機能など，術者の手技を支援する種々のアプリケーションソフトウェアが開発されている（図 8-3-5）．

CT ガイド下穿刺は CT 画像をガイドとして穿刺針を目標領域まで先進させる非血管

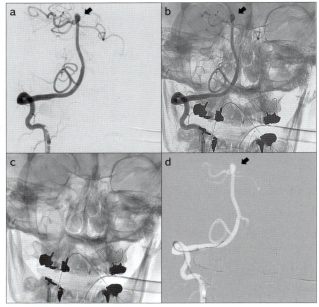

図 8-3-4 ロードマップ機能
a：DSA 像, b：DA 像, c：ライブ透視像, d：ロードマップ機能. 右椎骨動脈の DSA 像と DA 像において脳底動脈瘤を確認できる（黒矢印）. ライブ透視像から造影像をリアルタイムに差分処理することで血管走行を抽出し, カテーテル操作をナビゲーションする.

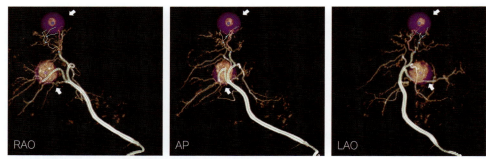

図 8-3-5 肝細胞癌に対する栄養血管ナビゲーション
右肝動脈内のカテーテルから造影撮影した CT 画像をもとに 3D ナビゲーション画像を作成した. 肝細胞癌（白矢印）の位置と栄養血管の本数および走行を確認するアシスト機能として用いる.

系 IVR の手技である. 腫瘍やリンパ節転移に対する生検, またはドレナージ術に対する手段として IVR-CT 装置が使用される（図 8-3-6）.

8) 画像表示モニタ

透視撮影画像に加えて, ポリグラフで計測した生体現象波形, 血管内超音波像や各種アプリケーション画面などの種々の情報をモニタに表示させる. 近年普及している大型ディスプレイは画像表示のレイアウトを自由に切り替え可能であり, 術者の手技を支援している.

9) 被ばく管理

面積線量および患者照射基準点における空気カーマをリアルタイムに算出・表示する機構を有する. それらの表示値と DRL 値（diagnostic reference level：診断参考レベ

ル)を比較し，過度に被ばくしている状況であれば術者に伝達することが求められる．また，スポット仮想累積皮膚線量を表示する X 線透視装置が近年登場しており，身体の特定部位におけるスポット皮膚線量の把握に役立つ．

各検査の照射履歴は DICOM SR 形式で出力可能であり，検査の積算値と検査中の詳細情報を表示することが可能である．また，照射履歴は RDSR(radiation dose structured report)に対応しているため，患者および検査ごとの線量情報の把握が可能となっている．

10) 関連機器

術者は X 線照射フットスイッチにより透視撮影を行う．ワイヤレス形のフットスイッチは術者の立ち位置によらず透視撮影が可能である．

造影剤自動注入装置は X 線撮影に連動して設定した造影剤注入量を任意の注入速度で造影剤注入する．非連動に造影剤を注入することも設定可能である．

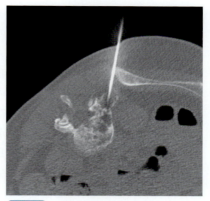

図 8-3-6 IVR-CT システムを用いた CT ガイド下穿刺
骨転移した腰椎に対する CT ガイド下骨生検．骨生検針を左側腹臥位の患者背部から挿入し，腰椎まで先進させている．

2 外科用 X 線診断装置

おもに手術室などの外科領域で用いられる移動形 X 線撮影装置を**外科用 X 線診断装置**とよぶ．手術支援を目的とした X 線システムであり，整形外科・脳神経外科・泌尿器科など多くの診療科の手術で使用される．移動形本体と移動形モニタの組み合わせからなり，装置のおもな基本構成は X 線管装置，X 線制御装置，X 線検出器，C アーム支持部(保持装置)，水平支持部，C アーム，画像処理装置，画像表示モニタである(図 8-3-7)．I.I. が X 線検出器として広く使用されてきたが，近年は FPD に置き換わり始めている．

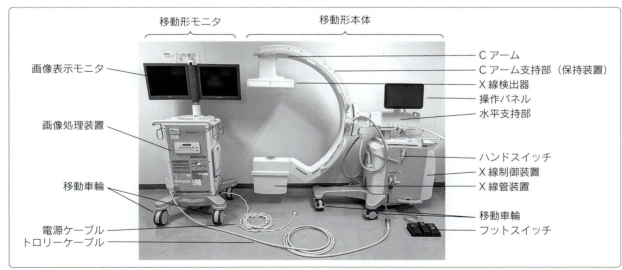

図 8-3-7 外科用 X 線診断装置(移動形 X 線撮影装置)

第8章 診断用X線装置システム

　X線管装置を小型化できる利点からターゲットに固定陽極型を採用する装置が多いが，X線出力を大きくできる回転陽極型の装置も開発されている．ターゲットは大容量陽極であり，長時間のX線透視に耐えうる機構となっている．

　X線照射を行う際は，手術室内の寝台に対してサイド方向から移動形本体を挿入し観察領域まで移動させる．Cアームの内径は広く，また装置自体がコンパクトな形状をしているため，Cアームと清潔野である寝台および術者との接触を極力防ぐことができる．

　Cアームの動作として，上下動・前後動・回転・傾斜・首振りが可能であり，位置調整は上下動を除いて手動で行う（図8-3-8）．骨折に対する観血的整復固定術などの手技では手術部位を多方向から観察するため，透視画像を確認しながらCアームを操作し，術者にX線画像を提示する必要がある（図8-3-9）．

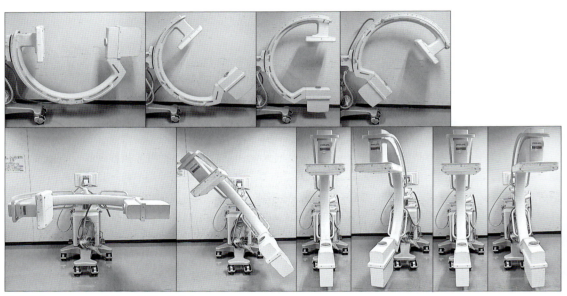

図 8-3-8　Cアームの回転・傾斜・首振り

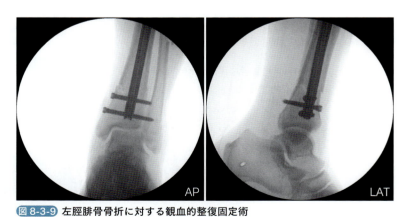

図 8-3-9　左脛腓骨骨折に対する観血的整復固定術
　Cアームを回転させ正面方向および側面方向から髄内釘の位置を確認する．

3 手術室用X線診断装置

外科治療を行う従来の手術室の機能とカテーテル治療を行う血管撮影の機能を併せもった，高度な医療に対応した手術室を**ハイブリッド手術室**とよぶ．ハイブリッド手術室ではCアームを移動させることで外科治療からカテーテル治療への移行がシームレスに切り替え可能である．ハイブリッド手術室に搭載される手術室用X線診断装置の装置性能は，循環器用X線診断装置のものとほぼ同一である．

手術室の天井は無影灯や各種モニタ画面を吊り下げるためのアームおよび室内の空気を清潔に保つためのHEPAフィルタが埋め込まれた構造となっており，天吊式X線装置の懸垂用レールを設置するスペースが少ない．そのため，据置式または自走式の血管撮影装置を採用するハイブリッド手術室が多い．

寝台の頭側は，麻酔科医のワーキングスペースおよび麻酔器の設置スペースとなるため，その空間を避けるように寝台のサイド方向からCアームが挿入する機構となっている．近年登場したロボットシステムは，複数の回転軸によってCアームを回転させて寝台に挿入する技術を採用しており，装置が天井および床上に対して占有する領域を最小化した構造となっている（図8-3-10）．

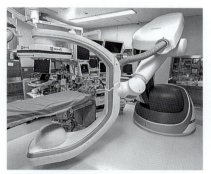

図8-3-10 ロボティックアーム搭載の手術室用X線診断装置

4 今後の展望

透視画像のノイズ低減や血管およびデバイスの視認性向上など，人工知能技術を駆使したアプリケーションソフトウェアの開発に対して各メーカーが注力している．高画質な画像を術者に提供することは手技時間の大幅な短縮につながる要因となり得るため，患者および術者の被ばく量のさらなる低減を期待できる．

高齢化やライフスタイルの欧米化に伴い心血管病は年々増加し続けている．大動脈弁狭窄症に対する経カテーテル的大動脈弁置換術（transcatheter aortic valve replacement：TAVI）は2013年に保険償還された比較的新しい手技であり，ハイブリッド手術室を含む設備機器などの厳しい条件を満たした認定施設のみで実施されている．新たな手技に伴うアプリケーションの開発や装置機器の仕様変更は今後も起こりうるため，装置の操作や知識のアップデートなど，時代に適したスキルの習得および向上を意識する必要がある．

4 乳房用X線診断装置・トモシンセシス

乳房用X線診断装置を用いた**マンモグラフィ**（mammography：MG）は，**乳がん検診**[*1]におけるスクリーニング検査および何らかの症状が認められて受診する，あるいは検診で要精検となった被検者が対象となる検査である．特に，検診において唯一有効性が認められた検査方法であり，日本では，2000年にマンモグラフィ併用乳がん検

Sidememo

[*1] 乳がん検診
それまで視触診による乳がん検診が行われてきたが，2000年，唯一，検診において有効性が認められているマンモグラフィを併用した乳がん検診が始まり，2016年に視触診が推奨されなくなり，現在は問診とマンモグラフィのみの乳がん検診が実施されている．

第8章 診断用X線装置システム

が開始され，2016年からはマンモグラフィのみが検査方法として推奨されている．

商業用の乳房撮影専用装置が世界で初めて登場したのは1967年であり，当時から既にモリブデンターゲット/モリブデンフィルタを用いたX線管が用いられていたものの，圧迫機構もなく受像系はフィルムのみで増感紙もなかった．日本では1970年代から撮影が行われたが，当時は専用装置ではなく，1980年代に専用のX線装置が導入され，その後装置や受像系の改良が行われ，高画質化が進んでいった．2000年にはFPDが搭載されたデジタルシステムである**フルフィールドデジタルマンモグラフィ**(full-field digital mammography：**FFDM**[*2])が登場した．また，マンモグラフィに特化したCR装置が開発され，長年，受像システムとして用いられてきたスクリーンフィルムマンモグラフィ(screen-film mammography：SFM)に代わってデジタルマンモグラフィが急速に広がっていった．FPDを搭載した一般的な装置を図8-4-1に示す．

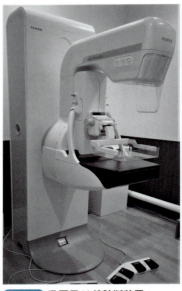

図8-4-1 乳房用X線診断装置

> **Sidememo**
> [*2] **FFDM**
> それまで9×9 cm程度の小さいサイズのFPDはあったが，乳房全体を撮影することが可能なFPDが登場し，フルフィールドとよばれた．

1 乳房用X線診断装置

乳房は，乳腺組織，脂肪組織，間質，脈管系などの軟部組織で構成されており，被写体コントラストが小さい．特に，乳癌はそのほとんどが乳腺組織に発生することから，乳腺内部の描出が必要であるが，乳腺組織と浸潤性乳管癌の線減弱係数の差が小さいことが認められており，コントラストの高いシステムが必要とされている．また，乳腺疾患の検出および良悪性の鑑別には，病変の特徴量が描出可能な高い解像度が求められる．

そのような高品質の画像を得るためには，専用の装置を用い，撮影条件，受像系，表示装置などの技術的因子を最適化することが必要であり，さらに，ポジショニングや圧迫などの術者の高い手技も必要である．これらの要求を満たすため，通常の診断用X線管装置とは大きく異なる構造や機能を有している．

1）装置の構成

乳房用X線診断装置は，多くが据置型で，おもにX線管装置，圧迫板，受像部およびX線高電圧装置と操作卓(表示用モニタを含む)で構成されている．装置の構成を図8-4-2に示す．X線管装置と受像部は対向配置されCアームで固定された構造となっている．撮影体位は通常立位(困難な場合は座位)であるため，被検者の体型および撮影角度に合わせて，Cアームを電動で上下および回転が可能である．Cアームは，180°〜−150°程度の回転が可能で，焦点〜受像器間距離(source-image receptor distance：SID)は装置によって65〜70 cmに設定されている．

X線高電圧装置はインバータ式装置が用いられている．管電圧は，少なくとも25〜35 kVの範囲を1 kVステップで調整が可能である．操作卓では，撮影モードの選択のほか，ターゲット/フィルタ，管電圧，**mAs値**[*3]，**AEC**(自動露出制御：automatic

> **Sidememo**
> [*3] **mAs値**
> 乳房用診断装置では，管電流の表示はなく，管電流時間積であるmAs値が表示される．管電流は一定ではないが，大きく変化することはないことから，ほぼ撮影時間によって変化すると考えてよい．

第 8 章 診断用 X 線装置システム

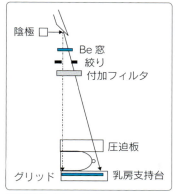

図 8-4-2 装置の構成

表 8-4-1 ターゲット／フィルタの組み合わせ

ターゲット	フィルタ	フィルタ厚（μm）
Mo	Mo	30
	Rh	25
Rh	Rh	25
	Ag	30
W	Rh	50
	Ag	50
	Al	700

exposure control）の設定を選択する．通常，フルオートモードとよばれる撮影条件をすべて自動で選択するモードを使用するため，マニュアルで選択することはない．FPDを搭載した装置では，モニタに被検者情報の入力，撮影メニュー，撮影後の画像などが表示される．

(1) X 線管装置

X 線管は，管軸が胸壁から乳頭方向に平行になるよう配置され，X 線が乳房支持台の胸壁端にまっすぐに入射するよう，陽極は胸壁端の左右中央の直上に配置されている．また陰極は，**ヒール効果**[*4] を利用するため，陽極より胸壁側に配置されている．焦点は二重焦点で，焦点寸法は大焦点が 0.3 mm（公称値），小焦点が 0.1 mm（公称値）が多く，大焦点は密着撮影に，小焦点は拡大撮影に使用されている．また，異なる材質を用いた二重陽極を装備した X 線管もある．

ターゲットとフィルタに用いられている材質およびフィルタ厚を表 8-4-1 に示す．陽極の材質は，従来，特性 X 線を利用したモリブデン（Mo；Z（原子番号）= 42）が広く用いられ，Mo フィルタと組み合わせることにより，乳房に吸収されて透過せず，被ばくを増加させる低エネルギー成分を除去し，K 吸収端（20 keV）を利用してコントラストを低下させる高エネルギー成分もカットすることで，できるだけ単色に近いスペクトルを得ることが可能である（図 8-4-3）．さらに，K 吸収端が Mo より約 3 keV 高いロジウム（Rh；Z = 45）フィルタと組み合わせることにより，透過性の高いスペクトルを得ることができる．Rh は陽極にも用いられ，Mo よりエネルギーの高い特性 X 線を利用することができるため，Rh/Rh の組み合わせが使用されてきた．FPD を搭載した装置では，焦点の材質としてタングステン（W；Z = 74）が多くの装置で用いられており，数種類のフィルタと組み合わせている．

X 線管の照射口は，ベリリウム（Be；Z = 4）が用いられ，発生する軟 X 線の吸収と線質硬化が少なくなるようにしている．

X 線照射野は基本，圧迫板の大きさに自動で調整され，手動で調整することはない．照射野は照射野ランプで確認することができるが，通常，圧迫開始とともに照射野ランプが点灯する．JIS 規格では，患者の胸壁に近い患者支持器の縁までの広がりがあり，受診者側への広がりは 5 mm を超えてはならないと規定されている．

X 線管装置の被検者側には，CC 撮影において頭部が照射野内に写り込まないよう，

Sidememo

[*4] **ヒール効果**

乳房は圧迫しても胸壁側と乳頭側で乳房厚が異なることからヒール効果を利用して入射される X 線の強度を胸壁側と乳頭側で変化させることにより均一な濃度の画像を得ることが可能になった．

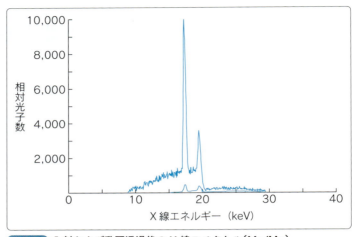

図 8-4-3 入射および乳房透過後の X 線スペクトル(Mo/Mo)
（特定非営利活動法人日本乳がん検診精度管理中央機構より提供）

フェイスガードが取り付けられている．

(2) 乳房圧迫器

圧迫器は少なくとも 150 N の加圧ができ，200 N を超える加圧ができない性能が必要で，その加圧で破損せず，かつ X 線の吸収が少ない素材が求められる．また，乳房に直接接することから皮膚を傷つけない素材として，ポリカーボネイト製の圧迫板が多く使用されている．

圧迫板は，密着撮影に使用する検出器のサイズと同じ，24 × 30 cm，18 × 24 cm のほか，スポット撮影用や小乳房用圧迫板，拡大撮影用圧迫板，バイオプシー用圧迫板などがある．

圧迫はフットスイッチを用いて行うが，手で微調整を行うことができる機能がある装置もある．また，圧迫の状態を感知して圧力の最適化を行う機能や適切な圧迫固定後に圧迫圧を低減させる機能をもった装置もある．

(3) 受像部（乳房支持台，グリッドを含む）

受像部は，スクリーン / フィルムシステムに使用されるカセッテや CR カセッテが使用可能なカセッテ保持装置と，乳房支持台と一体になった FPD がある．

乳房支持台は，X 線吸収の少ないカーボン素材が用いられ，その下に移動型のグリッドを備える．グリッドは，一般撮影用と比較し低格子比で鉛箔の高さが低く，中間物質として低吸収の素材を用いた集束型のグリッドが用いられているものが多い．

カセッテ保持装置は，カセッテの後面に AEC 受光部である半導体検出器が備えられており，カセッテ後面検出方式となっている．

2) 装置に付加される機能

(1) AEC 機能

乳腺に適正な線量を照射するため，乳房透過後の X 線を検出し，X 線を遮断する機能が装備されている．カセッテ保持装置を有する装置では，カセッテ挿入部の後面に受光部となる半導体検出器が配置される，カセッテ後面検出方式がとられている．AEC 検出器の位置は，術者が圧迫した乳房内の乳腺が多い場所を推定し，圧迫板に表示されている，AEC 検出器と対応する位置から選択する．FPD 搭載装置では，FPD が AEC

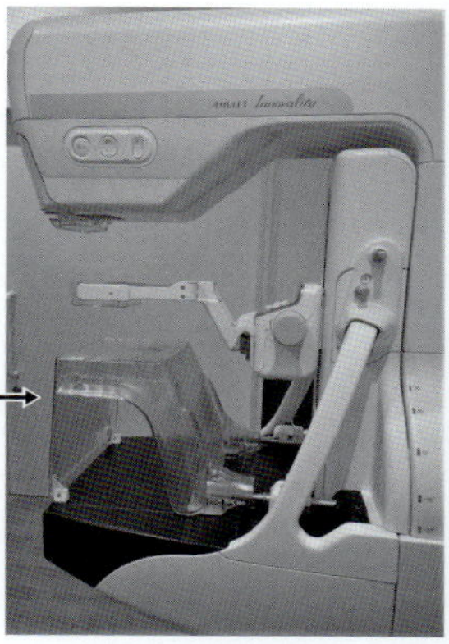

第8章 診断用X線装置システム

図8-4-4 拡大撮影時の配置

の役割を担い，各画素に入射した線量から，乳腺であると想定される最も吸収のある領域の値を基に決定される．

　撮影条件は通常フルオートモードを使用し，装置が乳房の圧迫乳房厚を検出して厚さに応じた線質（ターゲット/フィルタの組み合わせおよび管電圧）を自動で選択し，プレばく射による透過X線を検出して線質を補正後，AEC機能を用いて撮影時間（mAs値）を制御している．

　撮影に用いられる線量は，アナログシステムでは乳腺の最も高濃度の部分のフィルム濃度が1.2〜1.59の範囲内であることが求められ，システムの感度に応じてAECの線量が決定される．一方，デジタルシステムでは濃度とコントラストが変更可能であり，濃度に応じた線量は存在しないため，画質と線量のバランスを考慮することが必要となる．被ばく線量の上限は定められていないが，日本におけるマンモグラフィのDRL値が示されており，それより高い値の場合はシステムの見直しなどが必要である．

(2) 拡大撮影機構

　X線管と受像部がCアームで固定されており，SIDを変更することができないため，専用の撮影台を用いて拡大撮影を行う．撮影台を装着した写真を示す．運動グリッドは使用しない．乳房を撮影台の上に乗せ，拡大用圧迫板で圧迫する．撮影には小焦点を用いるが，焦点サイズの問題から拡大率は1.5〜1.8倍が用いられている（図8-4-4）．

(3) 乳房撮影定位機能

　病変の組織診断を行うために行う生体組織の採取（バイオプシー）の位置決めやマーカーの留置のために必要な乳房内の三次元情報を決定する装置である．バイオプシーは画像ガイド下で行い，優先されるのは超音波ガイド下であるが，超音波では検出することが困難な微小石灰化病変はマンモグラフィガイド下で行われる．

　座標の決定は，ステレオ撮影を用いる方法とトモシンセシス画像を用いる方法がある．ステレオ撮影は，左右15°ずつX線管を傾け撮影を行って2枚の画像を取得し，モニタ上で採取する病変を選択することにより xyz の座標が自動計算され表示される．トモシンセシス画像を用いた位置決めでは，選択した病変の xy 座標から対応する z 断面が選択され表示される．

　このように撮影装置機能を付加して行う方法以外に，バイオプシー専用の装置も利用

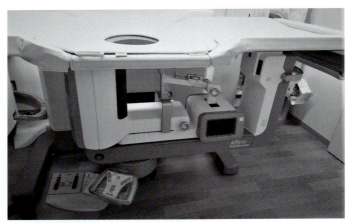

図 8-4-5 腹臥位式バイオプシー装置

されている（図 8-4-5）．被検者は腹臥位で，検側の乳房を下方に垂らすようにして圧迫して行う．座標の決め方は撮影装置で行う場合と同様であるが，被検者の体位が安定しているため体動によるずれが少ない．

3）受像システム

乳房 X 線画像は，高コントラスト，高解像度の画像が必要であることから，受像システムにおいてもマンモグラフィ専用のシステムが用いられている．アナログシステムが長年用いられてきたが，ダイナミックレンジのほとんどがデジタルシステムに置き換わってきている．デジタルシステムは，画素サイズにより空間分解能に制限はあるものの，広いダイナミックレンジを有することや画像処理を行うことができる．

(1) アナログシステム

① Screen/Film システム

片面乳剤フィルム／片面増感紙（後面配置）システムを用いることにより解像度が高く，増感紙は高密度充填と発光輝度の向上化により，感度の低下を防いでいる．また，フィルムの特性曲線は平均階調度が高く，かつ高濃度域まで直線が保たれた，広い濃度域で高コントラストであるフィルムが用いられている．そのため，高輝度シャウカステンを使用することにより高濃度域の視認性を高くしている．

② カセッテ

カセッテは，胸壁側の欠損をできるだけ少なくするために，カセッテの一端の幅が薄い構造となっている．また，後面に増感紙を配置し，フィルムと増感紙の密着性を高めて鮮鋭度の低下を防ぐような構造となっている．

(2) デジタルシステム

日本で用いられているデジタルマンモグラフィシステムは，輝尽性蛍光体を受像器とする CR システムと FPD を受像器とするシステムに大きく分けられる．そのほか，結晶型シリコン検出器による小型のディテクタをスキャニングして，一定のエネルギー以上の光子数をカウントする，フォトンカウンティング技術を用いた装置もある．

① CR システム

一般撮影用に FCR（Fuji Computed Radiography）が開発され乳房撮影にも応用されていたが，2000 年に乳房撮影に特化したシステムが登場した．一般撮影用で

はS/Fシステムと比較してデジタル検出器の分解能が低いことが問題となっていたが、画像読み取りの画素サイズを50 μmとして解像度を向上させ、さらに両面集光方式を採用して集光効率が向上した。そのため、通常のイメージングプレート（IP）と異なり、裏面が透明になっている。CRは、輝尽性蛍光体に蓄えられた吸収エネルギーを、レーザー光により発光させ読み取るが、レーザー光が散乱しないよう柱状結晶化したプレートがコニカミノルタエムジーから発売されている。

CR方式を応用したシステムとして、2004年にコニカミノルタから位相コントラストを用いたマンモグラフィシステムが発売されている。小焦点を用いて拡大撮影することにより、物質の境界でX線が屈折することにより得られる位相コントラストによりエッジ効果が得られる。

② FPDシステム

FPDはCR方式と異なり、装置との一体型で、その組み合わせを変更することはできない。FPDの検出方式は直接変換型と間接変換型に分けられ、どちらも乳房撮影に用いられている。富士フィルムの装置に搭載されたFPDでは、X線から電荷に変換するプロセスは直接変換方式であるが、電気信号の読み出しに光導電効果を利用する光学式スイッチング読み取りを採用している点が異なる。

ピクセルピッチは、50 μm〜100 μmと装置により異なるが、高解像度の画像が求められるため、一般撮影より小さい。

③ 画像の出力と表示

検出器により得られたデータは、出力装置の特性と視覚特性に合わせて出力が設計される。マンモグラフィは、わずかなX線減弱の差を表示できる階調と高い空間分解能が求められることから、出力データのビット数や表示装置の分解能が決定される。

デジタル画像の表示方法は、フィルム出力（ハードコピー）とモニタ表示（ソフトコピー）に分けられる。フィルム出力にはレーザーイメージャーが用いられ、最高濃度が4.0以上あることが求められる。モニタ表示には液晶ディスプレイが使用され、その解像度は2,560 × 2,048（画像ピッチ：165 μm）以上でキャリブレーション推奨輝度が500 cd/m^{2}以上が推奨されている。

4）精度管理

日本放射線技術学会撮影分科会の乳房撮影ガイドライン・精度管理普及班から、1996年に『乳房撮影精度管理マニュアル』が発刊され、統一されたマニュアルでの精度管理が開始された。特に、2000年のマンモグラフィ併用検診の開始に向け、関連6学会により設立されたマンモグラフィ検診精度管理中央委員会が、講習会による精度管理の普及および施設認定による線量と画質の評価を行うことにより、国内における乳房X線撮影システムや撮影技術、臨床画像、被ばく線量の精度管理が行われている。現在は、2016年に超音波関連の3学会が加わり、名称を変更したNPO法人日本乳がん検診精度管理中央機構（**精中機構**[5]）が活動を行っている。

（1）精度管理方法

『乳房撮影精度管理マニュアル』では、日常的な品質管理項目、定期的に実施する品質管理項目が定められている。当初はほとんどがアナログシステムであったが、現在はほとんどのシステムがデジタルになり、デジタルに特化した品質管理項目が定められて

Sidememo

[5] **精中機構**

2000年のマンモグラフィ併用検診の精度を管理するために乳がん検診関連6学会により設立され、医師・診療放射線技師に対する講習および試験・認定を行う教育委員会、各施設のファントム・臨床画像、線量の評価・認定を行う施設画像評価委員会、施設から依頼のあった画像所見の評価を行うレビュー委員会で構成されている。

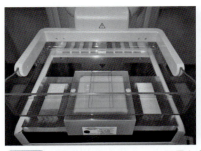 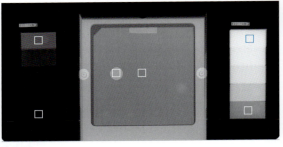

図 8-4-6 日常管理用ファントムの配置と出力画像
画像管理用ファントム（ACR 推奨ファントム）とマンモステップファントム（JCS 推奨ファントム）を図のように配置し，臨床と同じ条件で撮影する．図に示す位置の画素値と標準偏差を測定し，記録する．

いる．

　日常の品質管理は始業点検として行われ，装置の機能確認や表示装置の清掃のほか，システムの作動確認として，AEC を用いて模擬病変を有するファントムを撮影し，模擬病変の検出やフィルム出力では濃度測定，モニタ出力では画素値の測定を行うことにより，X 線の発生から画像観察までの評価を行う．

　定期的な品質管理は，乳房圧迫器の確認や表示システムの管理，X 線装置の管理やシステムの評価など，6 カ月あるいは 1 年ごとに実施する．X 線装置の管理は 1 年ごとに実施する項目として定められており，管電圧の表示精度や半価層の測定，AEC の性能などの線質や線量についての評価をおもに実施するほか，デジタル画像に特化した評価として，画像歪み，加算的・乗算的ラグ効果，ダイナミックレンジ，空間分解能の測定が定められている．

(2) 精度管理用ファントム

　標準的な乳房ファントムとして，X 線受像器面を覆う大きさで厚さが 40 mm のポリメチルメタクリレート（polymethylmethacrylate：PMMA）ファントムが管理に用いられ，AEC の性能評価における再現性のほか，CNR や空間分解能測定時に使用する撮影条件を求めるためにも使用される．

　日常管理に用いるのは模擬病変を含んだファントムで，画像評価用ファントムとステップファントムを使用する．それぞれに模擬病変が含まれており，図 8-4-6 のように配置し，模擬病変の描出を視覚的に評価する．FFDM 用に作成された同様のファントムもある．

　また，精中機構がソフトコピー診断を行っている施設の認定に使用している DMQC ファントムには，CNR や SCTF，低コントラスト分解能測定用試料が内蔵されているほか，胸壁欠損やダイナミックレンジ，幾何学的歪みなども合わせて測定できるファントムも市販されており，専用の解析ツールを用いて簡単に結果を出力することができる．

2 トモシンセシス

　トモシンセシスとは，1 回の断層撮影で被写体の断面（冠状面）に平行な複数の断層像を得る方法であり，大視野の FPD の実用化により製品化が可能となった技術である．整形外科領域にも用いられているが，マンモグラフィにおけるトモシンセシスは，**デジタル乳房トモシンセシス**（digital breast tomosynthesis：**DBT**）とよばれ，通常の乳房

用 X 線診断装置に付加される機能である．DBT は，2011 年に薬事承認され，その後各社から発売されている．

マンモグラフィは他の X 線画像同様，重積像であり，組織が重なることによりコントラストが生じて病変を識別できることもあるが，逆に重なりにより病変の検出が困難になることもある．特に dense breast とよばれる高濃度乳房は乳腺内の識別が困難で病変の検出率が低いことから，高濃度乳房における DBT の有用性が報告されている．

1）撮像原理

トモシンセシスは，X 線管の角度を変えて一定の角度ごとにばく射し，撮影で得られたプロジェクションデータを再構成して断層像を得る撮影技術である．図 8-4-7 に示すように，X 線管を $-\theta$ から $+\theta$ まで移動させ，その間，決まった角度ごとに撮影が行われる．被写体に入射する角度が異なることから，同じ病変であってもその位置や組織との重なりが異なったプロジェクションデータが得られる．

各社ごとの特徴を表 8-4-2 に示す．撮影する角度や枚数，使用する画素サイズ，再構成法などが異なっており，ユーザーが変更することはできない．画素サイズは，密着撮影（2D）と同じ FPD の画素と同じピクセルサイズを用いる装置や複数の画素から 1

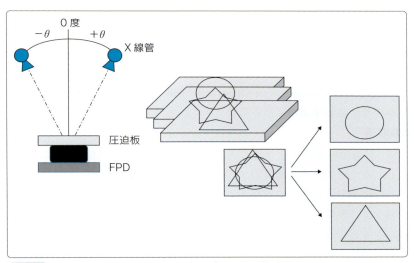

図 8-4-7 デジタル乳房トモシンセシス（DBT）の原理の模式図
$\pm\theta$ の範囲で X 線管を移動させ，複数回ばく射する断層像により，重なっていた病変を分離して表示することが可能となる．

表 8-4-2 各社ごとのトモシンセシス装置の機能の比較

	A	B	C	D ST	D HR	E
振り角	± 25	± 7.5	± 12.5	± 7.5	± 20	± 7.5
ばく射回数（回）	25	15	9	19	35	17
撮像方法	連続	連続	Step & Shoot	連続	連続	連続
画素サイズ（μm）	85	70	100	150	100	85
画像再構成法	FBP + IR	FBP	IR	ISR	ISR	IR
合成 2D	あり	あり	あり	あり	あり	なし

画素を形成するビニング処理を行う装置もある.

特に振り角と撮影枚数がメーカーによってかなり異なっており,振り角を大きくすることにより断層厚を薄くすることができるが,それに応じた圧迫板や検出器が必要となる.また,ほとんどのメーカーがX線管を移動しながら撮影を行うが,角度ごとに止めて撮影する step & shoot を採用しているメーカーもある.

日本においては,従来の2D撮影に追加して行われており,乳房を圧迫後,2D撮影とDBT撮影を行うため,通常の撮影より被ばく線量が増加し,検査時間(圧迫時間)が長くなる.

2)画像再構成

画像再構成法は,**FBP**(filtered back projection)**法**と**逐次近似**(iterative reconstruction:**IR**)**法**に分かれる.FBP法は,X線CTの代表的な再構成法であり,得られた複数の画像データに空間フィルタ処理を行って逆投影する方法である.演算処理時間が短く,ほぼリアルタイムに再構成画像を確認できるが,X線CTと異なりトモシンセシスのような少ない枚数においては,残像の影響やフィルタ処理に伴うアーチファクトの発生が指摘されている.IR法も,近年CTの画像再構成に用いられている方法で,あらかじめ仮定された被写体投影データを,撮影されて得られたプロジェクションデータを用いて修正を繰り返していく,反復演算的再構成法である.FBP法と比較して,演算時間が長いが,高コントラストや低アーチファクトの画像が得られる.しかし,微小石灰化病変がノイズとして処理されたりノイズの増幅で描出が困難になったりすることがあるため,その問題を解決する方法として,逐次近似超解像再構成処理(iterative super-resolution reconstruction:ISR)を用いて,ノイズと微小な石灰化を見分けやすくする画像再構成法を取り入れているメーカーもある.

3)画像の表示

再構成は,0.5 mm または1 mm ピッチで行われるため,圧迫乳房厚に応じた再構成画像が得られる.そのため,通常のマンモグラフィと比較し,データ量が多いことによるサーバへの負荷や読影時間の延長による読影者への負荷が大きい.読影時間を短縮するため,スライス画像を何枚か重ね合わせた画像を作成し,それを先に読影することで負担軽減になるという報告もある.

また,合成2Dとよばれる,再構成したDBT画像から合成二次元マンモグラフィ(synthesized two-dimensional mammography)の画像を作成する手法があり,多くのメーカーで行われている.米国では,この合成2D画像を通常の2D画像として評価に使用することが承認されている.その場合,DBTのみの撮影となり被ばくの増加を防ぐことができる.わが国でも,合成2D画像と通常の2D画像をDBTにより得られた3D画像と組み合わせた評価が行われ,差がない,という報告もあるが,合成2D画像はコントラストの低下により濃度の上昇という情報が失われるという報告もある.

4)精度管理

2020年に乳房用X線装置のトモシンセシス操作モードの受入試験および不変性試験に関するIEC31223-3-6が発行され,それを受けてJIS Z 4752-3-6:2023(医用画像部門における品質維持の評価及び日常試験方法−第3-6部:受入試験及び不変性試験−乳房用トモシンセシス操作モードに使用される乳房用X線装置の画像性能)が発行された.

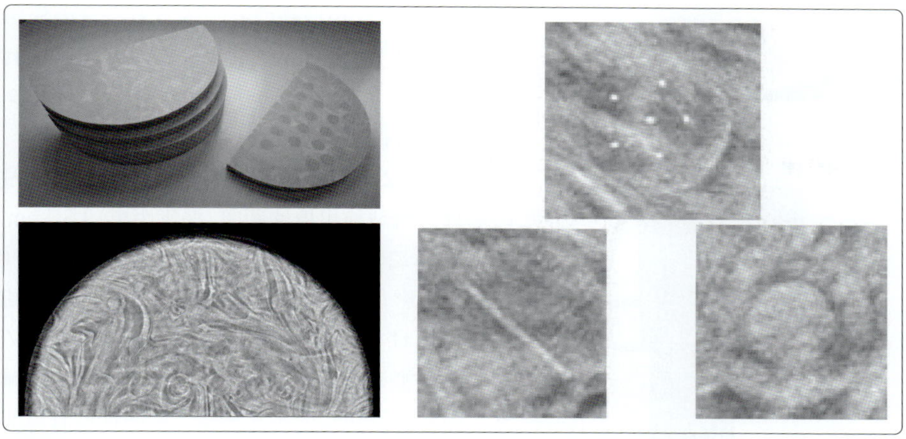

第8章　診断用X線装置システム

図 8-4-8 トモシンセシス用ファントム（Mammography BR3D Phantom）
1 cm 厚の半円形ファントムで，そのうちの 1 枚のファントムに，大きさの異なる微小石灰化，繊維，腫瘤の模擬試料が含まれている．

品質管理には，PMMA ファントムのほか，再構成画像における画質を評価するための円形および線状の低コントラスト試料と疑似微小石灰化試料とを配置したファントム（図 8-4-8）や z 軸方向分解能を測定するためのアルミニウム球などを必要とする．画像評価用ファントムは，図に示すようなファントムが市販されている．また一部の測定には，走査角ゼロ度静止モードという，トモシンセシス運動を行わず X 線ビームを患者支持器面に向け垂直に入射するトモシンセシスモードを使用する．

5　施設検診用 X 線装置

がん検診は，対策型検診と任意型検診に大別される．対策型検診は，対象の集団全体の死亡率を下げることが目的であり，「集団としての死亡率減少効果が科学的に証明されている」検査項目が住民検診や職域検診で公的資金を用いて実施される．対策型検診で，求められる条件は，①検査による不利益を最小限へ抑え，**利益が不利益**[*1]を上回るようにすること，②安定した検査精度を担保すること，③低コストで多数の受診者が検査できること，などが挙げられる．これらより，対策型検診での X 線検査には，胸部 X 線検査，胃部 X 線検査，乳房 X 線検査が含まれ，医療施設や検診車で実施される．任意型検診は，個人の死亡リスク低下を目的として行われ，検査項目の選択は，個人あるいは人間ドックなどの検診実施機関の任意に委ねられている．本項では，施設検診における胸部 X 線撮影，胃部 X 線撮影装置について概説する．

1　胸部 X 線装置

乳肺がん・結核検診では，増感紙 - フィルム系を用いた直接撮影法や**ミラーカメラ**[*2]を用いた間接撮影法が，古くから使用されてきたが，現在では，大部分の施設で，CR 装置や FPD 装置によるデジタル装置に置き換わっている．CR 採用の立位式撮影装置では，撮影台内部の検出器であるイメージングプレート (IP) が撮影後，読み取り装置へ移動し，起尽性蛍光体に記憶された X 線潜像を読み出しデジタル化し画像化する．そ

Sidememo

[*1] 検診の利益と不利益
　利益：早期発見による死亡率の減少，QOL の向上，医療費の削減，真陰性の安心感
　不利益：偽陽性による不要な検査と不安．寿命に比べて臨床的に意味のないがんを発見，治療してしまうことによる経済的，心理的，身体的不利益（過剰診断）などがある．

[*2] ミラーカメラ
　X 線によって蛍光板上に発生した被検者の蛍光像を離れた位置からミラーレンズで縮小してフィルムに撮像する方式．蛍光体とフィルムが離れているので間接撮影とよばれる．検診車に搭載されて用いられてきたが，現在では販売終了となっている．

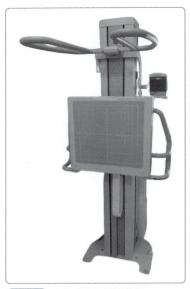

図 8-5-1 立位式胸部撮影装置

の間に次の IP が自動でセットされ，次の撮影が可能となる IP オートチェンジャーが用いられている．FPD 装置では，リアルタイムにデジタルデータの取得が可能となっている．

図 8-5-1 に，**立位式胸部撮影装置**を示す．撮影の際は，管球検出器間距離（撮影距離）150 cm 以上にすることで，入射 X 線束を平行に近づけ，縦隔の半影（ボケ）や拡大を減少させ，肺野の観察領域を広げる．X 線管電圧は，120～140 kV の高電圧とすることで，肋骨などの骨陰影を低減させ，肺野を観察しやすくする．X 線管装置の前面には可動絞りがあり，照射野を被検者の胸部に絞ることにより，余分な被ばくや散乱線を低減させる．また，X 線管球は，撮影台の上下動に自動で追従する機構をとるものが多い．撮影 mAs 値は，4 mAs 程度以下として，心臓の拍動によるブレを減少させる．また，検出器前面には，被写体から発生した散乱線を除去するためグリッドが設置されている．グリッド比は，10：1～12：1 の条件で撮影される．撮影は，立位背腹一方向を原則とし，肺尖，肺野外側縁，横隔膜，肋骨横隔膜角などを含むようにする．また，適度な濃度とコントラストおよび良好な鮮鋭度をもち，中心陰影に重なった気管，主気管支の透亮像ならびに心陰影および横隔膜に重なった肺血管が観察できるようにする．

2　胃部 X 線装置

胃部 X 線検査の撮影手技は，180～220 **w/v%**[*3]の高濃度低粘性バリウム 120～150 mL，発泡剤 5.0 g を用いる．鎮痙剤は，原則として使用しない．検診では，多数の検査を短時間に行う必要がある．特に胃部 X 線検査は，別室からマイクを用いて撮影体位の変換を指示するため，被検者の協力なくしては成立しない検査である．また，逆傾斜時の被検者の落下，圧迫撮影時の肋骨骨折，発泡剤飲用による迷走神経反射，バリウム誤嚥などの事故が報告されることがあり，撮影者には経験と注意を要する．

図 8-5-2 に **X 線透視撮影装置**を示す．胃部 X 線検査に用いられる X 線透視撮影装置は，I.I. または，FPD を用いて透視動画の観察を行い，決められた体位で静止画像の撮影を行う．I.I. を用いた透視動画は，I.I. から出力される光学像をタンデムレンズなどの光学系を通したのちテレビカメラにより動画を撮影する．テレビカメラには，撮像管方式または CCD カメラが用いられるが，現在は CCD 方式が普及している．静止画像撮影は，アナログフィルムまたは CCD カメラで撮影を行う．アナログフィルムを使用する際は，I.I. 前面に増感紙 - フィルム系が移動してくる速写装置が組み込まれている．近年でほとんどの施設では，アナログフィルムを用いた装置から CCD カメラを用いる I.I.-DR 方式に移行している．FPD を用いた装置では，透視，撮影ともに FPD から直接映像信号を得てデジタルデータへ変換し，テレビカメラを必要としないため，数 cm のコンパクトな機器構成となる．

Sidememo

[*3] w/v%（weight（溶質）/volume（全容量）%）
　全溶液 100 mL 中に何 g の溶質が溶けているか．

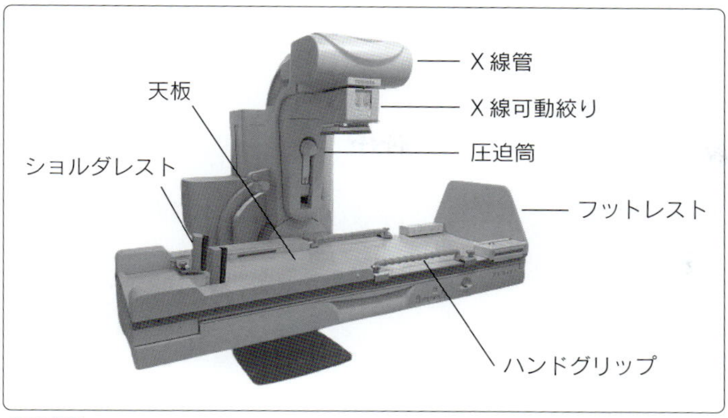

第8章 診断用X線装置システム

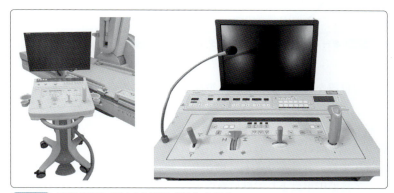

図 8-5-2 X線透視撮影装置（FPD方式）

図 8-5-3 近接式操作卓（左）と遠隔式操作卓（右）

　透視撮影装置の操作方法は，撮影者が検査室内の被検者の横で操作器を操作する**近接撮影方式**（図 8-5-3 左）と，検査室外の操作卓から遠隔で操作する**遠隔撮影方式**（図 8-5-3 右）に大別される．胃がん検診では，通常，遠隔撮影方式が採られるが，体位変換が困難な被検者に対しては，近接撮影方式で被検者の体位変換を介助しながら撮影を行うことがある．

　また，胃部X線検査では，**オーバーテーブルチューブタイプ**の装置が用いられる．これは，アンダーテーブルチューブタイプに比べて，寝台の上部空間が広く，被検者の体位変換が容易であり，X線管球の動作時に，装置と被検者の干渉にあまり注意を払わなくても良いため，検査効率が向上するためである．

　図 8-5-4 にオーバーテーブルチューブタイプ透視撮影装置の動作を示す．胃部X線検査では，胃粘膜表面にバリウム系造影剤を流して透視観察をしながら撮影を行う．透視観察は，連続透視方式が用いられ，胃内腔のバリウムと空気の流れは，被検者の体位変換と撮影台の起倒により制御する．撮影台の起倒により，被検者の体位を立位（60°～90°），半立位（30°～60°），半臥位（1°～30°），水平位（0°），逆傾斜（0°～－45°）に動かすことができる．立位時に，被検者が立つ台であるフットレスト，胃前壁撮影などの逆傾斜時に，被検者の落下を防止するためのハンドグリップや被検者の肩を支えるショルダレスト（肩当て装置）が取り付けられている（図 8-5-2）．ショルダレストは，

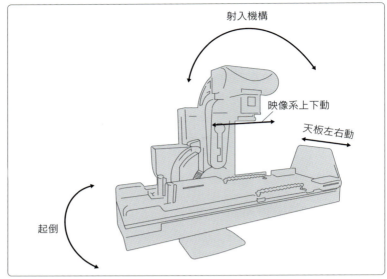

図 8-5-4 オーバーテーブルチューブタイプ透視撮影装置の動作

遠隔操作で肩の位置を自動検出，停止し被検者を保持する自動肩当て装置が普及している．

　目的部位に視野を合わせる際には，映像系（X線管球とI.I.またはFPD）の上下動により被検者の頭尾方向の位置決めを行う．左右方向は，天板を左右に動かす方式が主流であるが，近年では，映像系を左右に動かせる装置も出現している．これらの動作は，遠隔または，近接撮影卓により電動で操作する．斜位撮影時には，被検者自身に動いてもらうため，撮影角度の調整に経験を要する．近年は，船底形の天板を電動で左右に傾けることで被検者の体を天板に密着させたまま撮影角度の調整が可能なローリング天板を備えた装置も出現しており，高齢者などの体位変換が困難な被検者に配慮した機構となっている．なお，天板は，X線透過性のよいカーボンファイバを使用している．

　上下方向のX線入射角度は，通常，検出系に対して垂直である．垂直なX線の入射角では死角の存在する瀑状胃や牛角胃を撮影する際は，X線を上下に射入させることがある．これは，X線管を被検者の頭尾または，尾頭方向に回転させる射入機構により実現する．

　圧迫撮影は，圧迫筒を用いてバリウムの充満した部位を圧迫することにより，病変の有無，隆起性病変の高さ，陥凹性病変の深さ，病変の硬さと厚みなどの情報が得られる．圧迫筒は，折り込み方式で最大圧迫力は80 N以下とされる．

6 集団検診用X線装置

　集団検診は企業を含む事業体や，学校，地方公共団体などの構成員に対して行われる．まとまった人数を一度で行うため，X線撮影装置などの機材を搭載した検診車とともに受診対象の団体の事務所や学校等に出向いて行う．日本の検診制度は，乳幼児から学生の期間については母子保健法，学校保健安全法，健康増進法に基づき実施され，学校を卒業後は職場や加齢の状況に応じて健康保険法，国民健康保険法，労働安全衛生法，高

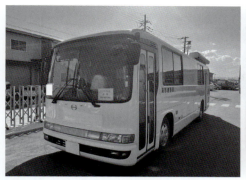 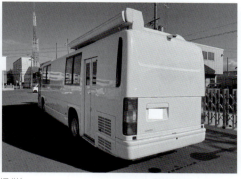

図 8-6-1 胸部 X 線検査用検診車（株式会社アスアル提供）
左：バス正面，右：バス側面

齢者医療確保法，健康増進法等に基づき実施される．集団検診の項目としては，年齢や事業態ごとに異なるが問診・診察・視力検査・聴力検査・心電図・胸部 X 線写真撮影・上部消化管 X 線検査・検尿・血球算定・血液生化学検査などが実査される．また，厚生労働省が定めた乳がん検診の指針に基づいて，自治体では乳がん検診が実施されている．対象は 40 歳以上の女性で，頻度は 2 年に 1 度，検査内容は問診とマンモグラフィが基本となっている．

集団検診巡回用の検診バスには様々な種類があり，**胸部 X 線検査用検診車**（図 8-6-1），胃部 X 線検査用検診車，胃胸部併用 X 線検査用検診車，マンモグラフィ検査用検診車などが広く利用されている．また，CT 装置や MRI 装置を搭載した検診車なども存在している．

1　胸部集検用 X 線装置

胸部集検用 X 線装置は短期間に多数の被検者の検査を実施できるように設計されている．バスの後方に出入り口があり，出入り口から簡易的な更衣室，バスの中央付近に X 線装置，運転席側に撮影機器等が設置されているのが一般的である．バスのサイズや装置の仕様によって，撮影機器の位置がバスの後方に位置している装置もある．

胸部集検用 X 線撮影にはフィルムを用いる**直接撮影**（図 8-6-2 上）・**間接撮影**（図 8-6-2 中）のほか，**デジタル撮影**（図 8-6-2 下）がある．直接撮影と間接撮影はフィルムを用いるが，X 線をフィルムに写し込む方法が異なり，直接撮影では人体を透過した X 線は吸収の度合いに応じて，増感紙を発光させ，増感紙に挟まれたフィルムに X 線像が写り，フィルムには実物大の X 線像が写る．直接撮影では撮影後のフィルムは各施設に持ち帰り，自動現像機を用いて現像をして，シャウカステンにより観察される（図 8-6-2 上）．また，間接撮影では人体を透過した X 線は吸収の度合いに応じて蛍光板に可視光として X 線像を結像され，これを離れた位置からミラーカメラで撮影する．間接撮影では蛍光体とフィルムが離れているため，縮小された像が写り，フィルムはロールフィルムを用いられ拡大レンズを使って観察する．フィルムは 1 コマが 100 mm × 100 mm でロールフィルムになっており，縮小像を読影するので拡大レンズ付属の間接フィルム用観察器で読影をする（図 8-6-2 中）．この手法は蛍光体とフィルムが離れているので間接撮影とよばれ，過去に検診車に搭載されて用いられてきたが，現在では

第8章 診断用X線装置システム

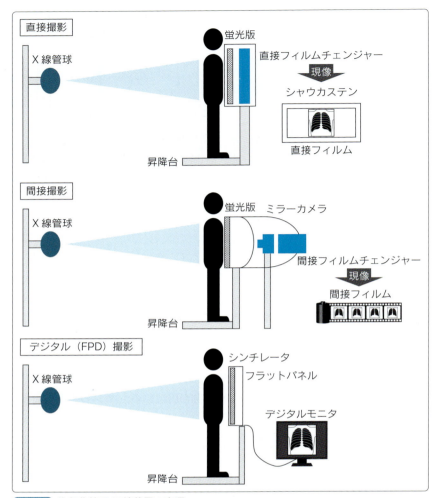

図 8-6-2 胸部集検用 X 線装置の変遷

販売が終了されている．

　現在ではFPDを用いたデジタル方式が普及している(図8-6-2 下)．1980年代に臨床においてイメージングプレート(IP)を用いたコンピューテッドラジオグラフィ(CR)が導入され，X線画像診断におけるデジタル化が進み，1990年代にはフラットパネルディテクタ(FPD)が開発された．FPDを用いたデジタルX線撮影装置の一番の利点は，撮影から画像が表示されるまでの時間は数秒と短く，再撮影の判断をすみやかに付属のモニタ等で判断することができる点である(図8-6-2 下)．また，次の撮影までの撮影間隔も数秒であり，短期間に多数の被検者の胸部を放射線検査する胸部集検ではその利用価値は高い．現在では，FPDが胸部・胃部・マンモグラフィと様々なバス検診にも導入されるようになり(図8-6-3)，デジタル化により作業時間が大幅に短縮可能で，広範囲撮影が可能となり，低被ばく線量撮影を実現されている．

　従来のフィルムを用いたアナログ撮影とFPDを用いたデジタル撮影の大きな違いは，撮影から診断に至るまでのプロセスの簡略化にある(図8-6-4)．フィルムの現像作業を経て撮影画像の確認が必要だったアナログ撮影とは異なり，FPDを用いたデジタル

第 8 章 診断用 X 線装置システム

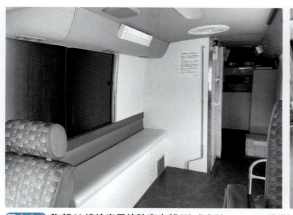
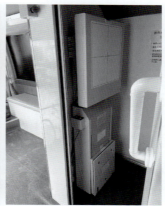

図 8-6-3 胸部 X 線検査用検診車内部(株式会社アスアル提供)
左：バス内部，右：FPD 胸部 X 線装置

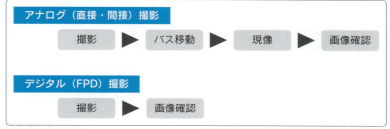

図 8-6-4 検診業務の効率化

撮影は撮影後その場で撮影画像の確認ができ，再撮影が必要かの確認作業がすぐに可能である．また，撮影の有無に関係なく消耗品の管理や現像設備のメンテナンスなど日常的な業務やその他の煩雑な消耗品が一切必要なくなり，遠隔診断などの利用も可能となる．

2 胃部集検用 X 線装置

　胃部 X 線検査は，バリウム造影剤を飲んで，食道から胃，十二指腸までを X 線写真で映し出し，おもに胃潰瘍，ポリープ，胃癌などの病変の有無を確認する検査である．胃がん検診は 50 歳から 2 年に 1 度定期的に胃部 X 線検査または胃内視鏡検査を受けることが推奨されている．日本で胃部 X 線検診が始まって 60 年あまりとなり，胃部 X 線撮影装置はかつてのミラーカメラや蛍光増倍管(I.I.)，I.I. スポットカメラを用いたフィルム・スクリーン系から I.I.-digital radiography (DR) に移り (図 8-6-5)，近年では胸部 X 線検査同様に FPD がバス検診にも導入されるようになっている (図 8-6-6)．

　胃部 X 線撮影法では，陽性造影剤は 200 w/v%以上の高濃度低粘性硫酸バリウム懸濁液 120〜150 mL 程度を使用し，陰性造影剤としては発泡剤 5 g を造影剤あるいは少量の水とともに投与する．その後充盈像を中心とした撮影から，体位変換を行い，発泡剤とバリウムを用いた二重撮影法が利用される．現在ではバリウムはゾル製剤から粉末製剤を用いた高濃度低粘性バリウムによる二重造影撮影法が主流となっている．2011

155

第8章 診断用X線装置システム

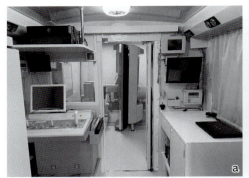
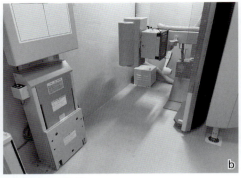

図 8-6-5 胃部胸部併用X線検査用検診車内部(株式会社アスアル提供)
a：バス内部・胃部胸部併用X線装置，b：左：胸部X線装置　右：胃部X線装置

年に日本消化器がん検診学会より『新・胃X線撮影法ガイドライン改訂版(2011年)』が発刊され，撮影法の標準化が進められている．この『新・胃X線撮影法(間接・直接)ガイドライン』は，X線検査による胃がん検診のさらなる普及と精度管理の強化を目的としており二重造影法の基準8体位が対策型胃X線検診の標準撮影法とされている．

胃部集検用X線装置で利用されるX線検出器であるI.I.-DRは真空管のため，透視撮影画像が円形となり，画像周辺部にゆがみが生じてしまう．現在最新の胃部集検用X線装置としてFPDが採用されており，

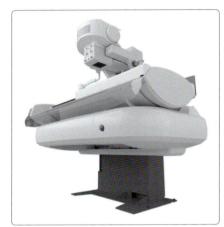

図 8-6-6 胃部集団検診X線システム
(富士フイルムメディカル株式会社提供)

透視撮影画像は四角形で，周辺部もゆがみの少ない画像を描出することができる．また，コンパクトな形状によって省スペース化と操作性の向上を実現しており，術者・受診者にも大きな利点がある．

7 可搬型X線撮影装置

1 概要

可搬型(ポータブル)X線撮影装置は，X線診療室等まで移動して撮影が困難な患者に対して病室や手術室，救急診療，在宅などで撮影するための装置である．可搬型X線撮影装置は病室や手術室で利用する移動型X線撮影装置と在宅や災害で利用する携帯型X線撮影装置がある．その歴史は，第一次世界大戦の頃にキュリー夫人が，X線撮影装置と写真暗室機器を搭載した最初の「放射線車」を発明している(図8-7-1)．戦場でのX線画像を利用した医療を実現するために，X線装置の電力は車のモーターによって駆動されるダイナモ(整流子を使って直流を生成する発電機)を使用している．X

第 8 章　診断用 X 線装置システム

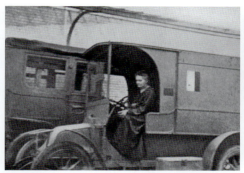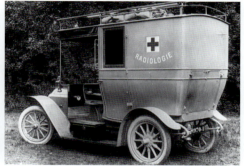

図 8-7-1　キュリー夫人によって発明された放射線車

線画像を現像するための暗室も車内にスペースを確保し，戦場でのX線画像を用いた医療を実現している．実際に戦場で放射線車を使用するために，事前にX線作業者に対して電気やX線の物理学などの理論的な学習と解剖学的知識や写真処理の実践的な教育が行われている．しかし，X線作業者の戦闘における死傷者はほとんどいなかったが，X線作業者の多くは過剰な被ばくにより火傷などの放射線障害があり，X線の取り扱いに関する被ばく管理や安全利用が課題となった．現在の可搬型X線撮影装置は放射線被ばくを配慮したワイヤレスハンドスイッチや現像処理を必要としない即時の画像確認，数百枚の撮影を可能とするコンパクトなバッテリー，人工知能を利用した画像診断支援機能など様々な改善や開発がなされてきている．また，可搬型X線撮影装置の取り扱いについては，災害時や在宅医療においても被ばく管理や安全利用についての指針が示され，医療従事者とともに患者，家族および介助者も放射線防護と安全に十分な配慮が考慮されてきている．

2　構造

　可搬型X線撮影装置はX線診療室に設置されている装置とは異なり，病室や手術室，在宅でX線撮影を行う．可搬型X線撮影装置は，時には深夜における急変時の病室や集中治療室での撮影などあり，騒音に配慮した静粛性や走行のしやすさが求められる．狭い病室や救急診療室などでの半座位での胸部撮影や整形領域の角度をつけた撮影もあり，撮影部位に対応できるアームの伸縮やX線管角度の調整のしやすさが求められる．X線管球保持機構もいくつかの方式がある（図 8-7-2）．
　可搬型X線撮影装置は高電圧発生装置，X線管装置，X線管球保持機構，走行機構およびシステム機能，X線平面検出器（FPD）などから構成されている（図 8-7-3）．
　高電圧発生装置は，1990 年代以降はコンデンサ式からインバータ式が主流となっている．従来，可搬型X線撮影装置の高電圧発生装置の管電圧に制限があり，胸部撮影では低グリッドの 90 kV 程度もしくはグリッドを使用しない 60 kV 程度での撮影が行われている．現在では 120 kV 以上の管電圧，0.5 mAs 以下の管電流時間積での撮影可能な装置もあり，柔軟な撮影が可能となってきている．撮影や走行時の電源はバッテリー電源で，バッテリーの充電量が表示されることやコンセントなしでの撮影ができるのは可搬型X線撮影装置の特徴である．

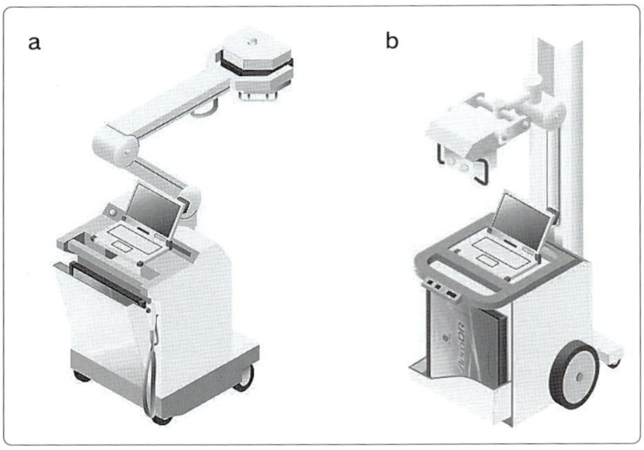

第8章 診断用X線装置システム

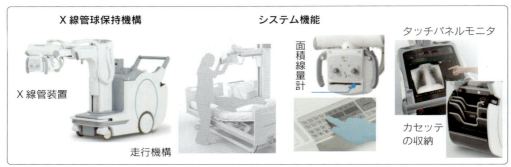

図 8-7-2 X線管球保持機構（コニカミノルタ株式会社提供）
a：パンタグラフアーム式，b：テレスコピック式

図 8-7-3 可搬型X線撮影装置の構成（株式会社島津製作所提供）

3　X線管装置とX線管球保持機構

　可搬型X線撮影装置の1日の撮影回数はクリニックから病院など施設ごとに大きく異なる．そのため，X線管の最大陽極熱容量は 100 kHU/s 以上や 300 kHU/s 以上など使用回数や用途によって異なっている．従来は1焦点（大焦点）の装置が主流であったが，2焦点（小焦点/大焦点）以上をもち高電圧発生装置の出力も高く，高い管電流で短時間の撮影ができるようになってきている．小焦点と短時間での撮影が可能となったことで，例えば静止することが難しい乳幼児などでも撮影距離が短くても半影の少ない鮮鋭度の高い画質が得られるようになってきている．据置型一般撮影装置と異なる特徴として，点灯スイッチおよび絞り操作を両側から操作可能であったり，X線管装置にX線条件の設定と表示機能，微調整走行スイッチなどを備えた装置もあったりし，狭い病室でベッド近くでの細かい操作がしやすくなっている．

　X線管球保持機構は**テレスコピック式**，**パンタグラフアーム方式**，**2関節アーム方式**，**組み立て式**の支持器がある（図 8-7-2，図 8-7-4）．X線管球保持機構によって，X線管装置の焦点の上下移動やX線管装置の垂直軸回転，水平軸回転，首振り機能を備え，ベッドサイドや手術室での体位に柔軟に対応できるような構造となっている．

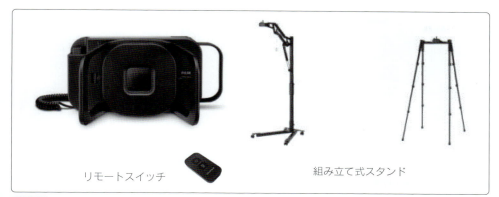

図 8-7-4 組み立て式の X 線装置(富士フイルムメディカル株式会社提供)

4 走行機構およびシステム機能

　ポータブル撮影には緊急性の高い検査や処置中の検査が多く，ベッドサイドに救急処置の機器等があることがあり，操作者は走行中に十分な注意が必要である．可搬型 X 線撮影装置は X 線管球保持機構などで前方視野が見えにくい構造となっており，その改善として視界の妨げとなる保持機構を伸縮式にして前方視野を確保できる装置もある．また，高電圧ケーブルが不要なモノタンク式 X 線発生装置(X 線管と高圧発生器が一体)や走行中の緊急停止スイッチ，衝突防止センサを備えるなど構造の装置もある．走行速度はハンドル操作で調整可能で，前後進で最大 5.0 km/h 程度の装置もあり，半速走行やベッドサイドのゆっくりとした走行モードなどの工夫がされている．可搬型 X 線撮影装置には複数枚の X 線フィルムカセッテや CR カセッテなどを持参し病室や手術室等で撮影する装置と，FPD を含む**デジタル(DR)システム**にて画像取り込み，装置搭載モニタ上での画像処理，画像表示，画像転送，内部記憶装置に記録できる装置がある．DR システムを用いた可搬型 X 線撮影装置から画像転送する場合，有線 LAN による方法と無線 LAN によるネットワークを通じた方法がある．また，撮影室から病室まで自由に共有利用できる自動 X 線検出機能を用いた DR システムと可搬型 X 線撮影装置を組み合わせる場合と，DR システムが装置に内蔵され，高電圧発生器と DR システムが撮影条件の通信を行い撮影連動する可搬型 X 線撮影装置がある(図 8-7-5)．

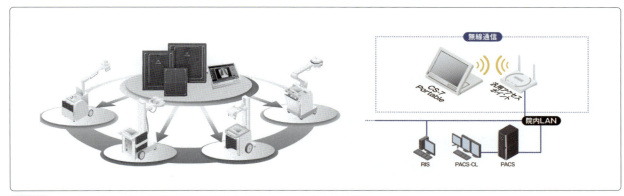

図 8-7-5 DR システムの共有無線通信システム(コニカミノルタ株式会社提供)

第8章 診断用X線装置システム

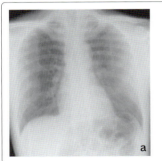
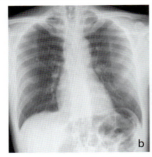
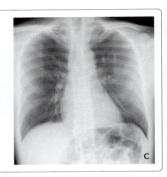

図 8-7-6 散乱線補正技術を使用した胸部画像（富士フイルムメディカル株式会社）
a：グリッドなし，b：バーチャルグリッド，c：グリッド使用

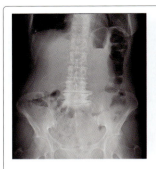
撮影画像
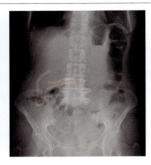
画像処理画像
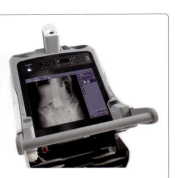

図 8-7-7 AI技術を活用した遺残確認支援ソフトウェア（株式会社島津製作所提供）

5　画像処理と画像解析

　集中治療室や手術室での可搬型X線撮影装置での撮影は即時に適切な画像結果を必要とする撮影依頼も多く，業務改善や手術支援，診断サポートする画像処理や画像解析等が搭載されてきている．例えば胸部撮影や股関節軸位等の撮影では高管電圧で撮影することで良好な画像が得られるため，X線平面検出器の入射してくる散乱線を除去するためにグリッドが使用されている．しかし，可搬型X線撮影装置でのグリッドを使用した撮影では患者の体位が斜めであったり，柔らかいベッドでグリッドが斜めになったり，十分な集束距離が取れない場合があり，画像に濃度ムラを生じてしまうことがある．その改善のためにグリッドなしで散乱線補正技術を行うソフトウェア処理は広く利用されており，グリッドの入射角度を気にすることなく高電圧でもコントラストと粒状性の高い画像が得られるようになっている（図 8-7-6）．しかし，過補正や補正不足などによる画素値飽和や画像ノイズの増加など生じることがあり，散乱線補正技術の使用前後の撮影者による確認は必要である．手術中のカテーテルや手術後のガーゼ確認などわかりやすくするためのAI技術を活用した遺残確認支援ソフトウェアなどもより早く正確な診断をサポートする画像解析技術がある（図 8-7-7）．

6　可搬型X線撮影装置の管理

　可搬型X線撮影装置で利用されるX線平面検出器はCRからX線利用効率の高い

FPDが多くなっており，FPDにX線自動露出制御（AEC）機能が搭載されている装置もある．被ばく管理の可能な面積線量計が搭載された装置も増えてきており，撮影直後の線量の確認や記録が可能である．診療放射線技師は撮影時にワイヤレスハンドスイッチなどを用いて，できる限り距離を保っている．薬生安発0621第1号の「在宅医療におけるエックス線撮影装置の安全な使用について」においては，「エックス線撮影に必要な医療従事者以外は，エックス線管容器及び患者から二メートル以上離れて，エックス線撮影が終了するまで待機すること．また，二メートル以上離れることができない場合には，防護

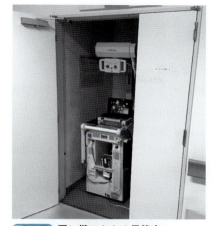

図 8-7-8 扉に鍵のかかる保管室
（国立病院機構呉医療センター・中国がんセンター提供）

衣（〇・二五ミリメートル鉛当量以上）等で，防護措置を講ずること」となっており，0.25 mm 鉛等量以上の鉛入りの防護服を着用して撮影を行う場合もある．保管場所は，鍵のかかる等適切な場所に保管する必要があり，操作者以外の人が操作できないようにキースイッチ等の管理を行う（図 8-7-8）．鍵のかかる等の場所とは，扉に鍵のかかる保管室とする場合以外に，通行の妨げにならないような保管スペースとすることでも対応可能である．後者の場合には放射線従事者以外の患者および外来者などが，装置を移動，破損することのないように措置を講ずることが求められている．可搬型X線撮影装置は病室間を移動することによる清潔性などの衛生面の配慮や遮蔽の少ない環境における漏洩線量の配慮なども求められる．

7 在宅，災害時の可搬型 X 線撮影装置

　在宅医療や災害時に簡便に利用可能な携帯型X線撮影装置がある．重量は軽量設計とされているものが多く3.5 kg程度で，電源のない環境においても，内蔵バッテリーで撮影が可能となっている．保持装置を撮影に適切な位置に配置して，X線発生器の操作パネルを操作して，X線撮影条件を設定し撮影する．最大管電圧は90 kV程度で，管電流は5 mA程度となり，新品バッテリーで100回程度の撮影を可能としている．訪問先においてもiPadやWindowsタブレットなどで過去画像や検査情報など逐次確認し，撮影可能である．カセッテDRのメモリ機能により読み込み装置がない状況で複数枚の撮影が可能である．医政指発第0107003号（平成21年1月7日）「災害時の救護所等におけるエックス線撮影装置の安全な使用について」は，災害時の救援所等におけるエックス線撮影装置の安全な使用を確保し，トリアージの適正な実施，搬送先医療機関および搬送手段の適切な選定等に資することを目的としている．災害時での撮影方法は，「エックス線撮影のみを行うこととし，透視は行わないこと」とされている．

　最後に，可搬型X線撮影装置の検査は病室や手術室での通常と異なる環境で早急で目的の焦点に絞った画像が求められる．そのため，可搬型X線撮影装置の1台で撮影から画像処理，画像表示，ネットワーク転送までできるように工夫されてきている．

8 骨密度測定装置

Sidememo

*1 骨密度の測定
　骨密度を測定する検査のことを骨塩定量検査という．

　骨密度(bone mineral density：BMD)は単位面積あたりの骨量のことを指し，骨粗鬆症の診断に必要不可欠な生体情報である．**骨密度の測定**[*1]はCTを用いた定量的CT法(quantitative CT：QCT)や超音波を用いた定量的超音波法(quantitative ultrasound：QUS)など様々な方法があるが，現在広く普及しているのは2種類のエネルギーのX線を用いた**二重エネルギーX線吸収測定法**(dual energy absorptiometry：**DXA**)である．そのため，本項ではDXA法による骨密度測定を行うことができる二重エネルギー骨X線吸収測定一体型装置(DXA装置)について解説する．

1 DXAの原理

　X線が物質を透過する際，その減弱度合いは物質によって異なる．X線が人体の骨を透過するときには，骨の周囲に軟部組織が存在するため，骨のみの減弱度合いを測定することはできない．DXAでは2種類の異なるエネルギーのX線を用いるが，これは軟部組織によるX線減弱の影響を取り除くためである．X線が骨を通過するときは，高エネルギーX線よりも低エネルギーX線のほうがより減弱されるが，軟部組織では減弱度合いがほぼ一定である．このことを利用して，両者を差分し計算処理を施すことで骨のみのX線減弱度合いを測定することができ，骨密度を評価することができる．

2 構成

　DXA装置の外観は図8-8-1のようになる．検査台にはテーブルパッドが敷いてあり，患者のクッションになるとともに，患者位置を決めるための目印がある．Cアームには X線源，X線検出器，患者位置決め用のレーザーが備わっている．検査台に取り付けられたコントロールパネルを使用して，検査台やCアームを移動させることができる．操作室にある処理用のPCでスキャンおよび解析を行う．

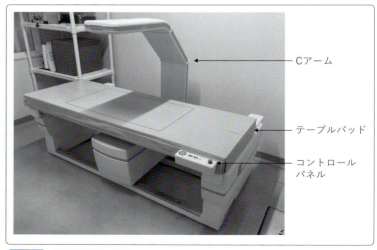

図8-8-1 DXA装置の外観

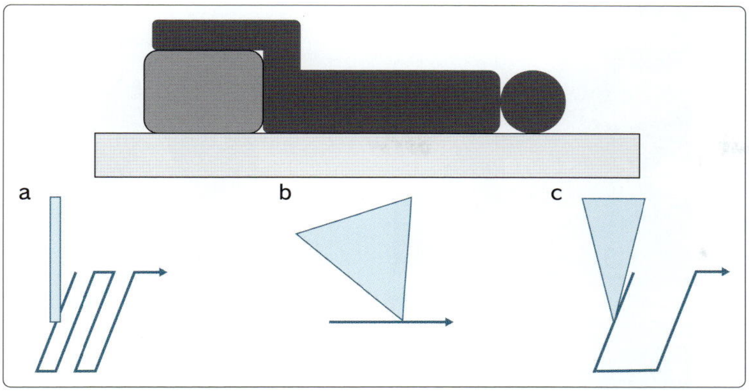

図8-8-2 測定方式の違い
a：ペンシルビーム方式，b：ファンビーム方式，c：鋭角ファンビーム方式

3 スキャン方式

1)X線発生方式

　エネルギーの違うX線の発生方式はおもに2種類あり，スイッチングパルス方式とKエッジフィルタ方式がある．**スイッチングパルス方式**では，低エネルギーX線と高エネルギーX線を交互に高速で切り替えて発生させている．**Kエッジフィルタ方式**では，X線発生部付近にフィルタがあり，X線がそのフィルタを通過することで低エネルギーと高エネルギーの2つのピークのX線が発生する．これらの発生方式はメーカー各社により異なっている．

2)測定方式

　測定方式は，ペンシルビーム方式，ファンビーム方式，鋭角ファンビーム方式がある（図8-8-2）．**ペンシルビーム方式**[*2]は被ばく線量が少なく，像の拡大が生じにくいというメリットがあるが，測定時間が長いというデメリットがある．**ファンビーム方式**は1方向（足側から頭側，もしくは右側から左側）にのみCアームを走査するため，測定時間が短いというメリットがあるが，被ばく線量が多く像の拡大を生じやすい．**鋭角ファンビーム方式**は図8-8-2に示すように，横方向と縦方向を組み合わせてジグザグに走査する．ファンビーム方式と比較して被ばく線量が少なく像の拡大も生じにくいが，測定時間が長い．現在のDXA装置ではおもにファンビーム方式または鋭角ファンビーム方式が採用されており，どちらの測定方式が使われているかはメーカーによって異なる．

3)スキャンモード

　実際の検査時には，患者の体重や体格などに応じて複数のスキャンモードが用意されており，選択モードによって管電流や走査速度が変化する．走査速度が速くなればスキャン時間が短くなるが，その分検出器に入射する光子数が少なくなることで統計学的誤差が大きくなり，測定精度の低下を招きやすくなるため，適切なスキャンモードを使用することが重要である．DXAのスキャン時間は，測定方式やスキャンモードにより異なるが，およそ数十秒から数分程度であり，被ばく線量は胸部X線撮影（約0.06 mSv）以下である．

Sidememo

[*2] **ペンシルビーム方式**
ペンシルビーム方式は開発初期の頃の装置に用いられていた方式である．

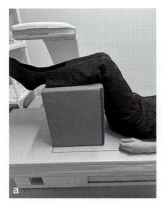
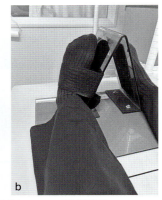

図 8-8-3 腰椎と大腿骨の撮影時ポジショニングと補助具
a：腰椎，b：大腿骨

4）測定部位

DXA装置では，おもに腰椎，大腿骨，前腕の骨密度測定が行われる．正確な解析を行うためには適切なポジショニングが必要であるため，検査の際には補助具が用いられる．腰椎の測定時には，椎体の前弯を補正するために下肢の下に補助具を置く．このようにすることによって大腿骨を脊椎に対して90°に曲げることができ，前弯している腰椎をまっすぐにすることができる．大腿骨の測定時に使用する補助具は，足を内股にした状態で固定することができるため，大腿骨頸部をなるべく広く描出することができる．またスキャン中の動きを最小限にすることができる．腰椎と大腿骨の撮影時ポジショニングと補助具を図 8-8-3 に示す．

4 ファントムによるQC

骨塩定量検査は骨粗鬆症の診断およびその経過観察を目的として行うため，患者は定期的に骨密度の測定を行う必要がある[*3]．そのため装置の測定精度を保つための**品質管理**（quality control：**QC**）は重要である．QCは1日1回，患者のスキャンをする前に行う必要がある．手順としては以下の通りである．

① QCプログラムを開く
② 付属の脊椎ファントムを寝台上に位置決め
③ 脊椎ファントムのスキャンおよび解析
④ 測定値の評価

具体的には付属の脊椎ファントムをスキャンし，測定値がメーカーの定めた基準範囲内に入っていることを確認する（図 8-8-4）．従来の測定値から大きく乖離した値が得られた場合や，何度測定しても基準範囲内に収まらない場合は，メーカーによる再校正が必要になる[*4]．

Sidememo

[*3] 基本的には腰椎の骨塩定量検査が行われる．2024年現在の診療報酬体系では，腰椎に加えて大腿骨を同一日に撮影した場合，追加で診療報酬が得られる．

[*4] もしDXA装置の測定精度が悪く，スキャンごとに測定値が変動してしまうと，患者の骨密度が変化したのか装置の測定誤差なのかがわからなくなる．そういった意味で，QCは必ず行う必要がある．

第8章 診断用X線装置システム

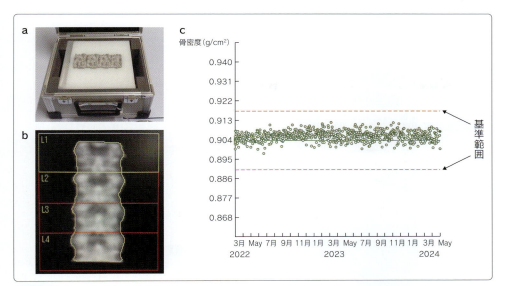

図 8-8-4 ファントムによる QC
a：装置付属の脊椎ファントム，b：撮影画像の解析の様子，c：QC プロット

9 歯科用装置

1 デンタルX線撮影装置（口内法X線撮影装置）

　デンタルX線撮影とは，IP（imaging plate）を口腔内に挿入し，体外からX線を照射して歯と歯周囲組織のX線画像を取得する撮影法である（図 8-9-1）．この撮影法に用いるデンタルX線撮影装置は，X線を発生させるX線管球，X線管球を目的の撮影角度に保持するアーム，X線の線量を調整するX線制御機，支持部からなる（図 8-9-2，図 8-9-3）．

　X線発生装置は，X線管と高電圧装置が一体となったモノタンク構造になっているのが主流で，固定陽極を用いて高電圧装置の小型化と高効率かつ短時間にX線を発生させることができるインバータ方式が主流である．また，X線管球には，照射筒が取り付けられており，不要なX線の広がり防止と撮影距離を一定にする役割をもつ．医療法施行規則では，照射野を 6 cm 以下に設定し，焦点 - 皮膚間距離を管電圧 70 kV 以下では 15 cm 以上，管電圧 70 kV 以上では 20 cm 以上にしなければならないと規定されている．

　X線制御機は，照射線量を設定する装置であり，アイコンをタッチすることで線量調整することができる．照射スイッチは，手指を離すと停止するデッドマンスイッチである．支持部の方式は，移動型，壁固定型，床固定型など様々である．

　通常の単純X線撮影装置と比較すると，

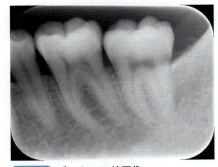

図 8-9-1 デンタルX線画像
歯や周囲組織の骨構造を簡便に評価するのに用いられる画像である．

165

第8章 診断用X線装置システム

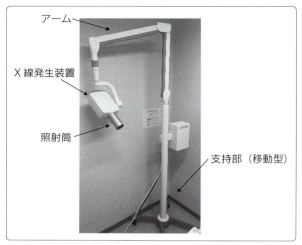

図 8-9-2 デンタルX線装置（移動型）
左側の白い箱型の物が，モノタンク構造であるX線発生装置で，その先に銀色の照射筒が付いている．

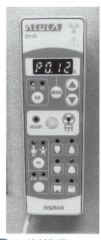

図 8-9-3 X線制御機
左上に管電圧の変更，左下に大人や小児の選択，右上に照射時間の変更，右下にあらかじめ設定した撮影部位による線量変更といった様々な変更を，アイコンを押すことで撮影条件を変更できる．

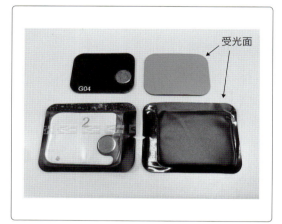

図 8-9-4 デンタルX線撮影専用IP
上段に裏表のIP，下段に感染防止の保護袋に入れた裏表のIPの外観である．右側が受光面である（X線入射面）．

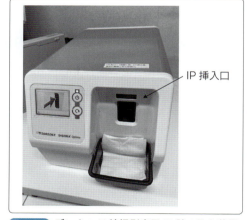

図 8-9-5 デンタルX線撮影専用IP 読み取り装置
右側の黒い部分にIPを挿入し画像情報を読み取る．

　デンタルX線撮影装置における特徴は，X線管球の小型化と高速照射である．実際の撮影では，被検者の口腔内にIPを挿入するため，被検者は不快を感じやすい．それを軽減するために，操作者の意図した角度や方向にX線管球を素早く設置，撮影しやすいようにX線管球が小型になり，高速に照射できるようになっている．

　デンタルX線撮影に用いる成人用IPは，縦横3 cm × 4 cmで厚さ1 mmの大きさであり，感染防止の保護袋に入れて使用する（図 8-9-4）．撮影後に保護袋を破き，中のIPを専用の読み取り装置に挿入し，5秒程度の読み取り時間で画像を表示できる（図 8-9-5）．注意点としてデンタルX線撮影専用IPは，カセッテに包まれておらず可視光による画像劣化を防ぐために，撮影後はすみやかに読み取り処理を行う必要がある．

他にも小児用や咬合撮影用の大小様々なサイズの IP も日常診療で使用されている．

2 パノラマ X 線撮影装置（口外法 X 線撮影装置）

　パノラマ X 線撮影は，被写体の周囲を X 線管球と受像器が回転しながら，X 線照射し歯列弓に対して断層撮影する撮影法で，顎骨曲面を 1 枚の画像として得ることができる（図 8-9-6）．パノラマ X 線撮影装置は，X 線管球と受像器が対向に設置にされており，被写体の固定には，チンレスト（顎置き）や咬合台が用いられる（図 8-9-7）．パノラマ X 線撮影装置には，発生した X 線を 1 mm 以下のファンビームにするための X 線管球側のスリット，透過 X 線を 5〜8 mm にコリメートする受像器側のスリットが設置されている．X 線管球と受像器の回転速度と受像器内のフィルムの送り出し速度を調整することで，歯列弓の形状に合わせた断層撮影を行う．受像器に使用するのは，デジタル化が進み CR（computed radiography）や CCD（charge couple device）や FPD（flat panel detector）などがおもに用いられ，長方形サイズの特徴をもつ（図 8-9-8）．

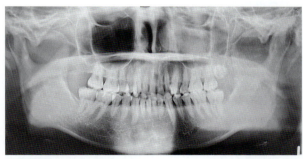

図 8-9-6 パノラマ X 線画像
左右の下顎頭を範囲とし，歯列弓に沿った断層画像を示す．上下顎，顎関節，上顎洞などの解剖学的構造を簡便に評価するのに用いられる．

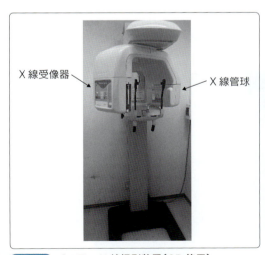

図 8-9-7 パノラマ X 線撮影装置（CR 使用）
被写体を装置中心で固定し，右側に X 線管球，左側に X 線受像器となり，それらが回転しながら撮影を行う．

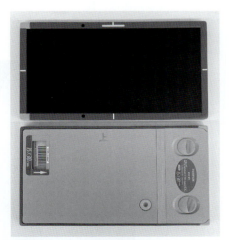

図 8-9-8 パノラマ X 線撮影装置専用 IP（CR）
上段が受光面で，下段が裏側になり長方形サイズが特徴である．縦横 15 cm × 30 cm の IP が，カセッテの中に挿入されている．

パノラマX線撮影装置の特徴は，顎骨曲面を1枚の画像に描出し，歯，顎骨，顎関節や上顎洞等の基本的な解剖学的構造の把握と異常所見を簡便に評価できるパノラマX線画像を10秒前後の撮影時間で取得できることである．その簡便性と有用性から歯科分野においてパノラマX線撮影装置は，スクリーニング検査として頻繁に使用されている．

最近のパノラマX線撮影装置では，断層域を顎関節に設定し，顎関節X線撮影も同じ装置で行うことができる．被写体の外耳道にイヤーロッドを挿入し頭部を固定，開閉口の撮影により1枚のフィルムに左右・開閉口時の画像を得ることができる．さらに，頭部X線規格撮影も行うことができる複合機も利用されている．

3　頭部X線規格撮影装置（セファロ撮影装置）

頭部X線規格撮影は，頭部の成長発育や治療による変化を定量的に評価することを目的とする．それにより頭部X線規格撮影は，再現率の高い幾何学的配置で頭部正面像と側面像を得る撮影法である（図8-9-9）．頭部X線規格撮影装置は，X線を発生させるX線管球，外耳道に挿入し頭部を固定するイヤーロッド，透過したX線を受ける受像器，支持部からなる（図8-9-10，図8-9-11）．

X線管球は，頭部側面像においてX線中心が左右のイヤーロッドを貫通する位置に固定されている．また，イヤーロッドは外耳道に左右対称に挿入することで被写体中心を固定化する．これにより，焦点-被写体中心-受像面距離を一定（例えば焦点-被写体中心を150 cmと被写体中心-受像面距離を15 cm）に保つことで被写体中心における拡大率一定の画像が得られる．受像器は，使用する機器によるがCR（computed radiography）やFPD（flat panel detector）を用いるのが主流である．最近では，歯科クリニックのような小さなスペースでも設置しやすいパノラマX線撮影とセファロ撮影の両方とも撮影可能な複合機もある（図8-9-10）．

頭部X線規格撮影の特徴は，被写体を固定し拡大率を一定にした画像を得ることである．そのため，頭部X線規格撮影装置自体は，200 cm程度の幅をもつ撮影装置になる．得られる画像は，拡大率を一定に保つことで，画像上で距離計測を正確に行うことができ，歯科矯正治療を行う際などに使用されている．

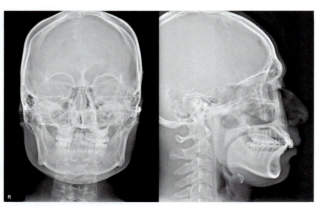

図8-9-9 正面・側面セファロX線画像
歯科矯正治療の場合，距離計測を行うため，骨と軟部組織も描出する必要がある．

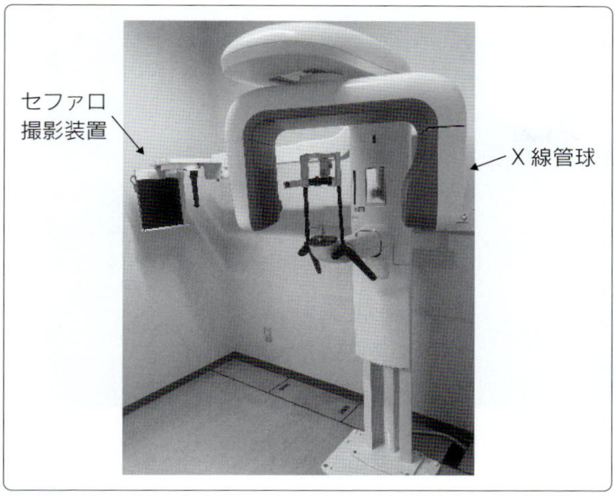

第 8 章 診断用 X 線装置システム

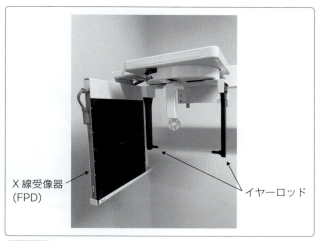

図 8-9-10 パノラマ・セファロ X 線撮影複合装置（FPD 使用）
右側がパノラマ X 線撮影装置である．左側にあるのがセファロ撮影装置であり，X 線受像器と被写体を固定するイヤーロッドがある．X 線管球は，パノラマ X 線撮影装置の X 線管球が移動し使用する．

図 8-9-11 セファロ撮影装置
左側の黒い板が，受像器になり，右側黒い棒状のイヤーロッドが配置されている．

4 歯科用コーンビーム CT（歯科用 CBCT）

歯科用 CBCT は，パノラマ X 線撮影装置と同様に，座位の被検者の頭部周辺を対向する X 線管と受像器が回転し撮像することで，骨条件の三次元画像を得る装置である（図 8-9-12）．最近の歯科用 CBCT では，FOV（field of view）の範囲が 4 cm〜17 cm 程度までの様々な大きさを選択でき，目的部位の範囲に応じて撮影することができる．歯科用 CBCT を医科用 CT と比較し特徴づけると，①被検者を着座させ撮影すること，②被ばく線量が低いこと，③軟部条件画像は出力されず，骨条件画像のみ得られること，④局所部位を高空間分解能に撮影できることが挙げられる．

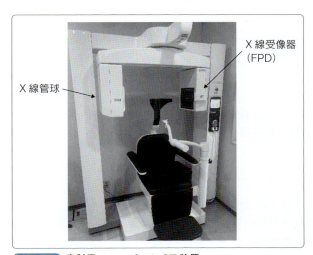

図 8-9-12 歯科用コーンビーム CT 装置
着座した被写体を中心に，左側に X 線管球，右側に X 線受像器となり，それらが回転しながら撮影を行う．

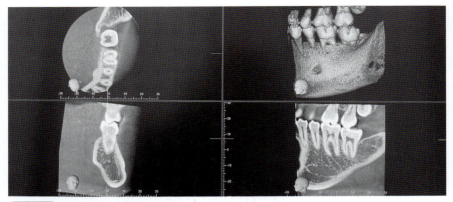

図 8-9-13　CT撮影後の画像表示画面
頭側，前後，左右方向の表示と右上に三次元表示される．任意の断面で観察することができ，歯や周囲組織が高分解能に表示されている．

　同じ口腔領域，同じ距離を撮影すると仮定した場合，医科用 CT の成人の撮影条件が，120 kV，200～300 mA 程度であるのに対して，歯科用 CBCT の成人の撮影条件は，80～90 kV，6～10 mA 程度であり，被ばく線量が低いことがわかる．歯科用 CBCT は，低線量でもコントラストがつきやすい骨条件画像の取得かつ最小 FOV4 cm で最小ボクセルサイズ 80 μm の高分解能撮像が可能で，歯や顎骨組織を鮮明に描出することができる（図 8-9-13）．

章 末 問 題

問 1　一般撮影装置の組み合わせで正しいのはどれか．

1) ホトタイマ ――――――― 後面採光方式
2) 付加フィルタ ――――――― Mo, Rh
3) APR ――――――――――― アナトミカルプログラム
4) X線管焦点 ――――――― 0.3 mm
5) 胸部撮影 ――――――――― 80 kV

【解答】　3
1) 一般撮影用のホトタイマは前面採光方式．2) 付加フィルタは Al, Cu が用いられる，4) 0.6～1.2 mm 程度，5) 120～140 kV 程度（高電圧撮影）
（p.122　2　一般撮影装置の撮影諸条件を参照）

問 2　I.I. について正しいのはどれか．

1) 入力蛍光体の厚さが増すほど解像力は高まる．
2) 出力面の輝度は視野が大きいほど低い．
3) コントラスト比はベーリンググリア指数の二乗である．
4) 像歪みは中心部より周辺部のほうが大きい．
5) 空間分解能は中心部より周辺部のほうが高い．

第8章 診断用X線装置システム

【解答】 4

1)入力・出力蛍光体の厚さが増すほど感度は高くなるが解像力は低下する. 2)出力面の輝度は（像の拡大率の逆数＝像の縮小率）^{2}×陽極電圧に比例して高くなる. 視野が大きいほど出力輝度は高くなる. 3)ベーリンググリア指数はコントラスト比の逆数である. 5)空間分解能は歪みの影響で中心部のほうが高い.
(p.128 **2)イメージインテンシファイア(I.I.)を参照**)

問3 **関係のない組み合わせはどれか.**

1)I.I.DR システム ─────CCD
2)X 線 TV システム─────FPD
3)循環器用透視装置─────DSA
4)C アーム型 X 線透視装置 ──術中イメージング
5)回診用 X 線撮影装置 ────上部消化管 X 線造影検査

【解答】 5

5)回診用 X 線撮影装置(可搬型 X 線撮影装置)は可搬型の X 線撮影装置(回診車, ポータブル)である. 移動のできない患者のベットサイドに装置を移動させ X 線撮影を行うことができる. 感染対策や災害現場など多様な場面で対応できる.
(p.125 **1)X 線透視撮影装置の基本構成を参照**)

問4 DSA で正しいのはどれか.

1)静脈は抽出できない.
2)造影剤自動注入装置を必要とする.
3)呼吸停止下の冠動脈造影撮影で使用する.
4)リカーシブフィルタはノイズを低減する.
5)一度の造影撮影で全身の血管抽出が可能である.

【解答】 4

1)造影剤が静脈に到達したタイミングで撮影を行えば抽出可能である. 2)DSA 撮影時に術者が手押しで造影剤を注入する方法もあるため必須ではない. 3)心臓のような常に動きのある臓器に対しては DA 撮影を行う. 5)一度の造影で全身の血管撮影を抽出するような撮影は行われていない.
(p.134 **6)画像処理装置および画像処理**, p.137 **10)関連機器を参照**)

問5 IVR における患者皮膚線量の低減法で正しいのはどれか.

1)拡大透視を使用する.
2)照射角度を固定する.
3)焦点皮膚間距離を短くする.
4)検出器皮膚間距離を長くする.
5)透視のパルスレースを低くする.

171

【解答】　5

1)自動露出制御機構により高線量率となるので患者皮膚線量は増加する．2)照射角度が変わると皮膚の被ばく領域も変わるので皮膚線量は低減する．3)X線管球との距離が近いほど被ばく線量は増加する．4)患者とX線検出器の距離が近いほど被ばく線量は低減する．

(p.133 **2)X線管装置**，p.134 **3)X線検出器**を参照)

問6　外科用X線診断装置の術中使用における診療放射線技師の対応として**不適切**なのはどれか．

1)他の業務に呼ばれたため術者にフットスイッチを渡し手術室から離れた．
2)術者が移動形モニタから目を離したので指示はないがX線照射を止めた．
3)Cアームの操作に注力するため看護師にハンドスイッチを渡しX線照射の協力を依頼した．
4)移動形本体を手術寝台に配置するスペースがないため移動可能な装置機器や物品を移動するように看護師に依頼した．
5)Cアームが手術寝台と干渉しないように麻酔科医にベッドアップを依頼し移動形本体を配置するスペースを確保した．

【解答】　3

3)人体に放射線を照射できるのは，医師，歯科医師，診療放射線技師のみである．

問7　乳房用X線診断装置について正しいのはどれか．**2つ選べ**．

1)撮影条件はマニュアルで設定する．
2)SIDは固定で変更することができない．
3)FPDのピクセルピッチは150μm程度である．
4)ターゲットは照射野の中心になるよう配置されている．
5)FPD搭載型の装置ではWターゲットが用いられるようになった．

【解答】　2，5

1)撮影条件の設定はAECを用いたフルオートモードを使用する．3)FPDのピクセルピッチは50〜100μmである．4)ターゲットは乳房支持台の胸壁端の左右中央の直上に配置されている．

(p.140 **1)装置の構成**，p.145 ②FPDシステムを参照)

問8　トモシンセシスについて正しいのはどれか．**2つ選べ**．

1)受像器にはCRを使用する．
2)360°方向からデータを収集する．
3)撮影する枚数は被写体ごとに変更する．
4)乳房支持台に平行な断層像が得られる．
5)得られたデータから再構成して断層像を得る．

第8章 診断用X線装置システム

【解答】 4, 5
1)FPD によって実現可能となった技術である．2)現状では最大で 50°である．3)
撮影角度と枚数は装置によって決められていて変更はできない．
(p.147 **1)撮像原理**，p.148 **2)画像再構成**を参照)

問9 次の文章のうち**誤っている**のを 1 つ選べ．

1)近接式は遠隔式に比べ術者の被ばくが多い．
2)アンダーテーブル X 線管型は，オーバーテーブル X 線管型に比べ術者の被ば
　くが多い．
3)オーバーテーブル X 線管型は，アンダーテーブル X 線管型に比べ被検者の体
　位変換が容易である．
4)圧迫筒の最大圧迫力の強さは 80 N 以下である．

【解答】 2
1)近接式 X 線装置は，透視装置の横で操作を行うため被ばく量が多い．2)アン
ダーテーブル X 線管型は，被検者からの散乱 X 線が透視台の下向きに散乱する
一方，オーバーテーブル X 線管型は，散乱 X 線が透視台の上向きに散乱する．
したがって，透視台の下側を遮蔽すれば，手技の邪魔にならずに術者の被ばく量
を減らすことができる．3)オーバーテーブル X 線管型では，被検者と管球との間
の空間が広いため，体位変換が容易である．一方，アンダーテーブル X 線管型で
は，被検者に X 線検出器をなるべく近づける必要があるため，体位変換が容易で
なくなる．4)圧迫筒の圧力の強さは 80 N 以下である．
(p.150 **2** **胃部 X 線装置**を参照)

問10 胃部 X 線造影検査で正しいのはどれか．

1)窒素で胃を膨らませる．
2)二重造影では胃小区を描出する．
3)硫酸バリウムの使用量は 500 mL 程度である．
4)半立位第 2 斜位撮影では幽門部を描出できる．
5)注腸 X 線検査や大腸 CT 検査では Brown（ブラウン）法による前処置を実施す
　る．

【解答】 2
1)炭酸ガスで胃を膨らませる．3)硫酸バリウムの使用量は 120〜150 mL 程度．
4)半立位第 2 斜位撮影では噴門部を描出できる．5)注腸 X 線検査や大腸 CT 検
査では Brown（ブラウン）法による前処置を実施する．
(p.155 **2** **胃部集検用 X 線装置**を参照)

問11 **関係のない**組み合わせはどれか．

1)X 線間接撮影————ロールフィルム
2)胃部集検用 X 線装置——I.I. スポットカメラ

173

第8章 診断用X線装置システム

3)胸部集検用X線装置——ミラーカメラ
4)X線TV装置————CCDカメラ
5)胸部集検用FPD検出器—シネカメラ

【解答】 5
FPDではシネカメラは用いず，シネカメラは心血管撮影のような動きの速い撮影に用いられていた．
(p.153 **1** **胸部集検用 X 線装置**を参照)

問12 可搬型X線撮影装置について以下の文章について**誤っている**のはどれか．**2つ選べ．**

1)災害時には，救護所等でエックス線撮影と透視が行える．
2)X線管容器から2m以上離れることができない場合には，0.2mm鉛当量以上の鉛入りの防護服で防護措置を講ずる．
3)散乱線補正技術を用いることでグリッドを使用しないで撮影ができる．
4)X線管球保持機構にはテレスコピック式やパンタグラフアーム方式がある．
5)可搬型X線撮影装置は，鍵のかかる等適切な場所に保管する必要がある．

【解答】 1，2
1)災害時での撮影方法は，「エックス線撮影のみを行うこととし，透視は行わないこと」とされている(p.161 **7** **在宅，災害時の可搬型 X 線撮影装置**を参照)．2)薬生安発0621第1号においては，「エックス線撮影に必要な医療従事者以外は，エックス線管容器及び患者から二メートル以上離れて，エックス線撮影が終了するまで待機すること．また，二メートル以上離れることができない場合には，防護衣(〇・二五ミリメートル鉛当量以上)等で，防護措置を講ずること」となっている(p.160 **6** **可搬型 X 線撮影装置の管理**を参照)．

問13 以下のDXA装置に関する文章で正しいのはどれか．**2つ選べ．**

1)DXAで2種類の異なるエネルギーのX線を用いるのは，軟部組織によるX線減弱の影響を取り除くためである．
2)Kエッジフィルタ方式では，低エネルギーX線と高エネルギーX線を交互に高速で切り替えて発生させている．
3)ペンシルビーム方式は被ばく線量が少ないが像の拡大が生じやすい．
4)走査速度が速くなればスキャン時間が短くなるが，その分検出器に入射する光子数が少なくなることで統計学的誤差が大きくなる．
5)DXA装置では，おもに鎖骨，大腿骨，前腕の骨塩定量検査が行われる．

【解答】 1，4
2)スイッチングパルス方式では，低エネルギーX線と高エネルギーX線を交互に高速で切り替えて発生させている．3)ペンシルビーム方式は被ばく線量が少なく，像の拡大が生じにくい．5)DXA装置では，基本的に腰椎，大腿骨，前腕の骨塩

第8章　診断用 X 線装置システム

定量検査が行われる.
(p.163 **1)X 線発生方式**, **2)測定方式**を参照)

問 14　以下の DXA 装置に関する文章で正しいのはどれか. **2 つ選べ**.

1)スイッチングパルス方式では, まず低エネルギー X 線で被写体を撮影したあとに続けて高エネルギー X 線で撮影をする.
2)適切なポジショニングのため, 検査の際には補助具を用いずなるべく自然体位で寝台に寝てもらう.
3)装置の測定精度を保つための品質管理(quality control：QC)は 1 日 1 回, 患者のスキャンをする前に行う必要がある.
4)ファンビーム方式は測定時間が短いというメリットがあるが, 被ばく線量が多く像の拡大を生じやすい.
5)DXA 装置では, おもに鎖骨, 大腿骨, 前腕の骨塩定量検査が行われる.

【解答】　3, 4
1)スイッチングパルス方式では, 低エネルギー X 線と高エネルギー X 線を交互に高速で切り替えて発生させ, 被写体を撮影する. 2)適切なポジショニングのため, 検査の際には補助具が用いられる. 5)DXA 装置では, おもに腰椎, 大腿骨, 前腕の骨塩定量検査が行われる.
(p.163 **1)X 線発生方式**, p.164 **4)測定部位**を参照)

問 15　以下の文章について正しいのはどれか. **2 つ選べ**.

1)デンタル X 線撮影装置の X 線発生装置は, 自己整流方式である.
2)デンタル X 線管球は, 小型で高速撮影できる.
3)パノラマ X 線撮影装置は, 歯列弓に合わせた画像を描出できる.
4)セファロ X 線撮影装置では, チンレストや咬合台で被写体を固定化する.
5)歯科用 CBCT は, 医科用 CT と同様な寝台を使用するが, 寝台が移動することはない.

【解答】　2, 3
1)インバータ方式である. 4)被写体固定はイヤーロッドで行う. 5)歯科用 CBCT は着座で撮影を行う.
(p.165 **9 歯科用装置**を参照)

問 16　以下の文章について**間違っている**のはどれか. **2 つ選べ**.

1)デンタル X 線撮影装置は, 床固定型しかない.
2)パノラマ X 線撮影装置は, スクリーニング検査時に使用される.
3)セファロ X 線撮影では, 幾何学的配置が重要であり, 再現性が求められる.
4)歯科用 CBCT は, 骨条件の三次元画像しか取得することができない.
5)歯科用 CBCT は, 医科用 CT と比較すると被ばく線量が多い.

第8章　診断用X線装置システム

【解答】　1，5
1）移動型，床固定型，壁固定型など様々である．5）歯科用CBCTは，医科用CT
よりも被ばく線量は低い．
（p.165　9 **歯科用装置**を参照）

問17　歯科領域で使用されるX線装置について正しいのはどれか．**2つ選べ**．
（第70回診療放射線技師国家試験　午後 問9）

1）頭部規格撮影は2倍拡大撮影である．
2）歯科用パノラマX線装置ではスリットが用いられる．
3）口内法撮影装置の照射筒端部の直径は8 cm以上である．
4）口内法撮影装置にはインバータ方式高電圧装置を搭載した装置がある．
5）歯科用CBCTは，医科用CTと比較すると被ばく線量が多い．

【解答】　2，4
1）頭部規格撮影は1.1倍である．3）口内法撮影装置の照射筒端部の直径は6 cm
以下である．5）コーンビームCTの最小ボクセルサイズは$0.1 \times 0.1 \times 0.1$ mm^{3}程度である．
（p.165　9 **歯科用装置**を参照）

第 9 章 診断用X線装置の管理

> **本章の目的**
> - 診断用X線装置の管理として，装置の保守点検項目や試験項目，その内容を理解する．

　近年の医療を支える診断用X線装置は，高品質の診断用X線画像を安定して作成することが前提であり，さらには，患者に対する電気的，機械的な安全性も求められている．そのため，装置故障や事故発生による装置の稼働率の低下や診断画像の画質低下は，医療提供者，さらには医療そのものの信頼性を揺るがしかねない事態となる．ユーザーである病院・診療所は「日常の点検によって，稼働中の不具合発生（ダウンタイム）を最大限予防する」ことが求められている．常日頃から計画的かつ確実な作業を実施していなければ高度な医療機器の安定稼働を得ることは困難である．本章では，診断用X線装置の管理に関連する保守点検および性能試験について述べる．

1 診断用X線装置の保守点検

　診断用X線装置（一般撮影装置や透視装置等）は，「医薬品，医療機器等の品質，有効性及び安全性の確保等に関する法律（医薬品医療機器等法）」第2条第8項に規定される特定保守管理医療機器であり，「保守点検に関する計画の策定及び保守点検の適切な実施」が医療法施行規則第1条11項に規定されている．保守点検には，**仕業点検（始業点検，使用中点検，終業点検）**と半年または1年ごとに行う**定期点検**があり，いずれも医療機器安全管理責任者の監督下にて実施する．医療法における**保守点検**は，医療機器を使用するユーザー（病院・診療所）の責務であり，ユーザー自らが適切に実施すべきものである．

1 仕業点検

　仕業点検では，日常業務の中で行うべき最低限の正常稼働の確認がおもな目的となる．点検のタイミングによって始業点検，終業点検，使用中点検に分類される．表 9-1-1

表 9-1-1 仕業点検の種類と概要

仕業点検の種類	概要
始業点検	使用前に医療機器の基本性能や安全確保のために行う点検
使用中点検	臨床稼働中に決められた時間毎（30分・1時間など適宜），もしくは異常かな？と装置稼働中に疑問に思った場合に行う点検
終業点検	装置が正常に動作していたか，および次回稼働に際して装置の基本性能や安全性に問題がないかを確認する点検

第9章 診断用X線装置の管理

表9-1-2 一般撮影装置の仕業点検項目例

大項目とその概要	点検項目
動作および安全性 ・装置や付属するケーブルなどを目視や実際に手に取りながら，その外観の傷や凹凸などの異常の有無を確認 ・患者と接する駆動部品(寝台，天板やブッキーなど)を中心に安全性が担保されているかを確認	・コンソール上の表示の確認 ・寝台の動作確認 ・天板の動作確認 ・ブッキーの動作確認 ・手すり・足台の耐荷重性能確認 ・駆動ベルト・ケーブルの状態確認 ・安全機構(緊急停止ボタンなど)の動作確認 ・異音・異臭の確認
品質および精度 ・装置の基本性能が正常に作動するかを臨床稼働中に使用する機構を中心に確認	・ウォームアップまたはエージングの実施 ・照射野ランプの確認 ・照射野・可動絞りの動作確認 ・自動露出機構(AEC)の動作確認
室内環境や清掃に関する点検 ・検査室および操作室の温度湿度，装置および周辺機器の清掃，さらには救急カートなどの物品配備(ディスポーザブル物品等の補充等)の確認	・検査室の温度・湿度 ・操作室の温度・湿度 ・装置の清掃 ・周辺機器の清掃 ・救急カートの配備

(「日本画像医用システム工業会法規・安全部会．放射線関連装置の始業・終業点検表(Ver.1)について；2007」より一部改変)

に仕業点検の種類と概要について示す．

仕業点検は原則として毎日実施し，点検表(チェックシート)に記録する．仕業点検の項目は「機器の動作・安全性」「品質・精度」「検査室内環境」等について，当該装置の特性を考慮して点検項目および点検方法をあらかじめ決定しておく．**表9-1-2**に一般撮影装置の仕業点検項目の例を示す．仕業点検では，臨床で頻繁に使用する機能や患者に接触する付属物がおもな点検対象となる．

仕業点検の最中に装置の故障や不具合を発見したときには，それが単純ミスによる誤動作か，本格的な故障なのか，また故障箇所はどこであるかなどの判断が求められる．さらに，そのまま使用を続けてもよいか，以降の検査を中断してメーカーへの修理対応とするか，の判断が求められる場面もある．

仕業点検表は一度作成したら永久に使い続けるものではなく，装置更新に伴う基本性能の変更や周辺機器，施設内の規則変更などの事情によって適宜項目の見直しをはかるのが望ましい．

2 定期点検

装置の故障を未然に防ぎ，その性能維持を図るために行う予防的な点検となる[*1]．

定期点検は原則として定められた間隔(半年や1年おき)に実施し，点検表(チェックシート)に記録する．定期点検の項目は，電気的および機械的な項目についてそれぞれの医療機器ごとに設定し，その点検手順も表中に記載しておくことが望ましい．一般撮影装置を構成する高電圧発生装置，X線管装置，制御装置の定期点検の項目例を**表9-1-3**に示す．

定期点検表についても仕業点検と同様に一度作成したら永久に使い続けるものではなく，装置更新に伴う基本性能の変更，施設内の規則変更などの事情によって適宜項目の見直しをはかることが望ましい．

Sidememo

[*1] いわば人間でいう「健康診断」とイメージしておけばわかりやすいかもしれない．

第9章 診断用X線装置の管理

表 9-1-3 一般撮影装置の定期点検項目例

構成要素	点検項目
高電圧発生装置	・ケース油漏れ ・ケース内リーク・放電音の有無 ・高圧プラグやソケット部の緩みや損傷 ・低圧コードの緩みや損傷 ・絶縁抵抗（MΩ）の確認 ・接地（Ω）の確認
X線管装置	・高圧プラグやソケット部の緩みや損傷 ・高圧ケーブルの損傷や吊下部の緩み ・低圧コードの緩みや損傷 ・可動絞り取り付け部の緩みや損傷 ・フィルタ取り付け部の緩みや損傷 ・X線照射野と光照射野の確認 ・接地（Ω）の確認 ・X線照射回数の確認 ・フィラメント加熱時間の確認
制御装置	・盤上の表示灯 ・使用中および撮影表示灯 ・警告表示の確認（過負荷時その他作動不良時） ・管電圧調整機構の接点・作動不良 ・電磁開閉器の接点のゆるみや異音（うなり） ・内部リレーの接点不良や異音（うなり） ・電磁回路接続部の緩み ・絶縁抵抗（MΩ）の確認 ・接地の確認（Ω）の確認

2 診断用 X 線装置の性能試験

　先に述べた保守点検はユーザー（病院・診療所）の責務で行う点検である．一方で，診断用 X 線装置の性能試験については，JIS Z 4752 の「医用画像部門における品質維持の評価及び日常試験方法」第 1 部：総則（JIS Z 4752-1）に受入試験【3.2.4】，現状試験【3.2.5】，不変性試験【3.2.6】として定められている[*2]．表 9-2-1 に JIS Z 4752-1 の各試験の目的，特性，測定時期，責任者，担当者について示す．性能試験では装置の

Sidememo

[*2] 日本での医療法および医薬品医療機器等法では，受入試験・不変性試験への JIS の適用を法的な要求としては使っていないが，各試験に際しては JIS に準じて実施されていることが多い．

表 9-2-1 性能試験の種類

	受入試験	現状試験	不変性試験
目的	機器の製造業者と使用者との間で合意した機器性能の承認	性能状態の確認	性能の不変性の点検
特性	性能パラメータの測定	性能パラメータの測定	相対的な値の測定（絶対的な値ではない）
測定時期	設置時および大幅な改造実施後	最初，改造後及び不変性が失われた時	日常，保守作業の直後及び故障が疑われる時
責任者	製造業者および使用者または代理人	製造業者および使用者または代理人	使用者または代理人
担当者	物理学者または技術者	物理学者または技術者	診療放射線技師

（JIS Z 4752-1 表 1 より抜粋）

性能維持を目的に，初期の性能基準を【基礎値】として設定し，経時的に機器性能の変動を調べることで装置の劣化を定期的に確認する．なお，【　】内は JIS 文書内の項目番号である．各試験方法等の詳細については各自 JIS を参照のこと．

1 受入試験

JIS Z 4752-1 では「契約仕様を満たしているかどうかを確認するために，新しい機器が設置されるか，又は既存の機器に大幅な改造が行われた後に実施する試験」とされている．製造業者は，納品予定の医療機器が，受注した性能要件を満たしていることを証明するために，製造工場内にて受入試験（設備の構成機器および単位機器の性能パラメータの全測定）を実施します．そして，病院・診療所に納品された医療機器が設計仕様通りに稼働できるか否かを検証・評価するために，ユーザー（病院・診療所）と製造業者が現場でも受入試験を実施する．本項では JIS Z 4752-3-1 [*3] 5. 撮影機器の試験方法について各試験の要求事項および附属書 D [*4] について各試験の要求事項を中心に紹介する．なお，【　】内は JIS 文書内の項目番号を表す．各試験方法等の詳細については各自 JIS を参照のこと．

1）目視および機能試験の要求事項【5.1.1】
①X 線装置

　操作および機能：指定したことに適合していなければならない．

②制御器（操作者が接触可能なもの）

　図記号（JIS Z 4005 等）やわかりやすい用語で表示しなければならない．

③表示灯

　色：適用規格（JIS T 0601-1 等）に適合しなければならない．

④X 線管装置

　標示：IEC 60601-2-28 に適合していなければならない．

⑤光照射野

　指定の周囲の照度で見分けがつかなければならない．

⑥取扱説明書

・被試験 X 線装置の操作方法をわかりやすく記述していなければならない

・日本語または注文契約書に指定した言語で記載されなければならない．

・制御装置（操作者が接触可能なもの），指示器および表示器

　各機能を記載し，すべての記号についてその意味を説明していなければならない．

・説明図

　実際の X 線装置での位置，表示および記号と一致していなければならない．

2）管電圧の要求事項【5.2.1】
管電圧の測定値

指定した許容差（許容差：± 10%）以内で制御盤の指示値と一致しなければならない

3）総ろ過の要求事項【5.3.1】
最小総ろ過を指定しなければならない．

最小総ろ過：2.5 mmAl 以上，又は 80 kV で 2.3 mmAl（JIS Z 4752-3-1 附属書 D より）

Sidememo

[*3] 医用画像部門における品質維持の評価および日常試験方法―第 3-1 部：受入試験―診断用 X 線装置

[*4] 実際の JIS 規格または現技術水準に基づく要求事項（精度，許容差，不一致）の例

4) X線管の焦点の要求事項【5.4.1】

規定された公称焦点値(実効焦点寸法)に対して実際の焦点寸法は IEC 60336 で指定した寸法(表 9-2-2)に適合していなければならない.

5) X線ビーム範囲の制限および表示の要求事項【5.5.1】

(1) 実際のX線照射野寸法および記載標示の精度【5.5.1】

実際のX線照射野寸法は,指定した許容差以内で機器表示に適合しなければならない.

(2) 光照射野表示器による表示の精度【5.5.2】

光照射野とX線照射野との表示のずれは,指定した許容差に適合しなければならない.図 9-2-1 に測定の概要を示す.測定したずれを一辺は a_1 および a_2,もう一辺を b_1 および b_2 で表す.焦点から光照射野面までの距離を r_L とすると,各許容値は次式となる.

$|a_1| + |a_2| \leq X \times r_L$

$|b_1| + |b_2| \leq X \times r_L$

ここで X は表 9-2-3 に示す指定した許容差である.

表 9-2-2 公称焦点値に対する焦点寸法の代表値

公称焦点値 f	焦点寸法の許容差 mm 幅	長さ
0.25	0.25 – 0.38	0.25 – 0.38
0.3	0.30 – 0.45	0.45 – 0.65
0.4	0.40 – 0.60	0.60 – 0.85
0.5	0.50 – 0.75	0.70 – 1.10
⋮		
1.7	1.70 – 2.20	2.40 – 3.20

(JIS Z 4752-3-1 附属書 D 表 1 より抜粋,一部改変)

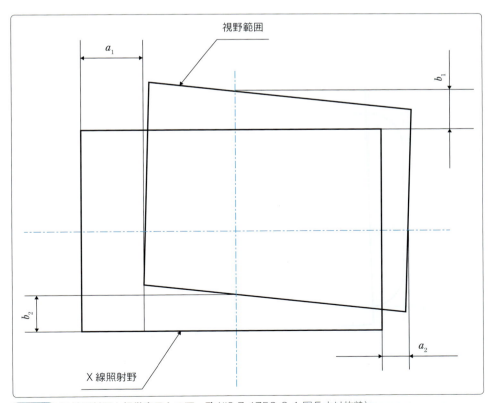

図 9-2-1 X線照射野と視覚表示との不一致 (JIS Z 4752-3-1 図5より抜粋)

表 9-2-3 不一致パラメータ X, Y および Z の値

不一致パラメータ	不一致の値(％)
X	2
Y^*	3
Z^{**}	4

* 受像面の2方向それぞれにおいてX線照射野範囲と対応する受像面範囲の不一致の合計は，受像面が基準値を垂線とする時，焦点受像器間距離の3％を超えてはならない．
** 2方向の不一致の合計は，表示された焦点受像器間距離の4％を超えてはならない．

(JIS Z 4752-3-1 附属書 D 表 2 より抜粋)

(3) 放射自動調整機構の付いた場合のX線照射野と受像面との一致【5.5.3】

　X線照射野の周辺とそれに対応する受像面の周辺とのずれは，指定した許容差以内でなければならない．図 9-2-2 に測定の概要を示す．受像器面で測定したずれを一辺では c_1 および c_2，そしてもう一辺では d_1 および d_2 で示す．焦点受像器間距離を r_B とすると，適合には次式が成立する．

$$|c_1| + |c_2| \leq X \times r_B$$
$$|d_1| + |d_2| \leq Y \times r_B$$
$$|c_1| + |c_2| + |d_1| + |d_2| \leq Z \times r_B$$

ここで X, Y, Z は表 9-2-3 に示す指定した許容差である．

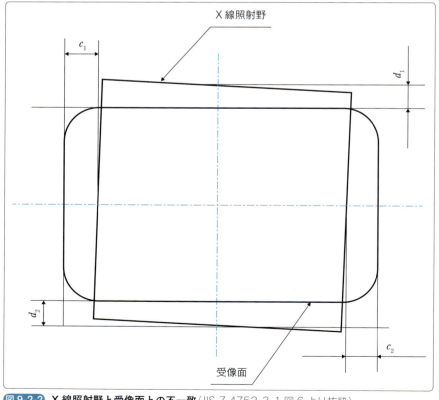

図 9-2-2 X線照射野と受像面との不一致 (JIS Z 4752-3-1 図 6 より抜粋)

第9章　診断用X線装置の管理

表9-2-4 患者-X線受像器間の器具の減弱比代表値

器具（X線装置の構成品）	減弱比*
患者支持器	1.25
フィルムチェンジャーの前面パネル	1.25
散乱X線除去用グリッド	1.43
自動露出制御（AEC）の検出器	1.11

* 測定パラメータは，80 kV および 25 mmAl 減弱板
（JIS Z 4752-3-1 附属書 D 表 4 より抜粋）

6）透過（空気）カーマ又は放射線出力の直線性および再現性の要求事項【5.6.1】[*5]

　管電流時間積に対する透過（空気）カーマ又は放射線出力の直線性及び再現性は指定した許容差又は値に適合していなければならない[*6, *7].

　（ア）直線性 ≦ 0.2

　（イ）再現性 ≦ 0.05

7）患者－X線受像器間の器具の減弱比の要求事項【5.7.1】

　患者 X 線受像器間の器具の減弱比は，表9-2-4 に示す指定した値を超えてはならない．

8）自動露出制御（AEC）の要求事項【5.8.1】

（1）自動露出制御での公称最短撮影時間[*8]**【5.8.1】**

　公称最短撮影時間を附属文書に，試験条件とともに指定しなければならない．

（2）自動露出制御の作動【5.8.2】

　①自動露出制御は，次の条件にて指定された許容差以内で動作しなければならない．

　・指定したファントム，受像器（フィルム－増感紙システム等）および管電圧にて自動露出制御を行い，光学的濃度が指定した範囲内であること

　・指定したファントム及び管電圧の変化において，指定されたフィルム－増感紙システム及び術式選択（散乱 X 線除去用グリッドの有無等）にて光学的濃度が指定した範囲内であること

　・隣接する補正ステップは，指定したフィルム－増感紙システムでは，空気カーマ値，X 線条件または光学的濃度が指定された許容差以内であること

　②許容差

　・管電圧及び被写体厚さの変化による光学濃度の不変性

　　$|D| < 0.2$（平均階調度 3.0 に対して適用）

　・空気カーマ値，X 線条件または光学的濃度の再現性

　　再現性 ≦ 0.05

（3）バックアップタイマおよび安全遮断器【5.8.3】

　・バックアップタイマは，指定した X 線管負荷または負荷時間に達した時，照射を終了しなければならない．

　・安全遮断器が存在する場合には，バックアップタイマの試験を分離して実施してはならない．

9）面積空気カーマ積表示器の要求事項【5.10.1】

　表示された面積空気カーマ積は，精度 ± 25 ％（面積空気カーマ積表示[*9]）を満足しな

Sidememo

[*5] 透過（空気）カーマまたは放射線出力のいずれか一方を適用．

[*6] 詳細は JIS Z 4702 を参照．

[*7] 透過（空気）カーマ指標の代表値等の詳細は JIS Z 4752-3-1 附属書 D 表 3 を参照．

[*8] 自動露出制御において，濃度が均一に安定する最短撮影時間のこと（計測方法などの詳細は JIS Z 4702 図 4 参照）

Sidememo

[*9] 詳細は IEC 60580 の 6.4 を参照

第9章　診断用X線装置の管理

ければならない.

2 現状試験

　JIS4752-1では「特定の時点における機器の性能を確認するために実施する試験」とされている. 現状試験は, 医療機器の納品時, 大規模な修理・改造後および不変性が失われたときには, 設備の性能状態を確認するために, 性能パラメータの全測定をユーザー (病院・診療所) と製造業者が現場で実施する. そして, 現状試験で機器の性能を満たしていることを確認した直後に, 基礎値を設定するための最初の不変性試験を実施することが望ましい.

3 不変性試験

　JIS4752-1では「機器の性能が設定基準を満足することを確認する, 又は機器の構成要素の性能変化を早期に発見するために実施する一連の試験」とされている. ユーザー (病院・診療所) は, 医療機器の性能が設定基準を満足しているかを基礎値との比較によって確認[*10]することと, 機器の構成要素の性能変化[*11]を早期に発見するために不変性試験を実施する. 通常は定期点検の直後および不具合や故障により不変性が失われていることが疑わしいときに実施する. 本項ではJIS Z 4752-2-11[*12]「5. 性能試験」について各試験の適用基準要求事項を中心に紹介する. なお,【 】内はJIS文書内の項目番号を表す. 各試験方法等の詳細については各自JISを参照のこと.

1）X線源装置からのX線出力の適用基準【5.1.5】

（1）マニュアル制御試験【5.1.5.1】

　X線出力は, 基礎値の±20%以内であることが望ましい.

（2）自動露出制御試験【5.1.5.2】

　減弱ファントムに使用される物質による. 低い原子番号の物質[*13]が使用される場合, X線出力は基礎値の−20〜＋25%以内であることが望ましい. 高い原子番号の物質[*14]の場合, X線出力は基礎値の±25%以内が望ましい.

2）不変性試験の頻度【5.1.7】

　表9-2-5に不変性試験の時期・目的・頻度について示す. 不変性試験は原則的に製造業者が提供した取扱説明書に従って実施しなければならない. もし試験頻度に関する情報がない場合は, 少なくとも3カ月ごとに実施しなければならない. また, 受入試験直後から6カ月間程度は短い間隔で実施することが望ましいとされている.

Sidememo

[*10] 最初の不変性試験は基礎値を設定するために実施.

[*11] 経年劣化など.

[*12] 医用画像部門における品質維持の評価及び日常試験方法−第2-11部：不変性試験−直接撮影用X線装置.

[*13] 最大でも原子数14を超えない物質（例えば, 水, ポリメチルメタクリレイト（PMMA）, アルミニウム, など

[*14] 例えば銅または鉛など. 鉛が使われて管電圧が90kVを超えるときは, 低い原子番号の物質の値（基礎値の−20〜＋25％以内）を適用することに注意

表9-2-5 不変性試験の時期・目的・頻度

時期		目的・頻度
受入試験から少なくとも1週間	頻度	毎日実施することが望ましい
	目的	出力測定値の平均の値を計算して基礎値を確定するため
その後6カ月間	頻度	2週間ごとに実施することが望ましい
	目的	X線源装置, 高電圧装置および自動制御システムの信頼性に関するデータを得るため
以後	頻度	製造業者が提供した取扱説明書に従って実施 試験頻度に関する情報がない場合は3カ月ごとに実施しなければならない

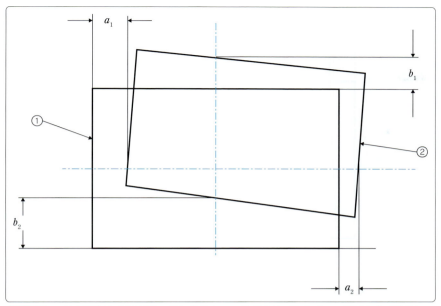

図 9-2-3 X線照射野と光照射野の幾何学的な不一致（JIS Z 4752-2-11 図6Aより抜粋）
① X線照射野，② 光照射野

3) 受像面へのX線入力の適用基準【5.2.5】[*15]

(1) マニュアル制御試験【5.2.5.a】
① 光学的濃度は，基礎値の±0.3以内であることが望ましい．
② 放射線測定器が使用される場合は，X線入力は基礎値の±30%以内であることが望ましい．

(2) 自動露出制御試験【5.2.5.b】
① 光学的濃度は，基礎値の±0.15以内であることが望ましい．
② 放射線測定器が使用される場合は，X線入力は基礎値の±15%以内であることが望ましい．

4) 幾何学的特性の適用基準【5.3.5】

(1) 表示された焦点受像器間距離【5.3.5.1】
焦点受像器間距離は，表示値の±1%以内であり，最初の不変性試験時の測定値基礎値の±1%以内でなければならない．

(2) X線ビーム軸とX線受像器との垂直度【5.3.5.2】
X線ビーム軸は，受像面の垂直軸の1.5°以内でなければならない．

(3) X線照射野と光照射野の一致【5.3.5.3】
図 9-2-3 にて測定された不一致は，一方の軸上で a_1 と a_2，他の軸上で b_1 および b_2 で表される．焦点からの距離を S としたとき，以下の関係をともに満たさなければならない．

$$|a_1| + |a_2| \leq 0.02 \times S$$
$$|b_1| + |b_2| \leq 0.02 \times S$$

(4) X線照射野とX線受像器との一致【5.3.5.4】[*16]
図 9-2-4 にて測定された不一致は，一方の軸上で c_1 と c_2，他の軸上で d_1 と d_2 で表

> **Sidememo**
> [*15] 平均階調度 G が 2～3 の撮影用フィルムに適用．

> **Sidememo**
> [*16] 自動の照射野限定の他に，二次的な照射野限定器が，患者とX線受像器との間に常に配置される場合の基準は，二次的な照射野限定器が存在しないと仮定したときのX線照射野に適用されなければならない．

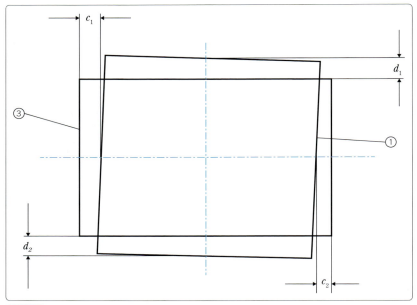

図 9-2-4 X線照射野と受像面の幾何学的な不一致(JIS Z 4752-2-11 図 6B より抜粋)
①X線照射野，③受像面

される．焦点からの距離を S としたとき，以下の関係をともに満たさなければならない．

$|c_1| + |c_2| \leq 0.03 \times S$

$|d_1| + |d_2| \leq 0.03 \times S$

$|c_1| + |c_2| + |d_1| + |d_2| \leq 0.04 \times S$

(5) X線照射野サイズの数値表示の正確さ【5.3.5.5】

表示されたX線照射野の大きさと測定された寸法の差は，焦点受像器間距離の±2％以内でなければならない．

5) 高コントラスト解像度の適用基準【5.4.5】

①限界周波数は次を超えて低下してはならない．

②連続変化の解像度テストパターンの20％

③1ラインペア群

6) X線像全域の光学的濃度変化の適用基準【5.5.5】[17]

光学的濃度差は基礎値の±0.1以内であることが望ましい．

Sidememo

[17] この試験は「9.2.3.2.：受像面へのX線入力」の試験と同時に行ってよい．すなわち，1枚のX線像で両方(9.2.3.2. 及び 9.2.3.5.：X線像全域の光学的濃度変化)の試験に必要な情報をもっている．

第9章 診断用Ⅹ線装置の管理

章 末 問 題

問1 JIS Z 4752の「医用画像部門における品質維持の評価及び日常試験方法」で定められている性能試験はどれか. **2つ選べ**. (第73回午前問13, 第64回問27, 一部改変)

1) 受入試験
2) 負荷試験
3) 不変性試験
4) 引渡試験
5) 全体評価試験

【解答】 1, 3
　JIS Z 4752では, 「設置時」「大規模な修理・改造実施後」に実施される**受入試験**, 「納品時」「大規模な修理・改造実施後」「不変性が失われたとき」に実施される**現状試験**, 「定期点検の直後」「不具合・故障が疑われるとき」に実施される**不変性試験**について定められている.
(p.179 **2 診断用Ⅹ線装置の性能試験を参照**)

問2 直接撮影用Ⅹ線装置の不変性試験(JIS Z 4752-2-11)の試験項目と試験頻度の組み合わせで正しいのはどれか. (第70回診療放射線技師国家試験午前問14)

1) 幾何学的特性 ――――――――― 毎日
2) 受像面へのⅩ線入力 ―――――― 1カ月
3) 高コントラスト解像度 ――――― 3カ月
4) Ⅹ線源装置からのⅩ線出力 ――― 6カ月
5) Ⅹ線像全域の光学的濃度変化 ―― 1年

【解答】 3
　不変性試験は製造業者が提供した取扱説明書に従って実施するが, 試験頻度に関する情報がない場合は, 少なくとも3カ月ごとに実施しなければならないとされている. なお, 受入試験から6カ月間程度は基礎値の確定やⅩ線源装置, 高電圧装置および自動制御システムの信頼性を得るために短い間隔で不変性試験を繰り返すことが推奨されている.
(p.184 **2)不変性試験の頻度を参照**)

問3 直接撮影用Ⅹ線装置の不変性試験項目(JIS Z 4752)で**誤っているのはどれか**(診療放射線技師国家試験第67回午後問14)

1) 幾何学的特性
2) 受像面へのⅩ線入力
3) 低コントラスト解像度
4) Ⅹ線像全域の光学的濃度
5) Ⅹ線源装置からのⅩ線出力

187

【解答】 3

「低コントラスト解像度」は「高コントラスト解像度」であれば正しい．他の選択肢はすべて正しい．
(p.184 ③ **不変性試験**を参照)

問4 X線照射野と光照射野のずれを図に示す．ずれがJIS規格の許容値を**超えない**のはどれか．ただし，X線は実線，光は破線，焦点から光照射野までの距離は110 cm，図中の単位はcmとする．（診療放射線技師国家試験第75回午前問5）

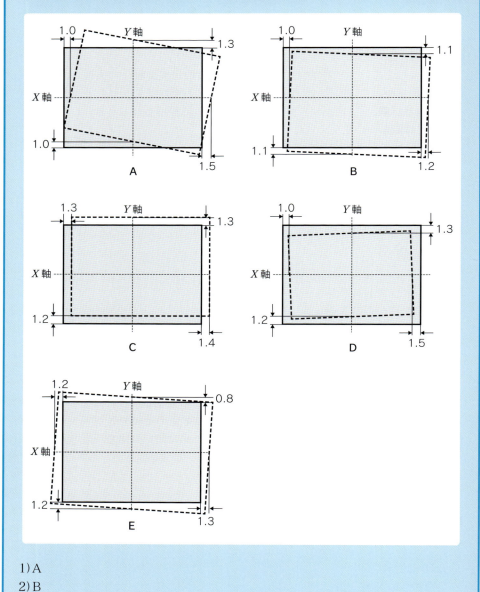

1) A
2) B
3) C
4) D
5) E

【解答】 2

　JIS Z 4752-2-11 に規定される X 線照射野と光照射野のずれの許容値は，焦点から光照射野までの距離を S としたとき，以下の関係をともに満たさなければならないとされている．

　　$|a_1| + |a_2| \leq 0.02 \times S$
　　$|b_1| + |b_2| \leq 0.02 \times S$

この条件をともに満たすのは B である．
(p.185 **4) 幾何学的特性の適用基準**を参照)

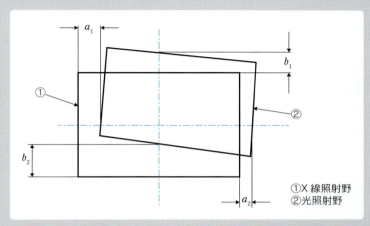

(JIS Z 4752-2-11 図 6A より抜粋)

問 5　直接撮影用 X 線装置の不変性試験 (JIS Z 4752-2-11) において，正しいのはどれか．(診療放射線技師国家試験第 72 回午後問 13)

1) X 線像全域の光学的濃度差は基礎値の ± 0.5 以内である．
2) 表示された焦点受像器間距離は表示値の ± 10% 以内である．
3) 自動露出制御試験における受像面への X 線入力は基礎値の ± 50% 以内である．
4) X 線照射野サイズの数値表示の正確さは焦点受像器間距離の ± 2% 以内である．
5) マニュアル制御試験における X 線源からの X 線出力は基礎値の ± 50% 以内である．

【解答】 4

1) X 線像全域の光学的濃度差は基礎値の ± 0.1 以内であることが望ましい．
2) 表示された焦点受像器間距離は，表示値の ± 1% 以内かつ基礎値の ± 1% 以内．
3) 自動露出制御試験における受像面への X 線入力は基礎値の ± 15% 以内であることが望ましい．
5) マニュアル制御試験における X 線源からの X 線出力は，基礎値の ± 20% 以内であることが望ましい．
(p.185 **4) 幾何学的特性の適用基準**を参照)

第10章 医用X線CT装置

> **本章の目的**
> ● 医用X線CT装置の基本的な構造を学び，特有のアーチファクト，CT装置の品質管理，造影剤自動注入装置の基本構造を理解する．

1 基礎

Sidememo

[*1] Radonの画像再構成則

オーストリアの数学者Johann Radonによって「二次元あるいは三次元物体は，その投影データの無限集合から再生することができる」ということを数学的に証明された理論で，CTの基本原理となっている．実際のCT装置では二次元の物体組成を数百の投影データから画像再構成している．

X線コンピュータ断層撮影法(CT)は，1917年にJ.Radonが証明した理論(**Radonの画像再構成則**[*1])に基づき，1967年にGodfrey Hounsfieldによって実用化された．そして，1973年に頭部専用装置が商品化され，1980年頃から全身用CT装置が臨床で利用されるようになった．しかし，当時のCT装置はX線管への電力供給にケーブルを使用していたことからスキャン時間の短縮に限界があったが，1986年にスリップリングを用いたヘリカルCT装置が実用化され，この制約が解決された．1998年にはマルチスライスCTが開発され，多列化が進み，現在では16～64列の装置が普及している．近年では，dual source CTや320列エリアディテクタCTなど新しい技術が登場し，さらにCT画像のマトリックスをこれまでの512×512から1,024×1,024，2,048×2,048とした高精細CTも実臨床に利用されている．また，X線検出器は，従来のエネルギー積分型からエネルギー計数型へ発展し，photon-counting CTが実用化されつつある．

本章では現代の医療現場で多用されているX線CT装置について，基礎編では装置の特徴と構成，および基本的な撮影原理，ならびにCT画像について概説する．また，応用編では最新のCT技術について概説する．

1 X線CT装置の基本構成

X線CT装置は，ガントリ(架台)，寝台，操作コンソールの3つのユニットから構成されている(図10-1-1)．

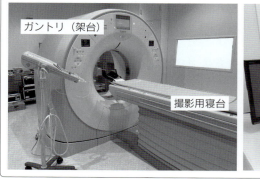
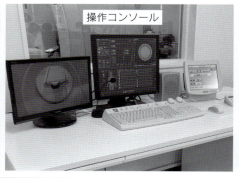

図10-1-1 X線CT装置の基本構成(森ノ宮医療大学より提供)

第10章 医用X線CT装置

1)ガントリ(架台)

ガントリの内部構造は，回転部と固定部に大別される．回転部にはX線管や検出器，高電圧発生装置，X線管冷却機構などがあり連続回転しながら投影データを収集する．また，固定部には収集した投影データをコンピュータへ送信する通信機器や架台チルト機構が実装されている．現在のCT装置はRotate/Rotate方式(第三世代方式)と**スリップリング方式**[*2]を組み合わせX線管と扇型検出器が一対として被写体のまわりを連続回転するスキャン方式が主流となっている．

(1)X線管

CT装置に使用される**X線管**は，X線撮影装置とは異なり数十秒間連続的にX線照射を行う必要があるため，陽極熱容量が大きく(5〜20 MHU程度)，冷却効率も高いこと必要である．さらに1回転1秒以下の高速で連続回転するため遠心力に耐える構造も必要である．

(2)検出器

検出器は**X線検出器とデータ収集システム**(data acquisition system：**DAS**)で構成されている．マルチスライスCT以前の検出器はキセノンガス電離検出器が主流であったが，現在では固体検出器が主流で，シンチレータでX線を受けて発光し，その光をフォトダイオードで電流信号に変換する構造となっている．また，マルチスライスCTでは，この固体検出器がマトリックス状に配置されている．検出器は透過したX線を発光量に変換するため，高い検出効率が必要とされ，変換効率が高いほど被検者の被ばく低減につながる．また，近年のCT装置は1回転0.5秒以下と非常に高速であるため，検出信号のパルス応答特性が高く，アフターグロー(残光)の短いことが求められる．

DASはフォトダイオードからの電流信号(アナログ信号)を増幅し，デジタル信号に変換する(A/D変換)ことがおもな役割である．

(3)高電圧発生装置

高電圧発生装置はX線管に安定した電力(50〜100 kW程度)を供給する必要があるため，高周波インバータ方式が一般的に利用されている．また，CT装置は，数十秒のX線照射，大管電流および80〜140 kVの管電圧が必要であるため，高電圧大電流を出力できることが求められる．また，スキャン中に被写体の形状や大きさに合わせて管電流を変調することもあるため，高速かつ正確に管電流制御ができる高機能の高電圧発生装置が必要である．

(4)補償フィルタ，コリメータ

X線管から照射されるX線ビームは，ファン角方向の線量分布や体軸方向のビーム幅，エネルギー分布を制御する必要がある．ファン角方向の線量分布は，**ボウタイ(bow-tie)フィルタ**[*3]とよばれる凹レンズ状のbeam shaping filterで調整される．さらに，被ばくを抑制するために低エネルギーのX線を除去する付加フィルタが付加されている装置もある．また，体軸方向のX線ビーム幅はコリメータで制御されている．

2)撮影用寝台

撮影用寝台は被検者を上下・前後に移動できる機構を備えており，薄層スライス厚の利用に対応するため，高精度な動作と位置再現性が必要である．また，被検者の安全性と体動の抑制のために，ヘッドレストやヘッドバンド，ボディバンドなどが付属されている．

Sidememo

[*2] スリップリング方式
高電圧ケーブルを使用せずに，ガントリ固定部に同心円状に配置された環状の電路であるスリップリングと摺動ブラシ(ガントリ回転部)の電気的接触によってX線管への電力供給や検出器からの信号送信を行う方式．電車での電線とパンタグラフに似た機構である．

Sidememo

[*3] ボウタイフィルタ
人体のように横断像が楕円形もしくは円形の場合，被写体中心部と周辺部ではX線透過距離が異なり，検出器へ到達するX線量が不均一となる．この現象を制御するために中心部を薄く，周辺部を厚くした蝶ネクタイ(bow-tie)形状のウェッジフィルタが使用されている．

3）操作コンソール

操作コンソールは撮影条件の設定，画像表示，画像再構成，画像保存，ガントリや寝台の遠隔操作を行う．診療放射線技師はコンソールの画面上でCT画像を確認・処理し，検査目的に合った画像を医師に提供する．画像データは一定期間コンソール内に保存され，ネットワーク経由でワークステーションや画像保存通信システム（picture archiving and communication systems：PACS）等に転送できる．

2 X線CT画像の撮影原理

1）線減弱係数とCT値

CT装置は物質の**線減弱係数**[*4]を測定する機器である．CT画像は512 × 512に分けられた各画素に被写体の線減弱係数から計算された**CT値**（Hounsfield unit：**HU**）が割り当てられている．線減弱係数とCT値の関係は（10-1）式で定義されている．CT値とは組織と水の線減弱係数との差を水の線減弱係数で正規化した値を1,000倍した相対値である．すなわち，組織の線減弱係数が水と同じならCT値は0（ゼロ）HU，空気のように線減弱係数がほぼゼロの物質は−1,000 HUになる．CT装置では**キャリブレーション**[*5]によりCT値が調整されている．

CT値を算出する線減弱係数とはX線光子が物質中で吸収（光電効果）または散乱（コンプトン散乱）によって減弱する割合を表した係数である．また，線減弱係数は，入射光子エネルギー，物質の原子番号，物質の密度によって変化する．すなわち，同一の物質であっても撮影に使用する管電圧によって，水と空気以外の物質ではCT値が変化することになる．これを**CT値のエネルギー依存性**という．

$$\text{CT値 [HU]} = 1{,}000 \times \frac{\mu_m - \mu_w}{\mu_w} \quad \cdots\cdots\cdots\cdots\cdots\cdots\cdots\cdots\cdots\cdots\cdots (10\text{-}1)$$

（μ_w：水の線減弱係数，μ_m：組織の線減弱係数）

2）投影データの取得（ラドン変換，積分変換）

被写体の線減弱係数の二次元空間分布を未知の関数とすると，そこから投影データを得る数学的手法を**ラドン変換**（**積分変換**）という．投影角度 θ における投影データ $p(r, \theta)$ は，X線管焦点と検出器を結ぶ透過経路上の線減弱係数の二次元分布 $\mu(x, y)$ を線積分（ラドン変換）することで取得される（**図 10-1-2**：平行ビームを仮定）．360°全方向から投影データを集めることで，各画素の線減弱係数分布を求めることができる（10-2式．この式はX線が単色スペクトルの場合）．このとき，投影角度 θ における投影データの1本1本を**レイ**（ray），各投影角度のレイの集合を**ビュー**（view）とよぶ．また，各投影角度（縦軸）で得られたビューを検出器チャンネル（横軸）に分けて配列した投影データの集合を**サイノグラム**（sinogram）という．

$$p(r, \theta) = \int_s \mu(x, y)\,dx = -\ln\frac{I(r, \theta)}{I_0(r, \theta)} \quad \cdots\cdots\cdots\cdots\cdots\cdots\cdots\cdots (10\text{-}2)$$

3）画像再構成（逆ラドン変換）

投影データの無限集合から元の関数である被写体の線減弱係数の二次元空間分布を算出することを**逆ラドン変換**（**画像再構成**）という．CTの画像再構成は解析的手法と反復的手法に大別される．

Sidememo

[*4] **線減弱係数**
　光子（X線）が物質中で減弱する割合を示す係数で，光子エネルギー，物質の密度，原子番号によって変化する．CTで使用する120 kV程度の管電圧では，軟部組織の線減弱係数の90％近くをコンプトン散乱による減弱が占める．

[*5] **キャリブレーション**
　CT値の偏りを基準となる水（もしくは水等価物質）で補正すること（ファントムキャリブレーション）．また，日常的には撮影エリア内に何も置かずに空気をスキャンして補正する（エアーキャリブレーション）．キャリブレーションはCT値の変動補正とアーチファクトの発生防止を目的に行われる．

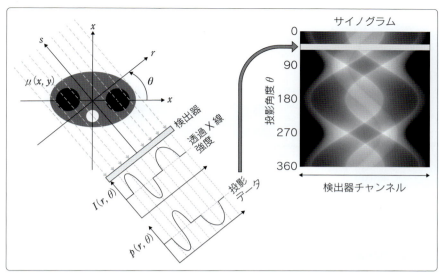

図 10-1-2 投影データの取得とサイノグラム

(1) フィルタ補正逆投影法（フーリエ解析に基づく解析的手法）

CTにおける解析的手法は**投影切断面定理（中央断面定理）**[*6]に基づく再構成法でフーリエ変換法と数学的に等価であるフィルタ補正逆投影(filtered back projection：FBP)法が一般的に用いられている．フィルタ補正逆投影は投影データより取得したサイノグラムから角度ごとの投影データを一次元フーリエ変換し，周波数空間上に充填したのちそれぞれの投影データに対してフィルタ関数を乗算する．これを一次元フーリエ逆変換し実空間に戻した後，360°分の補正した投影データを逆投影することで断層像を再構成する．このフィルタ関数の形状によって解像度やノイズなどの画質特性をコントロールすることができ，臨床的には装置に搭載されているフィルタ関数の中から目的に適したものを選択して使用する．

(2) 逐次近似法（反復的手法）

反復的手法はフィルタ補正逆投影法と比較して雑音（ノイズ）の影響を少なくすることができ，被検者の被ばく低減につながることが期待できる．反面，反復的な計算が必要とされるため，再構成時間が長いという欠点があったが，近年の技術革新によって計算時間の高速化が進み，実用化されている．

この反復的手法には代数的手法と統計的手法の2つがある．代数的手法では，初期値として線減弱係数の分布を仮定し，その線積分に相当する推定投影データと実際の投影データを比較して，その結果を逆投影し，推定投影データを修正することを繰り返すことで実際の投影データに近づけていく．具体的には，M元連立一次方程式について，行列の反復演算により最小二乗推定解を求めることで再構成する方法である．代表的な代数的手法としては，ART(algebraic reconstruction technique)法がある．統計的手法は，代数的解析と同様に初期値を仮定し，連立方程式を繰り返し計算して推定解を求めるが，統計的手法では投影データの統計誤差を考慮して期待値が求められる．この手法には最尤推定(maximum likelihood estimation：ML)法や最大事後確率(maximum a posteriori：MAP)法などがある．

Sidememo

[*6] 投影切断面定理（中央断面定理）

二次元物体のラドン変換（投影データ）の一次元フーリエ変換は，物体の二次元フーリエ変換の中心を通る断面と等しいとする定理．ある角度での投影データのフーリエ変換は，その角度に対応する方向の周波数成分と一致し，この定理により投影データから元の画像をフーリエ変換によって再構成することが可能となる．

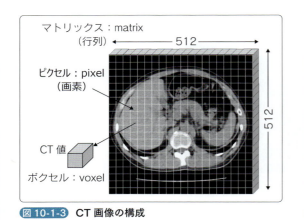

図 10-1-3　CT 画像の構成

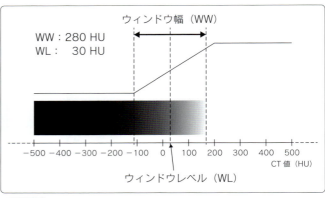

図 10-1-4　投影データの取得とサイノグラム

4）CT 画像の概要

（1）CT 画像

　CT 画像はピクセル（画素）とスライス厚で構成されるボクセルに被写体の線減弱係数から計算された CT 値が割り振られている（図 10-1-3）．マトリックスは 512 × 512 が一般的であるが，近年は 1,024 × 1,024 や 2,048 × 2,048 の画像も実用化されている．また，CT 画像は表示有効視野（display field of view：DFOV）で再構成されるため，DFOV とマトリックスによってピクセルサイズが決まる．例えば，DFOV 320 mm，マトリックス 512 × 512 の場合，ピクセルサイズは 0.625 mm（32/512）となる．

（2）CT 画像の表示（ウィンドウ機能）

　CT 値は一般的に 12 ビット（4,096 階調）を有しているが，人の眼でグレースケールを識別できる階調は 8 ビット（256 階調）程度であるため，観察目的に合わせた CT 値をウィンドウ機能の調節によって濃淡で表示する．ウィンドウ機能で表示する CT 値の設定範囲を**ウィンドウ幅**（window width：**WW**），ウィンドウ幅の中心を**ウィンドウレベル**（window level：**WL**）とよぶ（図 10-1-4）．例えば，ウィンドウ幅 280，ウィンドウレベル 30 と設定した場合，最高濃度値（白色）となる CT 値は ＋ 170 HU（30 ＋ 280/2），最低濃度値（黒色）の CT 値が － 110 HU（30 － 280/2）となり，－ 110 HU から ＋ 170 HU の範囲を白から黒の 256 階調で表示し，ウィンドウレベルの CT 値 30 は白黒の中間色となる．ウィンドウ幅を小さく設定すると CT 値差のわずかな違いを白黒の濃淡で表示することができるが，観察できる CT 値の幅は狭くなる．逆に，ウィンドウ幅を大きくすると広い範囲の CT 値を観察することはできるが CT 値間の濃淡であるコントラストが低下する．また，ウィンドウレベルを高く設定すると CT 値が大きい骨などの組織が表示され，低く設定すると肺などの CT 値の低い組織が表示されることになる．

3　CT スキャン

1）ヘリカルスキャン

　従来のスキャン（ノンヘリカルスキャン）は 1 回転ごとに寝台を移動させながら撮影していたため，スキャン間の休止時間が長く，高範囲を短時間で撮影することは困難であ

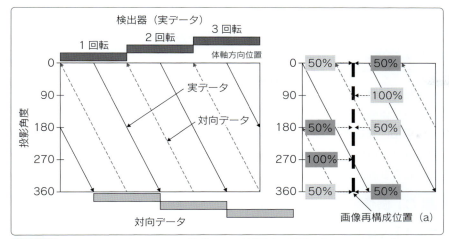

図 10-1-5 ファンビーム中心の ray の軌道と 180°補間法の展開図(scan diagram)

った．それに対してヘリカルスキャンは寝台を連続移動させながら撮影をするため休止時間がなく，短時間に高範囲の撮影が可能である．さらにヘリカルスキャンは体軸方向に連続した投影データを収集しているため，任意位置の断層像を再構成することができ，三次元画像の画質向上にもつながる．しかし，ヘリカルスキャンはスキャン中に寝台が移動しているため，1回転分の投影データの始点と終点にズレが生じ，そのズレによる幾何学的な影響でモーションアーチファクトが発生する．この始点と終点の幾何学的なズレを補正し，投影データを再構築することを補間再構成といい，**360°補間法**と**180°補間法**がある．当初は2回転分の投影データを利用する360°補間法が用いられていたが，**実効スライス厚**[*7]が厚くなるという問題点があったため，180°ずれた対向データを用いる180°補間法が開発された．図 10-1-5 にファンビーム中心の ray の軌道と180°補間法を**展開図(scan diagram)**[*8]で表した．

画像再構成位置(a)を再構成する場合，実データが存在するのは投影角度 270°の一点のみで，その他は目的断面上に存在しないため，実データと対向データの重みづけ補間によって目的断面上の投影データを算出する．図 10-1-5 における投影角度 0°では，1回転目の対向データ 50%と2回転目の実データ 50%，90°では1回転目の対向データ 100%，180°では1回転目の実データと対向データをそれぞれ 50%ずつ利用して投影データを再構築する．

2) マルチスライス CT

マルチスライス CT は体軸方向にも区画されたマトリックス構造の検出器と複数の DAS を利用することによって1回のスキャンで複数枚の画像を生成することができる．一般的にマルチスライス CT の列数の呼称は，検出器の実列数ではなく DAS 数で表される．また，シングルスライス CT のスライス厚はコリメータによって調節されていたのに対して，マルチスライス CT のスライス厚は検出器列と DAS の組み合わせで決定され，最小スライス厚は，1つの DAS に接続する検出器の幅に依存する．したがって，撮影後にスライス厚の異なる画像を再構成することができる．しかし，マルチスライス CT は，シングルスライス CT と異なり X 線ビームの体軸方向への広がり（コーン角）によって，X 線束が検出器に斜入するため，再構成の基本原則を満たさなくなり従来の再

Sidememo

[*7] **実効スライス厚**
　操作コンソール上で設定するスライス厚とスキャン後の画像のもつスライス厚はスキャン条件などによって同一とはならない．そのため，スライス感度分布の半値幅を実効スライス厚として定義されている．

[*8] **展開図(scan diagram)**
　横軸に体軸方向の位置，縦軸に投影角度を表し，各検出器の回転運動における投影データの軌跡を平面上に表現したものである．

構成法ではアーチファクトが発生する．そのため，8列マルチスライスCT以降ではコーン角を考慮してFeldkamp法を応用した三次元再構成法や斜平面の合成による二次元的再構成法などが使用されるようになった．

ヘリカルスキャンとマルチスライスCTによって撮影時間の短縮，高範囲の撮影，さらに0.5 mm程度の薄層スライス厚の画像を通常の検査で容易に得られるようになった．このことによって体軸方向の空間分解能に優れたボリュームデータを利用した三次元画像が臨床上実用化されるようになった．また，これまでは撮影が困難であった心臓なども新しく開発された再構成アルゴリズムと組み合わせることで撮影対象となり，臨床的有用性が多く報告されている．

4　X線CT画像のアーチファクト

アーチファクトとは画像上に生じる実際には存在しない偽像（虚像）のことで，CTでは，装置の異常，スキャンの状況，撮影条件などによって発生する．本節では代表的なアーチファクトの発生原因について概説する．

1）X線との相互作用に起因するアーチファクト

(1) 線質硬化現象

X線管から照射されるX線（連続X線）が被写体を通過すると低エネルギー領域のX線束が多く吸収され，透過後のエネルギースペクトルが高エネルギー側にシフトし，**実効エネルギー**[*9]が高くなる（**線質硬化現象**または，**ビームハードニング現象**）．X線CTでは線質硬化現象により透過経路中の中心部で見かけの線減弱係数が小さくなりCT値が低くなる誤差を生じる．特に頭蓋骨で囲まれている脳では中心部のCT値が低くなる（カッピング）ため，ソフトウエアでCT値変化を補正している（図10-1-6）．

2）被写体に起因するアーチファクト

(1) モーションアーチファクト

スキャン中に撮影断面内の被写体が動くことによって投影データ間に幾何学的な不一致が生じ，その投影データを動いていないと仮定した条件下で画像再構成することによって発生する．臨床的には被検者の体動だけでなく，呼吸運動や心拍運動によっても発生する（図10-1-7）．

> **Sidememo**
>
> [*9] 実効エネルギー
>
> X線ビームの平均エネルギーを示し，そのビームの全体的なエネルギー特性を表した値である．CTで利用するX線ビームは連続スペクトルを有するため，実効エネルギーはこれらの成分を1つの代表的な値として表すことができる．

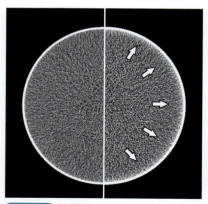

図10-1-6　線質硬化現象によるカッピング

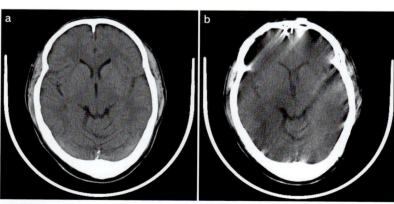

図10-1-7　モーションアーチファクト
a：体動がない状態，b：体動によるモーションアーチファクト

(2) メタルアーチファクト

撮影断面内に金属などの高吸収物質が存在したとき，この高吸収物質を通過するX線束のほとんどが吸収され，検出器に到達しない．このような場合，検出器から出力される信号が極端に小さいため画像再構成が正確できなくなる．これによって金属周囲にストリーク状のアーチファクトが発生する（図10-1-8）．

3）撮影条件・画像再構成に起因するアーチファクト

(1) 部分体積効果

CT画像の単位体積（ボクセル）中に様々な線減弱係数の物質が存在した場合，含有する線減弱係数が平均化され，CT値が変化する．この効果を**部分体積効果**または，**パーシャルボリューム効果**という．部分体積効果によってCT画像では，組織境界のCT値が不正確になり形状が不明瞭になるなどの現象が生じる．部分体積効果の影響を小さくするにはスライス厚を薄くすることが効果的である（図10-1-9）．

(2) ヘリカルアーチファクト

ヘリカルスキャンにおける投影データでは，実データが一点しか存在せず，そのほかの投影データはすべて前後の投影データより補間によって生成する．そのため，補間計

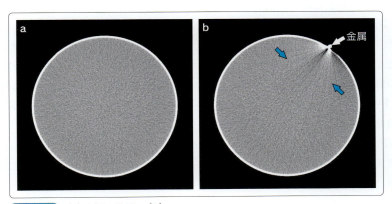

図10-1-8 メタルアーチファクト
a：金属がない状態，b：金属によるストリークアーチファクト

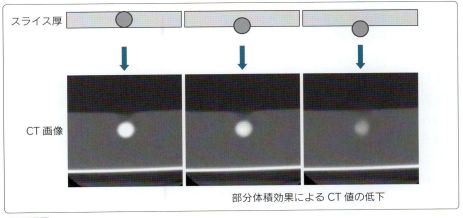

図10-1-9 部分体積効果

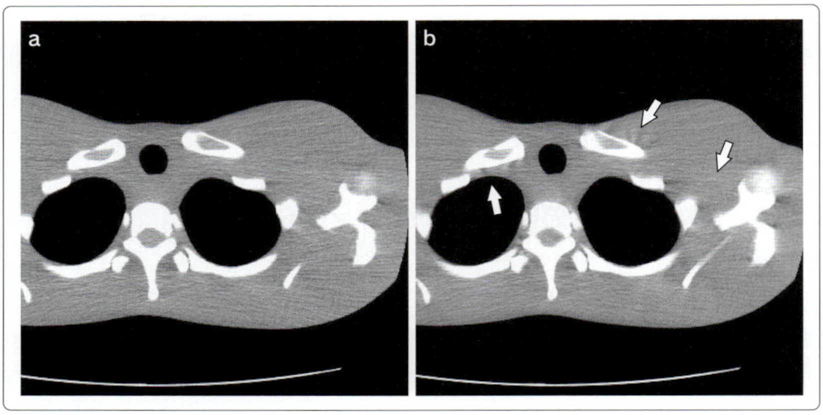

第10章 医用X線CT装置

図 10-1-10 コーンビームアーチファクト
a：アーチファクトが発生していない画像,
b：コーン角の影響によるストリークアーチファクト

算による投影データと実データ間の矛盾が大きい場合にアーチファクトが発生する．シングルスライスCTではピッチファクタが大きいほどアーチファクトが多く見られたが，マルチスライスCTでは検出器の組み合わせによって非特異的に発生することがある．

（3）コーンビームアーチファクト

マルチスライスCTは，体軸方向に広がったコーン状のX線束が利用され，X線束の中心近くでは実データと対向データがほぼ一致するのに対して，X線束の外側ではコーン角の影響で実データと対向データに違いが生じることでアーチファクトが発生する（図 10-1-10）．この対策としてFeldkampらの方法を応用した三次元再構成法などのコーン角を考慮した再構成法が開発された．

（4）ステアステップアーチファクト

ステアステップアーチファクトは再構成方法やスキャンパラメータの影響によって三次元画像に現れるもので，エリアシングとヘリカルスキャンの影響に大別できる．エリアシングが原因となるアーチファクトはスライス厚に対する再構成間隔が大きい場合に被写体情報が十分に再現できないことで発生する（図 10-1-11）．また，ヘリカルスキャンに起因するアーチファクトは補間計算による投影データと実データの不一致が原因で発生する．

4）装置不良に起因するアーチファクト（図 10-1-12）

（1）シャワーアーチファクト

シャワーアーチファクトは1方向からの投影角度ですべての検出器が異常なデータを出力した場合に発生する（図 10-1-12b）．シャワーアーチファクトの原因としてX線発生系の故障と検出器全体が同時に故障した場合があるが，検出器全体が同時にある瞬間のみ故障することは確率的にきわめて低く，一般的にはX線発生系の故障すなわちX線管出力の異常（微小放電など）が原因と考えられる．また，その他の原因としてガントリのカバー，枕，寝台部分に付着した造影剤や異物によって発生する場合もある．

（2）ストリークアーチファクト

ストリークアーチファクトは1個（もしくは数個）の検出器からの投影データが特定の投影角度で異常となった場合に発生する（図 10-1-12c）．この原因として検出器の

第10章 医用X線CT装置

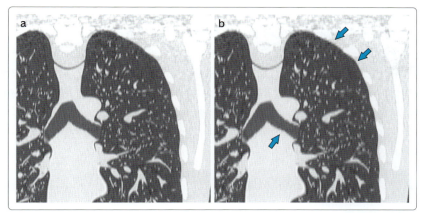

図 10-1-11 ステアステップアーチファクト
a：適切な再構成間隔で作成された胸部多段面再構成画像．
b：スライス厚に対する再構成間隔が大きいことによる階段状のアーチファクト（矢印）

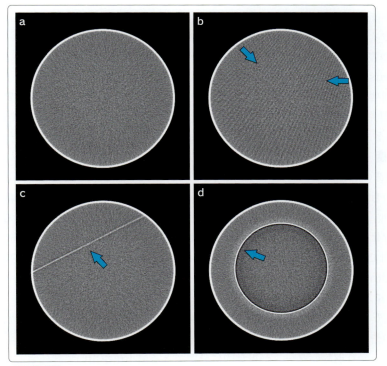

図 10-1-12 装置不良に起因するアーチファクト
a：異常のない状態，b：シャワーアーチファクト，c：ストリークアーチファクト，d：リングアーチファクト

特定チャンネルがスキャン中，完全に不良になったわけではなく，ある瞬間だけDASを含むデータ収集部の動作不良によって発生することが考えられる．

(3) リングアーチファクト

　リングアーチファクトとストリークアーチファクトの発生要因は同じである．1本のストリークアーチファクトが全投影角度（1回転）で連続して発生した場合，リングアーチファクトとなる（図10-1-12d）．リングアーチファクトの原因は，特定チャンネル

199

の検出器がスキャン中，完全に不良となったと考えることができる．

(4)キャリブレーションデータの不良によるアーチファクト

キャリブレーションにはファントムキャリブレーションとエアーキャリブレーションがあり，それぞれのデータ異常によってアーチファクトが発生する．定期的なファントムキャリブレーションが行われていない場合，検出器のチャンネル間の感度に差が生じ，リング状のアーチファクトやCT値の異常が発生する．また，エアーキャリブレーション時，スキャンエリア内に空気以外の物質が存在すると補正データが異常なものとなり，実際の撮影時にアーチファクトが発生する．

5 Ｘ線CT装置の性能評価

1)性能評価の概要

CT撮影では撮影目的に応じて撮影条件や再構成方法を設定する必要があるため，画質をいくつかの定量値を用いて評価し，画質や被ばく量の妥当性を検証する．また，CT装置の品質管理としても同様に定量値を使用する．このようにCT装置の性能を定量的に評価することはCT装置の使用と管理において非常に重要である．性能評価は性能評価ガイドラインによって提案されているファントムを撮影し，取得したCT画像の測定値や視覚評価を用いて行う．ガイドラインは日本産業規格（Japanese Industrial Standards：JIS）が規格として制定した「Ｘ線CT装置の基礎安全と及び基本性能に関する個別要求事項」（JIS Z 4751-2-44：2018），「医用画像部門における品質維持の評価及び日常試験方法− 第3-5部：受入試験及び不変性試験− Ｘ線CT装置」（JIS Z 4752-3-5：2021）がわが国では広く知られている．

2)解像度

CT画像の解像度は空間分解能と同義であり，隣接する2つの物体を分離し，どの程度小さいものまで識別できるかを表す．空間分解能はスライス平面と体軸方向に分けて評価され，スライス平面では繰り返しパターンを含んだファントム画像による観察者の主観的評価や，**modulation transfer function**（**MTF**）による定量的評価を行う．また，体軸方向ではスライス感度プロファイル（section sensitivity profile：**SSP**）の半値幅（full width at half maximum：**FWHM**）が定量的評価に用いられる．

(1)スライス平面の空間分解能

繰り返しパターンファントムにはアクリルの内部に空気を密閉した円形の穴が開いているものや，線状の物体を並べたバーパターンのものがある（図10-1-13）．画像上の穴やバーの繰り返しパターンが視覚的に分離できる最小値を用いて評価する．画像ノイズの影響を受けない環境下での評価を行う場合は，高線量で撮影する必要があるが，管電流値を大きくすると焦点サイズが変更される場合がある．焦点サイズは空間分解能に影響するため，撮影条件を設定する際は注意するべきである．また，画像を表示するモニタの性能や観察環境が誤差要因となりうるため，十分に精度管理した高精細モニタを使用する．

繰り返しパターンファントムのCT画像による主観的評価には最小径の情報しか含まれていない．一方で，MTFはシステムがどの程度元の状態を維持して再現できるのかを空間周波数の関数として客観的に示すことができる．このように，MTFは空間分解能の定量的評価が可能であることに加えて，最高分解能以外の情報も評価可能であるこ

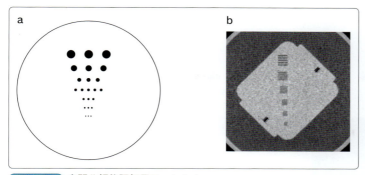

図 10-1-13 空間分解能評価用ファントム
a：空間分解能測定用ファントムの一例，b：バーパターンファントム画像の一例

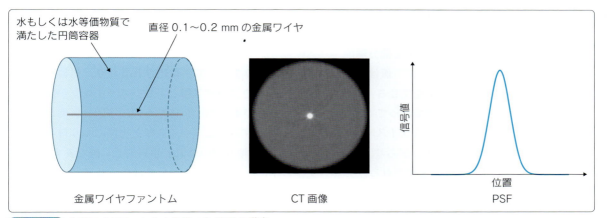

図 10-1-14 金属ワイヤファントムを用いた PSF の導出

とから，一般的に性能評価や日常点検においては，MTF を使用して空間分解能を評価する．

　MTF の測定法には周期的構造をもつ被写体より計測するコントラスト法，インパルス状信号より計算する **point spread function（PSF）法**，ブロック状被写体のエッジ部の広がりを解析する **edge spread function 法**，線状に表現される被写体（金属箔など）を計測する **line spread function（LSF）法** などがある．PSF 法では直径 0.1〜0.2 mm の金属ワイヤを水または水等価物質に封入し，ワイヤを体軸方向と平行になるよう配置して撮影を行う．取得した CT 画像ではワイヤが点状に描出され，その信号値のプロファイルは **点広がり関数（PSF）** を示す（図 1-10-14）．PSF を y 軸方向に加算処理し，LSF を取得したのちに金属ワイヤの背景領域の CT 値をゼロにする zeroing を施した上でフーリエ変換することで MTF が計算できる．

　スライス平面の空間分解能に影響を与える因子としては焦点サイズ，検出器素子のアパーチャサイズ（開口幅），ピクセルサイズや画像再構成関数が挙げられる．また，近年では filtered back projection や iterative reconstruction，deep learning-based reconstruction といった多様な画像再構成方法が CT 装置に搭載されており，このような再構成方法によっても空間分解能は変化する．

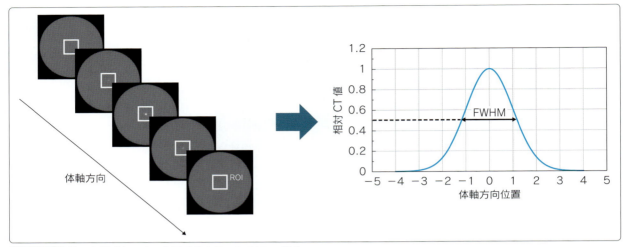

図 10-1-15 微小金属球もしくは金属円盤を用いた SSP の導出

(2) 体軸方向の空間分解能

CT 画像の CT 値は体軸方向に一定の厚みをもって平均化されており，体軸方向に部分容積効果を生じる．この体軸方向の厚みを**スライス厚**とよび，スライス厚が薄いほど小さい物体であっても正確に CT 値が再現されるため，体軸方向の空間分解能が高い状態となる．スライス厚は CT 装置にて決定する設定スライス厚と実測により得られる実効スライス厚があり，実効スライス厚は体軸方向の位置と相対的 CT 値で表す SSP の FWHM で定義される．実効スライス厚に影響する因子としては焦点サイズ，ピッチファクタ（機種によって依存性あり），補間再構成法が挙げられる．

SSP の測定には径が 0.1 mm～0.5 mm の微小な金属球や厚みが 0.01 mm～0.05 mm の金属円盤（マイクロコイン）が使用され，これらのファントムを撮影して得られた投影データから体軸方向に少しずつずらしながら画像再構成する．再構成画像では金属球や金属円盤がスライス厚の中心に位置する際は明瞭で高い CT 値として描出されるが，スライス厚の端に位置する際は部分容積効果の影響により淡く低い CT 値として描出される．そのため，金属球もしくは金属円盤の CT 値を体軸方向にプロットしていくことで体軸方向の CT 値変化をとらえ，体軸方向の SSP を取得することができる（図 10-1-15）．

3) 雑音特性

CT 装置で均質な物体を撮影した場合，CT 画像上の画素値はすべて同一であることが理想的だが，実際には検出器が検出する X 線量子数の統計的な変動や電子回路で発生する電気系変動によって CT 値がばらつく．この CT 値のばらつきを**画像雑音（ノイズ）**とよび，雑音特性は画像ノイズによって CT 画像上で観察される粒状性を意味する．画像ノイズが多くなると，線源弱係数の差がわずかな被写体を撮影した際に画像化される低コントラストの検出能が低下するため，診断目的に応じてノイズ量の調整が必要である．雑音特性に影響する因子としては管電圧，管電流，撮影時間，ピッチファクタといった撮影条件やスライス厚，画像再構成関数，画像再構成方法のような再構成条件が挙げられる．

CT 画像における雑音特性の評価では水ファントムなどの均一な物質を使用し，設定

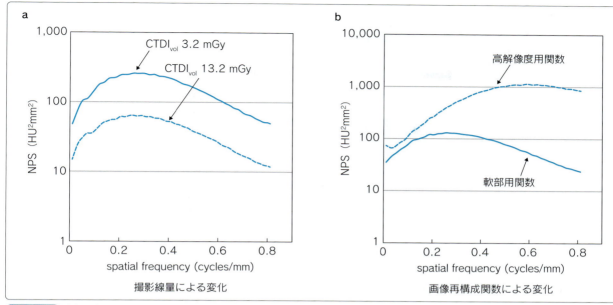

図 10-1-16 空間分解能評価用ファントム

した関心領域内の CT 値の標準偏差（standard deviation：SD）を測定する．SD は画像に用いられた X 線量の平方根に反比例するため，撮影および画像再構成条件の検討にも利用できる．SD 測定は汎用性が高く，簡便な定量評価方法であるが，ノイズの周波数特性は評価されていない．したがって，周波数特性が異なる画像再構成関数を比較した際，同等の SD を示しても視覚的には評価が大きく異なる場合がある．一方，noise power spectrum（NPS）はデジタル X 線画像で使用されるノイズの空間周波数特性に関する指標であり，CT 画像にも適用される．NPS の測定には SD 測定と同様に水ファントムなどの均質な被写体が選択され，二次元フーリエ変換法，radial frequency 法，仮想スリット法により算出される．NPS の x 軸は空間周波数を，y 軸はノイズ量を示し，低空間周波数領域は粗いノイズ，高空間周波数領域は細かいノイズを表す．したがって，撮影線量のみに差がある場合，NPS カーブは垂直方向に移動するのみだが，再構成関数が異なると各周波数帯域に含まれるノイズの割合が異なるため，NPS カーブの形状が変わり，周波数特性の変化を観察することができる（図 10-1-16）．

6 X 線 CT の線量評価

1）線量評価の概要

　一般的な X 線撮影機器は，設定した一方向から広い照射野で X 線が照射される．一方で，CT 装置では体軸方向にコリメートされた細いビーム状の X 線が 360°方向から被写体に照射される．そのため，一般撮影系では被写体の X 線管球側ほど吸収線量が高くなるが，CT 撮影では被写体の全周囲方向に対して表面ほど吸収線量が高くなる．このように CT 撮影ではその被ばくの特殊性を考慮して適切な線量評価を行う必要がある．

　CT ではシングルスライススキャンにおける体軸方向の線量プロファイルを基本として考える．図 10-1-17 にスライス厚（T）のシングルスライススキャンを施行したとき

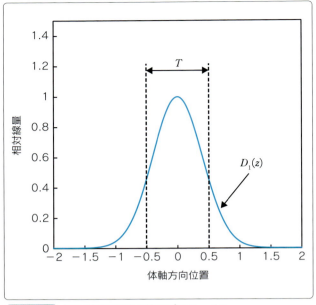

図 10-1-17 体軸方向に対する線量プロファイル

の体軸方向における線量プロファイル D_1 を示す．D_1 下の面積は(10-3)式で表し，線積分線量とする．

$$\text{線積分線量} = \int_{-\infty}^{\infty} D_1(z)\,dz \quad \cdots\cdots (10\text{-}3)$$

2）CTにおける線量指標
（1）CTDI（CT dose index）

CTDIは上述の線積分線量を1回のシングルスキャンで得られる断層数 n とスライス厚 T で除した値として定義される〔(10-4)式〕．CT検査では対象とする被写体を撮影範囲内に含めるため，寝台移動に伴う多重スキャンを行うが，多重スキャンにおいてもスライス厚 T の体軸幅における線量は1回転スキャン時の全体線量と同等となるため，1回転スキャン時の全体線量を測定すればよい．他列検出器を使用する場合は(10-4)式の nT をビーム幅に置き換えるだけで同じように使用できる．

$$\text{CTDI} = \frac{1}{nT}\int_{-\infty}^{\infty} D_1(z)\,dz \quad \cdots\cdots (10\text{-}4)$$

（2）CTDI$_w$

CTDIの測定には有効電離長が100 cmのペンシル型電離箱線量計がおもに使用され，CTDI測定用ファントムの中心1カ所と表面から1 cm内側の上下左右4カ所に線量計を挿入して測定する．CTDI測定用ファントムを使用した測定では線量指標としてweighted CTDI（CTDI$_w$）が定義されており，中心部の吸収線量を CTDI$_{100,c}$，上下左右の平均吸収線量を CTDI$_{100,p}$ とすると CTDI$_w$ は(10-5)式で算出される．CTDI測定用ファントムはアクリル製の円柱ファントムであり，成人頭部および小児を想定した16 cm径および成人体幹部を想定した32 cm径の2種類の大きさがある（図 10-1-18）．

$$\text{CTDI}_w = \frac{1}{3}\text{CTDI}_{100,c} + \frac{2}{3}\text{CTDI}_{100,p} \quad \cdots\cdots (10\text{-}5)$$

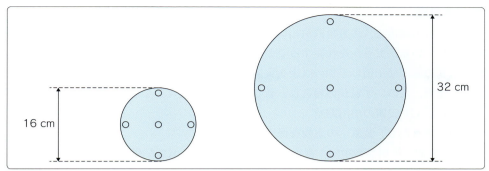

図10-1-18 CTDI測定用ファントムの模式図（正面）

(3) CTDI$_{vol}$

ヘリカルスキャンではピッチファクタに応じて線量プロファイルにおけるオーバーラップの程度が変化するため，CTDI$_w$ をピッチファクタで除することで補正を行う．補正後の CTDI$_w$ を volume CTDI (CTDI$_{vol}$) とよび，(10-6)式で算出される．CT装置のコンソール上ではこの値が線量値として表示される．

$$\mathrm{CTDI}_{vol} = \frac{\mathrm{CTDI}_w}{\text{pitch factor}} \quad \cdots\cdots\cdots\cdots\cdots\cdots\cdots\cdots\cdots\cdots\cdots\cdots\cdots (10\text{-}6)$$

(4) DLP

撮影範囲を加味した線量評価では，CTDI$_{vol}$ に撮影範囲長を積算した dose length product (DLP) が定義されており，多重スキャン時の線量プロファイル下面積を表す．

(5) SSDE

前述のように CTDI$_w$ は装置コンソールに表示されるため汎用性が高いが，大きさが規格化されたファントムを用いているため，患者個人の体格に関係なくスキャン条件に応じて算出される．そこで，患者の体格を考慮した線量指標として Size-specific Dose Estimate (SSDE) が American Association Physics of Medicine (AAPM) の Task Group 204 (TG204) から提唱された．TG204 では被写体の体格を加味するため被写体の前後径および横径から実効径を算出し，TG204 で規定された換算表から実効径に応じたサイズ係数 f_{size} を導出する．さらに，SSDE は CTDI$_{vol}$ に f_{size} を乗じて算出される．ここで，実効径は楕円形である被写体の面積を円形の面積に換算し，円形にした際の直径を意味する．また，SSDE の精度向上を目的として，TG204 に続いて AAPM Task Group 220 (TG220) からは水等価の概念が導入された．水等価径および水等価面積は横断像もしくは位置決め画像から求められる．

7 X線CT装置の品質管理

X線CT装置の品質管理については，医療法や各種ガイドライン，日本産業規格 (Japan Industrial Standards：JIS) などの規格などにより定められている．適切な医用画像を得るためには，医療機器の性能評価項目を定め，適切な方法，頻度で試験を行うことが重要である．JIS Z 4752-3-5：2021 に X線CT装置納入時（受入試験）と使用時（不変性試験）の品質管理方法が定められている．

1)受入試験

　画質，放射線出力，患者位置決めに影響する仕様に，据え付けまたは主要な保守作業が適合しているかどうかを検証することを目的としている．受入試験を行う場合，または，最初の臨床使用前に追加の試験を実施した場合に不変性試験で用いる基礎値を設定する．また，次のいずれかの場合は，新しい基礎値を設定しなければならない．

- ・新しいCT装置の使用開始
- ・設定されたCT装置への主要な保守作業の実施
- ・CT装置と附属品の中で，画質または線量に対する試験結果の重大なばらつきの原因となる部品の変更
- ・測定結果に影響する可能性がある試験機器の変更
- ・測定値が製造業者の仕様の範囲内ではあるが，X線管装置の経年劣化による$CTDI_{free\ air}$または$CTDI_w$の不変性試験での不合格

2)不変性試験

　X線CT装置の機能的な性能が，設定基準に適合しているかを確認し，CT装置の特性の変化を早期に認識するために，画質，放射線出力，患者位置決めに影響する仕様への適合を検証することを目的としている．不変性試験では，基礎値を設定するために用いたものと同様な手順および試験機器を用いなければならない．

　それぞれの試験項目に対して明示された頻度で実施する必要があり，装置の使用頻度，保守計画，環境条件，認定者の予定，現地の規制を考慮することが望ましい．さらに次の場合にも実施することが望ましい．

- ・故障が疑われるとき
- ・CT装置の試験対象となる性能パラメータに影響すると考えられる保守を行った後
- ・不変性試験の結果が認定基準を超えた場合

3)試験項目および適用基準(表10-1-1)

(1)患者支持器(天板)の位置決め

　患者支持器に人体相当(70〜135 kg)の負荷をかけた状態で体軸方向の位置精度を評価する．長手(z軸)方向の一方向に移動させ，その移動距離を確認し，一方向に移動後，初期状態に戻したとき(バックラッシュ)の精度についても試験を行う．長手方向の位置決め評価とバックラッシュ評価を繰り返し行うことでCT作動条件下での患者支持器のステップ送りについても評価する．いずれも±1 mm未満の精度が求められ，少なくとも1年に1回実施しなければならない．

(2)患者位置決め精度(位置決め用の光マーカーの精度)

　光マーカーの中心にアキシャル(横断)面と平行に薄い吸収体(1 mm程度の金属球など)を配置し，光マーカーの中心(吸収体)から±3 mmの範囲を撮影する．1 mm以下の間隔で画像再構成した画像とともに最も薄い再構成スライス厚を用いて評価する．最も高いCT値をもつ画像が光マーカーの一中心またはプレビュー画像中の吸収体の位置に対して±2 mmを超えてはならない．少なくとも1年に1回実施し，可能な場合は，矢状断，冠状断においても同様に測定する．

(3)再構成スライス厚

　アキシャルスキャンの再構成スライス厚は，傾斜物およびスライス面との交点で，傾斜物の画像の幅(半値幅)を測定することで評価する．傾斜物はアルミニウム以上の線減

表 10-1-1 すべての受入試験および不変性試験に対する基準および頻度の概要

項目	受入試験基準	不変性基準	頻度
患者支持器(天板)の位置決め	±1mm	±1mm(受入試験と同基準)	1年に1回
アキシャル面の患者位置決めの精度	±2mm	±2mm(受入試験と同基準)	1年に1回
矢状方向と冠状方向の患者位置決めの基準(光マーカー)の精度	附属文書による	附属文書による	1年に1回
再構成スライス厚	1mm未満:±0.5mm 1～2mm:±50% 2mm以上:±1.0mm	1mm未満:±0.5mm 1～2mm:±50% 2mm以上:±1.0mm(受入試験と同基準)	1年に1回
線量	附属文書の公称値と比較:表示値及び附属文書に対するCTDIvolについては、成人小児ごとそれぞれ代表的な頭部と体幹部プロトコルについて、±20%または±1mGyのいずれが大きい値	基礎値と比較して±20%又は±1mGyのいずれが大きい値	1年に1回、又は主要な保守作業後
平均CT値、ノイズの大きさと均一性 　平均CT値	有資格者によるアーチファクト及び不均一性の視覚的評価 成人頭部、小児頭部と体幹部:公称値±4HU 成人体幹部:公称値±6HU	受入試験と同じ 成人頭部、小児頭部及び体幹部:基礎値±5HU 成人体幹部:基礎値±7HU	1年に1回 成人頭部のみ月1回
ノイズの大きさ	公称値の±最大(15%, 0.75HU)	基礎値の±最大(10%, 0.5HU)	
均一性	成人頭部、小児頭部及び体幹部:4HU以下 成人体幹部並びに選択可能な管電圧での成人及び小児の体幹部:8HU以下	小ファントムでの成人体幹部、成人頭部、小児体幹部、小児頭部:4HU以下 大ファントムでの成人体幹部:8HU以下	
空間分解能(高コントラスト)	附属文書による	MTFの10%及び50%は、それぞれの基準値の±0.75 lp/mm又は±15%のいずれか大きい方の値以内	1年に1回

Z4752-3-5：2021 (IEC：61223-3-5：2019)

弱係数をもった材料で，スライス面に対して相反する角度に配置する．様々なスライス厚に対応する大きさの微小球体（ビーズ），円盤（ディスク），金属線（ワイヤ）をもつ傾斜物を用いてもよい．

　ヘリカルスキャンの再構成スライス厚試験は必須ではないが，計測する場合はディスクまたはビーズファントムを撮影し，z 軸の感度プロファイルの半値幅で評価する．

　測定した再構成スライス厚と公称再構成スライス厚との差の最大値は，公称再構成スライス厚が 2 mm を超える場合は ± 1 mm，1～2 mm で ± 50%，1 mm 未満で ± 0.5 mm の精度が求められ，少なくとも 1 年に 1 回実施しなければならない．

(4) 線量

　線量計測は，「X 線 CT 装置の基礎安全及び基本性能に関する個別要求事項」JIS Z 4751-2-44：2018 に規定された方法で行う（計測方法は p.203 ⑥ **X 線 CT の線量評価**参照）．算出した $CTDI_{vol}$ は，コンソールに表示した値（不変性試験の場合は基礎値）から ± 20% または ± 1 mGy のいずれか大きいほうを超えてはならない．測定した $CTDI_w$，$CTDI_{free\ air}$ は，指定した基準として，附属文書に記載した値と許容値を超えてはならない．少なくとも 1 年に 1 回測定と評価を行わなければならない．基礎値は主要な保守作業の実施後には再設定と評価を行う．

(5) 平均 CT 値，ノイズの大きさおよび均一性

　均一な材質の円筒形ファントム（水ファントム等）を撮影して得られた表示画像に**関心領域（ROI）**を配置し，平均 CT 値と標準偏差（SD）を計測することで評価する．また，評価に用いたすべての画像について，アーチファクトと画像内の CT 値の不均一性について視覚的に確認する．評価に使用するファントムは水の減弱当量を有し，少なくとも 16 cm（小ファントム）と 30 cm（大ファントム）の 2 種類用いなければならない．

　図 10-1-19 に平均 CT 値，ノイズの大きさ，均一性の計測で用いる ROI の配置例を示す．平均 CT 値測定では，適切な大きさ（ファントム直径の 10% 程度）の ROI をファントムの中央部に配置し平均 CT 値を算出する（図 10-1-19a）．ノイズの大きさ測定では，ファントムの中心に直径のおよそ 40% の円形 ROI を配置し CT 値の標準偏差（SD）を算出する（図 10-1-19b）．均一性の測定では，ファントム中央部と周辺部 4 カ所に ROI を配置し，中央部の平均 CT 値と 4 カ所の各 ROI の平均 CT 値との差の絶対値を算出する（図 10-1-19c）．

　平均 CT 値，ノイズの大きさおよび均一性における基準の概要を表 10-1-2 に示す．

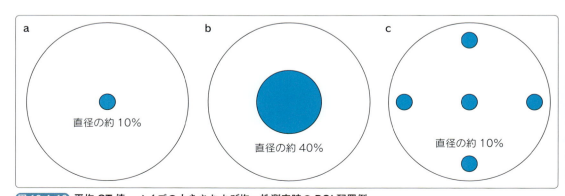

図 10-1-19 平均 CT 値，ノイズの大きさおよび均一性測定時の ROI 配置例
a：平均 CT 値測定，b．ノイズ測定，c：均一性測定

表10-1-2 平均CT値，ノイズの大きさおよび均一性における基準の概要

プロトコル要素	平均CT値		ノイズ		均一性	
	受入試験	不変性試験	受入試験	不変性試験	受入試験	不変性試験
成人頭部	公称値±4HU (小ファントム)	基礎値±5HU (小ファントム)	公称値 ±15％または0.75HU未満 (小ファントム)	基礎値 ±10％または0.5HU未満 (小ファントム)	4HU以下 (小ファントム)	4HU以下 (小ファントム)
成人体幹部	公称値±6HU (大ファントム)	基礎値±7HU (小または大ファントム)	公称値 ±15％または0.75HU未満 (大ファントム)	基礎値 ±10％または0.5HU未満 (小または大ファントム)	8HU以下 (大ファントム)	4HU以下(小ファントム) または 8HU以下(大ファントム)
小児頭部	公称値±4HU (小ファントム)	基礎値±5HU (小ファントム)	公称値 ±15％または0.75HU未満 (小ファントム)	基礎値 ±10％または0.5HU未満 (小ファントム)	4HU以下 (小ファントム)	4HU以下 (小ファントム)
小児体幹部	公称値±4HU (小ファントム)	基礎値±5HU (小ファントム)	公称値 ±15％または0.75HU未満 (小ファントム)	基礎値 ±10％または0.5HU未満 (小ファントム)	4HU以下 (小ファントム)	4HU以下 (小ファントム)
選択可能な管電圧で成人体幹部	公称値±6HU (小または大ファントム)	基礎値±7HU (小または大ファントム)	公称値 ±15％または0.75HU未満 (小または大ファントム)	要求なし	8HU以下 (小または大ファントム)	要求なし
選択可能な管電圧で小児体幹部	公称値±6HU (小ファントム)	基礎値±7HU (小ファントム)	公称値 ±15％または0.75HU未満 (小ファントム)	要求なし	8HU以下 (小ファントム)	要求なし

Z4752-3-5：2021 (IEC：61223-3-5：2019)

各プロトコル要素で基準に適合している必要があり，少なくとも 1 年に 1 回（成人頭部のみ 1 月に 1 回）不変性試験に対する評価を行わなければならない．

(6) 空間分解能（高コントラスト）

空間分解能は，線または点広がり関数（PSF）のフーリエ変換から得られた変調伝達関数（MTF）曲線により表現される．十分に高いコントラストを得るため，直径 0.3 mm 以下の金属線や微小球体（ビーズ）またはエッジを構成する高コントラストなファントムを用いる．ガントリの中心から 30 mm ± 10 mm 離れた位置に配置し，代表的な条件で撮影する（計測方法の詳細は p.200 5 **X 線 CT 装置の性能評価**を参照）．

受入試験では附属文書で指示した値および許容範囲を適応し，不変性試験では MTF 曲線の 50 % と 10 % の測定値は，0.75 lp/cm または基礎値の ± 15% のいずれか大きいほうの値以内でなければならず，少なくとも 1 年に 1 回試験を行う．

2 応用

1 コーンビーム CT（cone beam CT: CBCT）

1）概要

X 線 CT 装置で用いる X 線ビームは，被ばく線量低減のためにコリメータにより検出器の幅に合わせて絞られる．回転軸に垂直な面では扇状の形状となるためファンビームとよばれる（図 10-2-1a）．コーンビーム（cone beam）はコーン角とファン角がともに大きい四角錐の X 線束（図 10-2-1b）や，円錐状に照射される X 線束（図 10-2-1c）である．コーンビーム CT とは面検出器を備え，円錐状や四角錐状に照射される線束で撮影する X 線 CT である．

コーンビーム CT で用いられる検出器はフラットパネルディテクタ（flat panel detector：FPD）や X 線イメージインテンシファイア（image intensifier：I.I.）と CCD（charge coupled device）カメラの組み合わせが用いられる．これらの面検出器は C アーム型血管造影装置や歯科用 X 線撮影装置などで用いられているもので，臨床応用されているコーンビーム CT は，それらの装置に X 線 CT 装置の機能をもたせたもの

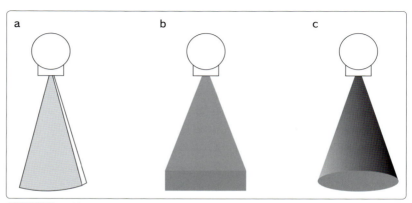

図 10-2-1 X 線ビームの形状例
a：ワイドファンビーム列検出器，b：コーンビーム（四角錐）面検出器，c：コーンビーム（円錐）面検出器

第10章 医用Ｘ線ＣＴ装置

と位置づけられている.

2）画像再構成

コーンビームCTでは，1回転の撮影で回転軸方向の広い範囲を撮影することができる.マルチスライスCTのうち検出器の列数が多いものもコーンビーム様のコーン角が大きいＸ線束となるためコーンビームCTとよばれることもあり，同様の再構成アルゴリズムが用いられる.体軸方向のＸ線束の広がり（コーン角）が大きくなるため，コーン角を考慮したフェルドカンプ（feldkamp davis kress）法による三次元再構成処理が行われる.Ｘ線束が1回転して得られるデータから再構成を行うものであり，ファンビームでの再構成アルゴリズムを回転方向に応用した近似法である.

Cアーム型装置など1回転できない構造の装置や撮影時間の短縮のために，通常のＸ線CTで用いられている180°再構成アルゴリズムをフェルドカンプ法に応用した手法が用いられている.180°再構成法では約200°回転で得られたデータを用いて画像再構成を行う.

面検出器を用いたコーンビームCTでは，高コントラスト（CT値の高い）な物質に対して二次元検出器がもつ高い解像度を活かすことで，通常のマルチスライスCTより高解像度な画像を得ることができる.しかし，散乱Ｘ線やノイズが原因で低コントラストな（CT値差の少ない）物質の描出において通常のマルチスライスCTに劣る.

2 デュアルエナジーCT（dual energy CT: DECT）

1）原理

デュアルエナジーCTは同一断面を高エネルギー（高管電圧）と低エネルギー（低管電圧）の2つの異なるエネルギー（線質）で撮影する方式である.CT値は線減弱係数から算出されるが，物質の密度の影響も受けるため，異なる物質でも密度によっては同一のCT値で表示されることがある.低エネルギーと高エネルギーで撮影することで発生するCT値の差は物質ごとで異なる.このようにデュアルエナジーCTでは，単一のエネルギーでは識別が難しい同一CT値となる異なる物質を識別することができる（物質密度画像，物質弁別画像）.他にも仮想単色Ｘ線（monochromatic）の画像による造影コントラストの増強やビームハードニング補正，金属アーチファクトの低減などで用いられている.

2）デュアルエナジーCT装置

デュアルエナジーCTを実現するために，いくつかの走査方法が実用化されている（図10-2-2）.2組のＸ線管と検出器により同時に2種類の管電圧で撮影する**2管球方式**（dual X-ray source），1つのＸ線管球でＸ線をパルス状に照射し，管電圧をすばやく切り換える**高速スイッチング方式**（rapid kV switching），2層構造の検出器により1層目で低エネルギー，2層目で高エネルギーを検出する**2層検出器方式**（dual layer detector），1回転ごとに管電圧を切り替える**2回転方式**（dual spin），Ｘ線ビームを体軸方向に2分割し異なる金属フィルタにより線質を変える**分割フィルタ方式**（split filter）などの手法が臨床で用いられている.

211

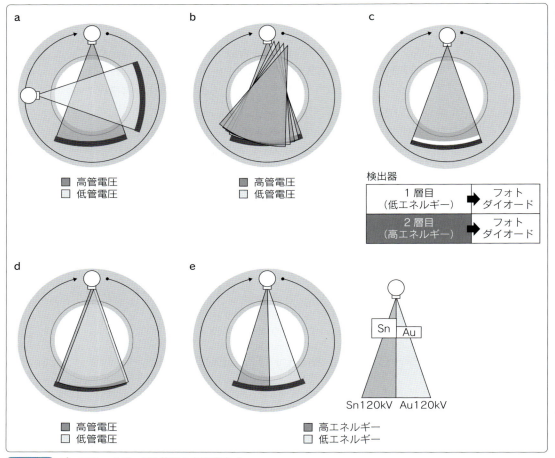

図 10-2-2 デュアルエナジーCT装置の各走査方式
a：2管球方式（dual x-ray source），b：高速スイッチング方式（rapid kV switching），c：2層検出器方式（dual layer detector），d：2回転方式（dual spin），e：分割フィルタ方式（split filter）

3 フォトンカウンティングCT（photon counting CT: PCCT）

1）構造

　従来のCT装置で用いられている検出器は，シンチレータ，フォトダイオード，電子回路で構成されている．検出器にX線が入射するとシンチレータで発光し，その光がフォトダイオードで電荷に変換され，その電荷量をデジタルデータとして測定する（図10-2-3a）．入射X線のエネルギーとシンチレータで発光する可視光の発光強度は比例関係にあるため，投影データとして計測されるデータ量は入射X線のエネルギー総量に相当する．そのため**エネルギー積分型検出器**（energy integrating detector：EID）に分類される．

　一方，PCCTの検出器である**フォトンカウンティング検出器**（photon counting detector：PCD）は，半導体センサー，電極，集積回路（application specific integrated circuit：ASIC）で構成される．X線が検出器に入射すると，X線のエネルギーに相当する電荷雲が生成される．電荷雲は陽極に移動し電子パルスを発生する．その電子パルスをASICで解析することで量子数を計測する（図10-2-3b）．

第10章 医用ＸＴ装置

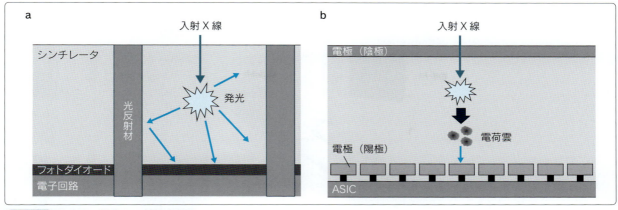

図 10-2-3　検出器の構造とＸ線検出原理
a：EID，b：PCD

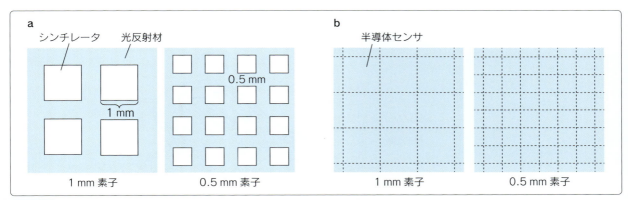

図 10-2-4　EID と PCD の幾何学的効率の違い
a：EID，b：PCD

2）PCD の特徴

　PCD の特徴は EID に比べ，電子ノイズの影響がほとんどないため画像ノイズが大幅に減少すること，幾何学的効率に制限されることなく高い解像度が得られること（図10-2-4）などが挙げられる．またＸ線のスペクトル情報を得ることが可能である．

4　造影剤自動注入装置（インジェクタ）

　血管用の自動注入装置は，血管造影時に血管内へ造影剤を自動で投与する装置である（図 10-2-5）．造影剤および生理食塩水を注入したシリンジを装填し，造影剤注入速度，注入量，注入時間などを設定し，シリンジ内筒を機械的に押し出すことで安定した造影剤投与が可能となる．

　造影剤自動注入装置は，インジェクタヘッド（図 10-2-6），コンソール（図 10-2-7），天井懸垂アームなどで構成されている．

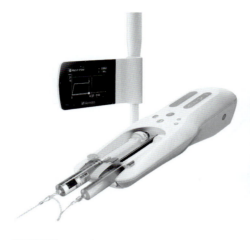
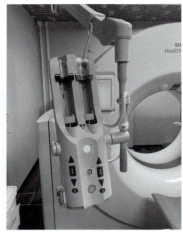

図 10-2-5 インジェクタヘッド

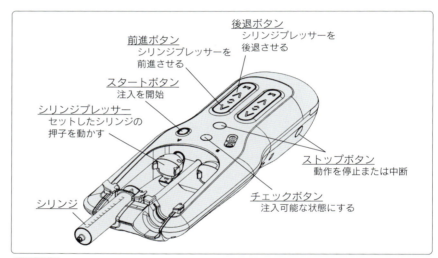

図 10-2-6 インジェクタヘッド
根本杏林堂，多相電動式造影剤注入装置．（デュアルショット GX10 添付文書をもとに作成）

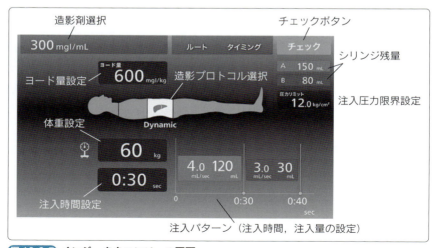

図 10-2-7 インジェクタコンソール画面

第 10 章 医用 X 線 C T 装置

章 末 問 題

問 1 CT 画像で正しいのはどれか. **2 つ選べ**. ただし, 空間分解能, ノイズ, アーチファクトの影響は無視できるものとする.

1)組成の等しい組織の CT 値は密度に比例する.
2)80 kV と 130 kV で水の CT 値は異なる値となる.
3)水よりも線減弱係数が 5 % 高い組織の CT 値は 5 HU である.
4)密度が 0.6 g/cm³ で水と組成等価な組織の CT 値は− 400 HU である.
5)WL ＝− 500 HU, WW ＝ 1,500 HU の表示では 100 HU 以上は白色表示となる.

【解答】 1, 4
2)水の CT 値は管電圧が変わっても「0」となるようにキャリブレーションされている. 3)水に対して 1.05 倍(線減弱係数が 5 %高い)であるため「50 HU」となる. 5)− 500 ＋(1,500/2)＝ 250 HU 以上は白色表示となる.
(p.192 **1)線減弱係数と CT 値**を参照)

問 2 マルチスライス CT のハードウエアで正しいのはどれか. **2 つ選べ**.

1)コリメータでスライス厚を制御する.
2)ガントリはスリップリング機構を採用している.
3)X 線高電圧発生装置は単相全波整流方式を採用している.
4)検出器はシンチレータと光電子増倍管の組み合わせを採用している.
5)ボウタイフィルタは検出器に到達する X 線エネルギーを調節する.

【解答】 2, 5
1)マルチスライス CT のコリメータで X 線ビームのプロファイルを制御する. 3)インバータ方式の高電圧発生装置が利用されている. 4)検出器はシンチレータとフォトダイオードの組み合わせが利用されている.
(p.191 **1)ガントリ(架台)**を参照)

問 3 胸部 CT 検査を行ったところ, 画像上に右斜め下からシャワー状に広がるアーチファクトが発生した. 原因として考えられるのはどれか. **2 つ選べ**. ただし, 撮影条件は適正であったとする.

1)被検者の体動
2)X 線管の微小放電
3)X 線検出器の故障
4)皮膚に付着した金属
5)患者寝台に付着した造影剤

【解答】 2, 5
シャワー状のアーチファクトは撮影中に瞬間的に検出器から出力されるデータに異常が生じた場合に発生する. そのため, X 線管内で回転中のある瞬間に微小放

215

電が発生した場合に生じする可能性がある．また，患者寝台に付着した造影剤に
よってある回転角度で急激な X 線吸収が生じることでも発生する．
(p.198 **4)装置不良に起因するアーチファクト**を参照)

問 4　CT 画像の性能評価について正しいのはどれか．

1)焦点サイズは空間分解能に影響しない．
2)撮影が終了しないと $CTDI_{vol}$ は計算できない．
3)体軸方向の空間分解能測定には金属ワイヤを使用する．
4)MTF の比較には 10 ％MTF や 50 ％MTF の空間周波数を使用する．
5)SD 値が同等であれば異なる再構成関数であっても雑音特性は同様になる．

【解答】　4
1)焦点サイズが大きいほど空間分解能は低下する．2)撮影時に撮影条件に応じた
$CTDI_{vol}$ が計算され，コンソールに表示される．3)体軸方向の空間分解能測定に
は微小な金属球やマイクロコインが使用される．5)再構成関数が異なると雑音特
性は異なる．
(p.200 **⑤ X 線 CT 装置の性能評価**および p.203 **⑥ X 線 CT の線量評価**を参
照)

問 5　JIS Z 4752-3-5:2021 における X 線 CT の不変性試験について正しいの
はどれか．

1)線量の適用基準は± 10 ％以内である．
2)空間分解能の適用基準は± 10 ％以内である．
3)患者位置決め精度の適用基準は± 1 mm 以内である．
4)再構成スライス厚の適用基準は 5 mm 厚の場合は± 1.0 mm 以内である．
5)成人頭部のプロトコル要素での平均 CT 値は，少なくとも 1 年に 1 度実施する．

【解答】　4
1)線量の適用基準は，基礎値と比較して± 20 ％または± 1 mGy のいずれか大
きい値である．2)空間分解能の適用基準は，MTF の 10 ％ と 50 ％が，それぞれ
の基準値の± 0.75 lp/mm または± 15 ％のいずれか大きいほうの値以内である．
3)患者位置決め精度の適用基準は± 2.0 mm 以内である．4)再構成スライス厚
の適用基準は，スライス厚が 2 mm 以上の場合，± 1.0 mm 以内である．5)成人
頭部のプロトコル要素での平均 CT 値における不変性試験の頻度は 1 月に 1 回で
ある（他の項目はすべて 1 年に 1 回）．
(p.206 **3)試験項目および適用基準**を参照)

参考文献

■第1章　総論

1) KAYE, G：Wilhelm Conrad Röntgen and the early history of the Roentgen rays. Nature, 133：511–513, 1934. https://doi.org/10.1038/133511a0.

2) 一般社団法人 日本物理学会：大学の物理教育 2000. 3巻 p.9-13.

3) Ernest H Harnack：Br J Rediol, 15(175)：202, 1942. https://doi.org/10.1259/0007-1285-15-175-202-b.

4) Brown P：American martyrs to radiology. Elizabeth Fleischman Ascheim(1859-1905). 1936. AJR Am J Roentgenol, 164(2)：497-9, 1995. doi：10.2214/ajr.164.2.7839997. PMID：7839997.

5) 慶應義塾大学医学部放射線科学教室：教室の創設. http://rad.med.keio.ac.jp/history/.

6) 公益社団法人日本放射線技術学会：学会の発展に貢献された方々. https://www.jsrt.or.jp/data/about/kouken-01/.

7) 山下一也(著)：医療放射線技術学概論講義：放射線医療を学ぶ道標. 日本放射線技師会出版会, 2007.

8) 厚生労働省：診療放射線技師国家試験の施行. https://www.mhlw.go.jp/web/t_doc?dataId=00tc7728&dataType=1&pageNo=1.

9) 青柳泰司, 安部真治, 小倉泉, 根岸徹, 沼野智一：改訂新版 放射線機器学(I)―診療画像機器―. コロナ社, p17.

10) 医用X線装置通則 JIS Z 4701-1997 ガイド. https://www.jira-net.or.jp/vm/lecture/pdf/01_data_4701_97.pdf

■第2章　X線源装置

1) 青柳泰司, 安部真治・監著：放射線機器学(I)診療画像機器 改訂新版. コロナ社, 2015.

2) 岡部哲夫・他編：新・医用放射線科学講座 診療画像機器学 第2版. 医歯薬出版, 2016.

3) 瓜谷富三・岡部哲夫編：医用放射線科学講座 13 放射線診断機器工学. 医歯薬出版, 1997.

4) 福士政広・他編：診療放射線技師 スリム・ベーシック 診療画像機器学, メジカルビュー社, 2022.

5) 笠井俊文 編, 藤原政雄 編：よくわかる診療画像機器学, オーム社, 2020.

6) 寺本篤司・藤田広志編：『新・医用放射線科学講座 医療画像情報工学 第2版. 医歯薬出版, 2023.

■第3章　X線高電圧装置
1 X線高電圧装置

1) 安部真治・他：インバータ式X線装置の現状と諸特性について. 日放技学誌, 50：1651-77, 1994.

2) 青柳泰司, 安部真治・監著：放射線機器学(I)診療画像機器 改訂新版. p.55-92, コロナ社, 2015.

3) 岡部哲夫・他編：新・医用放射線科学講座 診療画像機

器学 第2版. p.365-417, 医歯薬出版, 2016.

4) 松本政雄・他編：医学物理学教科書 放射線診断物理学. p.64-79, 国際文献社, 2017.

5) 福士政広・編：診療放射線技師スリム・ベーシック 診療画像機器学. p.41-54, メジカルビュー社, 2022.

2 自動露出制御装置

1) JIS Z 4702 医用X線高電圧装置通則. 日本規格協会. 2019

2) JISZ 4752-3-1 医用画像部門における品質維持の評価及び日常試験方法―第3-1部：受入試験―診断用X線装置. 日本規格協会. 2019

■第6章　診断用X線画像処理装置
2 フラットパネルディテクタ(FPD)

1) 田中利恵：多様化するニーズに応えるDRシステムの最新動向―X線検査を支える技術の今を知り, 未来を展望する―　INNERVISION 38(12)：2-4, 2023.

2) Tanaka R. Dynamic chest radiography：flat-panel detector(FPD)based functional X-ray imaging. Radiol Phys Technol. 9(2)：139-153, 2016.

3) 田中利恵, 笠原寿郎, 大倉徳幸, 他：呼吸器診断のパラダイムシフト：胸部X線動態撮影の現状と将来展望. 日放技学誌 77(11)：1279-1287, 2021.

4) Samei E, Flynn MJ：An experimental comparison of detector performance for direct and indirect digital radiography systems. Med Phys. 30(4)：608-22, 2003.

5) 井出口忠光, 東田善治, 大喜雅文・他：FPDを中心とするデジタル画像検出システムの画像特性と測定方法. 画像通信, 27(2)；8-18, 2004.

6) IEC62494-1 ed.1. Medical electrical equipment - Exposure index of digital X-ray imaging systems - Part 1：Definitions and requirements for general radiography, 2008.

7) 田頭裕之, 萬代奈都子, 荒川憲二・他：ROC解析を用いたTWO SHOT法によるデュアルエネルギーサブトラクションの胸部腫瘤陰影の検出能の評価. 医用画像情報学会雑誌22(1)；50-56, 2004.

■第7章　関連機器
1 カセッテ

1) 岡部哲夫・他監修：新・医用放射線科学講座　診療画像機器学 第2版. p.479-490, 医歯薬出版, 2016.

2) 細井雄一：IPによる放射線イメージングの特徴と応用例. 日本写真学会誌64(2)：133-142, 2001.

3) 大松秀樹編集：放射線写真学 第1版. p.199-200, 富士フィルムメディカル株式会社, 2003.

2 グリッド

1) 岡部哲夫・他監修：新・医用放射線科学講座　診療画像機器学 第2版. p.360-364, 医歯薬出版, 2016.

3 X線写真観察機器

1) 岡部哲夫・他監修：新・医用放射線科学講座　診療画

像機器学 第2版. p.519-530, 医歯薬出版, 2016.
2) 株式会社ナナオ　カスタマーリレーション推進部：医用画像診断用モニターに求められるグレイスケール表示とは. White Paper No.04-001 Revision B：1-21, 2004.
3) （一社）日本画像医療システム工業会技術資料：医用画像表示用モニタの品質管理に関するガイドライン JESRA X-0093*B-2017.

■第8章　診断用X線装置システム

2 X線透視撮影装置・インジェクタ

1) 岡部哲夫, 小倉敏裕編：新・医用放射線科学講座 診療画像機器学. p.25-34, 医歯薬出版, 2008.
2) 小塚隆弘, 稲邑清也監：診療放射線技術(上巻)第13版. p.160-163, 南江堂, 2012.
3) 笠井俊文, 藤原政雄編：よくわかる診療画像機器学. p.68-77, オーム社, 2020.
4) 日本産業規格 JIS Z 4721：2000 医用X線イメージインテンシファイア.
5) 日向寺義則, 宮下朋弘：脊椎領域におけるデジタルX線透視撮影システム「CUREVISTA Open」による長尺撮影・トモシンセシスの使用経験の報告. INNERVISION 36: 46-49, 2021.
6) 塩見剛：トモシンセシスの原理と応用：FPDが生み出した新技術. 医用画像情報学会雑誌 24：22-27, 2007.

3 循環器用・外科用・手術室用X線診断装置

1) JIS Z4751-2-43: 2018. 医用電気機器 — 第2-43部：IVR用X線装置の基礎安全及び基本性能に関する個別要求事項.
2) JIS Z4751-2-54: 2021. 医用電気機器 — 第2-54部：撮影・透視用X線装置の基礎安全及び基本性能に関する個別要求事項.
3) 小塚隆弘・他：診療放射線技術(上巻)改訂第15版. 南江堂, 2024.
4) 中澤靖夫：診療放射線技師画像診断機器ガイド 第3版. メジカルビュー社, 2015.
5) （社）日本画像医療システム工業会：医用画像・放射線機器ハンドブック. 2007.
6) 青柳泰司：改訂新版放射線機器学(I)—診療画像機器. コロナ社, 2015.

6 集団検診用X線装置

1) 日本消化器がん検診学会 胃がん検診精度管理委員会：

新・胃X線撮影法ガイドライン 改訂版(2011年). 医学書院, 2011.
2) 青柳泰司, 安部真治・監著：放射線機器学(I)診療画像機器 改訂新版. コロナ社, 2015.
3) 岡部哲夫・他：新・医用放射線科学講座 診療画像機器学 第2版. 医歯薬出版, 2016.

7 可搬型X線撮影装置

1) 福士政広・他編：診療画像機器学 第1版. メディカルビュー, 2022, p.148.
2) Timothy J. Jorgensen. A Smithsonian magazine special report 2024; https://www.smithsonianmag.com/history/how-marie-curie-brought-x-ray-machines-to-battlefield-180965240/.

9 歯科用装置

1) 中村實・他編：歯・顎顔面検査法 第1版. 医療科学社, 2002, p3-23.
2) 柴田直樹・他編：歯科用コーンビームCT. 日歯内療誌, 37(2)：75-89, 2016.

■第9章　診断用X線装置の管理

1) 日本画像医用システム工業会法規・安全部会：放射線関連装置の始業・終業点検表(Ver.1)について; 2007.
2) JIS Z 4752-1. 医用画像部門における品質維持の評価及び日常試験方法−第1部：総則; 2001.
3) JIS Z 4752-2-11. 医用画像部門における品質維持の評価及び日常試験方法 − 2-11部：不変性試験−直接撮影用X線装置; 2005.
4) JIS Z 4752-3-1. 医用画像部門における品質維持の評価及び日常試験方法—第3-1部：受入試験—診断用X線装置; 2004.
5) JIS Z 4005. 医用放射線機器−定義した用語; 2012.
6) JIS T 0601-1. 医用電気機器—第1部：基礎安全及び基本性能に関する一般要求事項; 2023.
7) IEC 60601-2-28, Medical electrical equipment - Part 2-28: Particular requirements for the basic safety and essential performance of X- ray tube assemblies for medical diagnosis
8) JIS Z 4751-2-28. 医用電気機器−第2-28部：診断用X線管装置の基礎安全及び基本性能に関する個別要求事項; 2018.

和文索引

アーチファクト　196
圧迫筒　126
アナトミカルプログラム　123
アンダーチューブ　127
安定器　31
暗流X線　16, 42

い

一次X線透過率　115
一般撮影装置　99, 121
一般透視撮影台　61
移動形X線装置　46
移動グリッド　112
胃部X線検査　150
胃部集検用X線装置　155
イメージインテンシファイア　128
イメージングプレート　86, 88, 109
陰極　6, 11
インジェクタ　131, 213
インターベンション　125
インターレース方式　116
インバータ　42
インバータ式X線装置　42
インバータ周波数　43
インピーダンス　29

ウィンドウ幅　194
ウィンドウレベル　194
上羽根　22
受入試験　180, 206
薄膜トランジスタ　77, 95
運動グリッド　112

鋭角ファンビーム方式　163
液晶ディスプレイ　117
エネルギーサブトラクション法　103
エネルギー積分型検出器　212
エネルギー蓄積形インバータ式X線装置　46
エミッション特性　21
エリアシングエラー　113
遠隔撮影方式　151

応答時間特性　56
オーバーチューブ　127
オーバーテーブルチューブタイプ　151
奥羽根　22
オフセット補正　101
重み係数　103
温度制限領域　20

回診撮影装置　99
臥位断層撮影台　63
階調処理　102
階調数　86
回転陽極X線管　7, 12
外筒　14
外乱　47
カセッテ　109
画素　86
画像解析　102
画像再構成　148, 192, 211
画像雑音　202
画像誘導　128
画素サイズ　86
画素値　86
架台　191
硬いX線　8
カテーテル　125
渦電流損　49
可搬型X線撮影装置　156
関心領域　208
間接型FPD　95
間接撮影　153
間接撮影台　63
間接変換方式　73, 77
管電圧　6, 8, 9
管電圧制御方式三相装置　39
管電圧前示機構　30
管電圧調整器　30
管電圧リプル百分率　9
管電流　8, 10
管電流時間積　9, 10
管電流調整器　31
管電流特性　21

ガントリ　191

幾何学的特性　185
輝尽蛍光　110
輝尽性蛍光体　86, 90, 109
輝尽発光　90, 110
輝尽励起スペクトル　90
輝度　116
起倒式断層撮影台　63
逆電圧領域　19
逆ラドン変換　192
キャリブレーション　101, 192
共振形インバータ式X線装置　44
共振周波数　44
強制消弧方式　39
強調係数　103
胸部X線検査用検診車　153
胸部X線装置　149
胸部撮影装置　123
胸部集検用X線装置　153
局所領域　103
許容負荷　40
均一性測定　208
近接撮影方式　151

空間電荷制限領域　20
組み立て式　158
グリッド　111
グリッド比　114
グリッド密度　113
グレイスケール標準表示関数　117
クロスオーバー効果　89
クロスグリッド　112

ゲイン補正　101
外科用X線診断装置　137
血管撮影装置　71, 79, 80
血管造影用インジェクタ　131
限時装置　31
現状試験　184

硬X線　8

219

口外法X線撮影装置　167
格子制御型X線管装置　15
公称最高管電圧　9
公称最高管電流　10
公称最大管電流時間積　10
公称最短撮影時間　57, 183
高速スイッチング方式　211
高電圧ケーブル　24, 34
高電圧ケーブルソケット　14
高電圧整流器　32
高電圧ソケット　34
高電圧発生装置　31, 191
高電圧変圧器　31
光電子増倍管　91
光電面　129
光導電体　97
口内法X線撮影装置　165
後面採光方式　53, 55
光量子ノイズ　93
コーンビームアーチファクト　198
コーンビームCT　135, 210
骨陰影低減処理　106
骨密度　162
骨密度測定装置　162
固定グリッド　112
固定ノイズ　93
固定陽極X線管　7, 12
固有X線　8
固有ろ過　24
コリメータ　126, 191
混合負荷　11
コンデンサエネルギー蓄積形インバータ式X線装置　46
コンデンサ式X線装置　40
コントラスト改善度　115
コンピューテッドラジオグラフィ　86
コンピューテッドラジオグラフィシステム　110

サーマルスイッチ　14
サイノグラム　192
撮影時間　8, 10
撮影用寝台　191
雑音特性　202
三相12ピーク形X線装置　37
三相6ピーク形X線装置　35
三相二重6ピーク形X線装置　37
サンプリング周波数　113

サンプリング定理　86
散乱X線透過率　115
散乱X線　111
散乱線補正処理　103

歯科用CBCT　169
歯科用コーンビームCT　169
歯科用装置　165
仕業点検　177
始業点検　177
自己整流X線装置　35
施設検診用X線装置　149
下羽根　22
実効エネルギー　28, 196
実効焦点　16
実効焦点面積　16
実効スライス厚　195
実焦点　16
自動感度補正機能　88
自動露出制御試験　184, 185
自動露出制御装置　50
シャウカステン　116
視野角　117
シャワーアーチファクト　198
終業点検　177
十字板　22
集束距離　114
集束グリッド　112
集束電極　11
集団検診用X線装置　152
自由電子　29
周波数応答特性　94
周波数処理　103
主走査　92
手術室用X線診断装置　139
出力蛍光面　129
循環器用X線診断装置　133
瞬時発光　90, 110
準備完了状態　10
照射時間　8
照射野　7, 21
照射野限定器　21, 126
使用中点検　177
焦点外X線　12, 18
焦点の呼び　16
照度比　23
小児一般撮影装置　124
初速度領域　19
シリコン整流器　34

心カテ用インジェクタ　131
真空外囲器　7
シングルタイプ　131
シングルプレーン方式　134
診断用X線画像処理装置　86
診断用X線装置　177
診断用X線装置システム　121

スイッチング素子　77
スイッチング損失　47
スイッチングパルス方式　163
水平式撮影台　62, 121
スタビライザ　31
スタンバイ状態　10
ステアステップアーチファクト　198
ステップ方式　130
ストリークアーチファクト　198
スライス厚　202
スリップリング方式　191
スロット方式　130

せ

正焦点　17
精中機構　145
静電容量　24, 45
制動X線　7
精度管理　145
性能試験　179
正負対称　37
整流　32
整流管　34
整流器　32
積分変換　192
絶縁破壊電圧　34
絶縁油　31, 34
セファロ撮影装置　168
全X線透過率　115
鮮鋭度　17
線間電圧　36
線減弱係数　192
線質　24
線質硬化現象　196
選択度　115
前面採光方式　53, 55, 123
線量指標　101, 204
線量評価　203
線量率　8

220

そ

造影剤自動注入装置　213
操作コンソール　192
相電圧　36
総ろ過　24
測定試験　118
ソフトコピー診断　116

た

ターゲット　6
ターゲット角度　16
第1種2号絶縁油　34
待機状態　10
ダイナミックレンジ　80
ダイナミックレンジ圧縮　102
タイマ　31
タングステン　11
短時間定格　11
短時間特性　56
短時間負荷　10
断層撮影台　63
炭素繊維強化プラスチック　109
単巻変圧器　29

ち

逐次近似法　148, 193
蓄電池エネルギー蓄積形インバータ式
　X線装置　46
中央断面定理　193
長時間定格　11
長時間特性　56
長時間負荷　10
長尺撮影　130
直接型FPD　97
直接撮影　153
直接撮影台　62
直接変換方式　73, 77
直列共振形インバータ式X線装置
　45
チョッパ回路　43

て

定格　11
定期点検　177, 178
デジタル撮影　153
デジタルシステム　159
デジタルトモシンセシス　99, 105
デジタル乳房トモシンセシス　146
テトロード管　39
デュアルエナジーCT　211

デュアルエネルギーサブトラクション
　103
デュアルタイプ　131
デューティサイクル　43
デューティ比　43
テレスコピック式　158
展開図　195
電源電圧調整器　30
電子密度　18
天井式保持装置　121
電子レンズ　129
デンタルX線撮影　165
デンタルX線撮影装置　165
天板　127
天板移動形　62
天板固定形　62
天板昇降形　62
点広がり関数　201
転流　37

と

投影切断面定理　193
透過形X線管　16
透視撮影台　127
頭部X線規格撮影　168
頭部X線規格撮影装置　168
特性X線　7, 8
飛び越し走査方式　116
トモシンセシス　131, 146
ドレナージ　125

な

軟X線　8

に

二極管特性　19
二重エネルギーX線吸収測定法　162
二重焦点X線管　32
日本産業規格　6
乳房圧迫器　142
乳房撮影定位機能　143
乳房支持台　142
乳房用X線撮影装置　99
乳房用X線診断装置　139, 140
入力蛍光面　129
入力窓　128

ね

熱電子　6

の

ノイズ　202
ノイズ測定　208
ノンインターレース方式　116

は

パーシャルボリューム効果　197
ハードコピー診断　115
ハイブリッド手術室　139
バイプレーン方式　134
バックアップタイマ　183
発光寿命　91
パノラマX線撮影　167
パノラマX線撮影装置　167
波尾切断　40
ハロゲンランプ　22
半影　16
反射形X線管　16
パンタグラフアーム方式　158
半導体制御素子　46
反復的手法　193

ひ

ビームハードニング現象　196
ヒール効果　19, 141
非共振形インバータ式X線装置　43
ピクセル　86
ピクセル値　86
被写体厚特性　56
ヒステリシス損　49
被覆特性　57
ビュー　192
標本化　86
標本化定理　86, 113
品質管理　164

ふ

ファンビーム方式　163
フィードバック制御　47
フィラメント　6, 11
フィラメント特性　21
フィルタ補正逆投影法　193
フィルム診断　115
フェーディング　91
フォトンカウンティングCT　212
フォトンカウンティング検出器　212
付加ろ過　24
副焦点　18
副走査　92
腹部撮影装置　124

221

ブッキー装置　113
物理的画像特性　100
部分体積効果　197
不変性試験　184, 206
浮遊容量　24
ブラウン管　116
フラットパネルディテクタ　77, 94, 129
ブリッジ接続　33
ブルーミング効果　17
フルフィールドデジタルマンモグラフィ　140
フルブリッジ形　42
プログレッシブ方式　116
分割フィルタ方式　211

平均 CT 値測定　208
平行グリッド　112
ヘリカルアーチファクト　197
ヘリカルスキャン　194
ベローズ　14
変圧器形インバータ式 X 線装置　43
変圧器式 X 線高電圧装置　35
変換層　77
偏差指標　101
ペンシルビーム方式　163

防護形 X 線管容器　14
ボウタイフィルタ　191
飽和領域　20
ボケ　16
ボケマスク処理　103
保護抵抗　41

保持装置　64, 134
保守点検　177
補償フィルタ　191
ポータブル撮影装置　99

前処理　101
巻線　29
マスクサイズ　103
マニュアル制御試験　184, 185
マルチ周波数処理　103
マルチスライス CT　195
マルチチャネル採光方式　55
マンモグラフィ　99, 139

ミラー　22
ミラーカメラ　149

メタルアーチファクト　197

モーションアーチファクト　196
目視試験　118
目標線量指標　101
モニタ診断　116
漏れ線量　15

軟らかい X 線　8

有機 EL　115
誘起起電力　48

陽極　6, 12
読み出し回路　77

ラドン変換　192

り

リアクタンス　32
リアルタイム性　80
リーダー撮影台　63
立位式胸部撮影装置　150
立位式撮影台　63, 121
立位ブッキー装置　63
リプル　42
リプル百分率　33
量子化　86
量子検出効率　100
量子ノイズ　93
両面集光システム　90
リングアーチファクト　199

レアメタル　12
レイ　192
レニウム　12
連続 X 線　7

ロードマップ機能　135
ローパスフィルタ　102
ろ過　11
露出倍数　115

欧文索引

数字

1 点採光方式　54
2 ピーク形 X 線装置　35
2 回転方式　211
2 管球方式　211
2 関節アーム方式　158
2 層検出器方式　211
180° 補間法　195
360° 補間法　195

A

A/D 変換器　97
ADC　110
AEC　50
AI　74, 83
anode　12
APR　123

C

cathode　11
CBCT　210
CCD カメラ　129
CFRP　109
cone beam CT　135, 210
CR　86, 110
CRT　116
CR システム　110
CR 装置　86
CT　190
CTDI　204
CTDI$_{vol}$　205
CTDI$_w$　204
CT 画像　194
CT スキャン　194
CT 値　192
CT 値のエネルギー依存性　192
CT 用インジェクタ　131
C アーム　127, 134

D

Δ結線　35
DA　133
DBT　146
DECT　211
DI　101

DLP　205
DQE　100
DR システム　159
DSA　133, 135
dual energy CT　211
dual layer detector　211
dual spin　211
dual X-ray source　211
Duane-Hunt の式　8
DXA　162

E

EDR　88
EI　101
EID　212
EIT　101

F

FBP 法　131, 148
FFDM　140
FPD　77, 94, 129, 134
FWHM　200
$f\theta$ 性　92
F 中心　90
F(ファラデー)　24

G

GSDF　117

H

HU　192

I

I.I.　70, 75, 128
IP　87, 88, 109
IPS(in plane switching)型　117
IVR-CT システム　135
IVR-CT 装置　72

J

JIS　6

K

K エッジフィルタ方式　163

L

LCD　117
LSF 法　201

M

mAs 値　9, 140
modulation transfer function　200
MR 用インジェクタ　132
MTF　200

P

PACS　86
PCCT　212
PCD　212
PET　110
photon counting CT　212
photon counting detector　212
PMT　110
PSF　201
PSF 法　201
psi　132
PSL　90

Q

QC　164

R

Radon の画像再構成則　190
rapid kV switching　211
ROI　208
rpm　11

S

scan diagram　195
SID　23, 112
split filter　211
SSDE　205
SSP　200

T

TFT　77, 95
TN(twisted nematic)型　117
Torr　14
two shot 法　104

223

VA(vertical alignment)型　117

WL　194
w/v%　150
WW　194

X 線　1, 7
X 線 CT 撮影台　64
X 線 CT 装置　190
X 線イメージインテンシファイア
　　70, 75
X 線映像装置　69
X 線可動絞り　7, 21, 126
X 線管球保持機構　158
X 線管装置　6, 11
X 線管装置利用ビーム　15
X 線管フィラメント加熱変圧器　32
X 線機械装置　61
X 線検出器　134
X 線検出方式　53
X 線源装置　6, 11
X 線高電圧装置　29
X 線コンピュータ断層撮影法　190
X 線撮影台　62
X 線写真観察機器　115
X 線制御装置　29
X 線デジタル画像システム　72, 81
X 線テレビ装置　71, 79, 80
X 線透視撮影装置　125, 150
X 線透視撮影台　61
X 線動態撮影　100
X 線の線質　8
X 線平面検出器　95
X 線放射口　14
X 線放射窓　14
X 線量　8
X 線量子ノイズ　93

Y 結線　35

224

新・医用放射線科学講座
X線撮影機器学　　　　　　　ISBN978-4-263-20654-6

2025年2月10日　第1版第1刷発行

　　　　　　　　　　　　編者　齋　藤　茂　芳
　　　　　　　　　　　　　　　林　　　則　夫
　　　　　　　　　　　　　　　石　田　隆　行
　　　　　　　　　　　発行者　白　石　泰　夫
　　　　　　　　　　発行所　医歯薬出版株式会社
　　　　　〒113-8612　東京都文京区本駒込1-7-10
　　　　　TEL.(03) 5395-7640(編集)・7616(販売)
　　　　　FAX.(03) 5395-7624(編集)・8563(販売)
　　　　　　　　　　https://www.ishiyaku.co.jp/
　　　　　　　　　　郵便振替番号 00190-5-13816

乱丁，落丁の際はお取り替えいたします　　　　　印刷・製本／壮光舎印刷
　　　　　© Ishiyaku Publishers, Inc., 2025. Printed in Japan

本書の複製権・翻訳権・翻案権・上映権・譲渡権・貸与権・公衆送信権(送信可能化権を含む)・口述権は，医歯薬出版(株)が保有します．
本書を無断で複製する行為(コピー，スキャン，デジタルデータ化など)は，「私的使用のための複製」などの著作権法上の限られた例外を除き禁じられています．また私的使用に該当する場合であっても，請負業者等の第三者に依頼し上記の行為を行うことは違法となります．

　JCOPY ＜出版者著作権管理機構 委託出版物＞
本書をコピーやスキャン等により複製される場合は，そのつど事前に出版者著作権管理機構(電話 03-5244-5088, FAX 03-5244-5089, e-mail：info@jcopy.or.jp)の許諾を得てください．